TMS EMS

SCHLAUCHFIGUREN ÜBUNGSBUCH

6. AUFLAGE

14 KOMPLETTE TMS & EMS SIMULATIONEN • 336 ORIGINALGETREUE ÜBUNGSAUFGABEN • EFFIZIENTE LÖSUNGSSTRATEGIEN • BEWÄHRTE TIPPS & TRICKS • MUSTERLÖSUNGEN • AUSFÜHRLICHE ERKLÄRUNGEN ZU TYPISCHEN FEHLERQUELLEN • EXAKTE ANALYSE DER ORIGINALAUFGABEN • DETAILLIERTER TRAININGSPLAN

MedGurus

Zuschriften, Lob und Kritik bitte an:

MedGurus® Verlag
Am Bahnhof 1
74670 Forchtenberg
Deutschland

Email: buecher@medgurus.de

Bibliografische Information der Deutschen Nationalbibliothek

Die Deutsche Nationalbibliothek verzeichnet diese Publikation in der Deutschen Nationalbibliografie.
Detaillierte bibliografische Daten sind im Internet über http://dnb.dnb.de abrufbar.

1. Auflage 2012
2. Auflage November 2013
3. Auflage Februar 2014
4. Auflage Januar 2015
5. Auflage Dezember 2015
5. Aktualisierte Auflage November 2016
5. Aktualisierte Auflage November 2017
6. Auflage November 2018

Umschlaggestaltung: Studio Grau, Berlin
Layout & Satz: Studio Grau, Berlin
Lektorat: Marina Essig
Druck & Bindung: Schaltungsdienst Lange oHG, Berlin

FSC www.fsc.org
MIX
Papier aus verantwortungsvollen Quellen
FSC® C104586

Printed in Germany
ISBN-13: 978-3-944902-27-2

INHALTSVERZEICHNIS

1 EINLEITUNG 5

2 ÜBUNGSAUFGABEN 21

3 LÖSUNGEN 121

4 BUCHEMPFEHLUNGEN, E-LEARNING UND SEMINARE 127

VORWORT

Hinter dem MedGurus® Verlag steht eine Initiative von approbierten Ärzten und Medizinstudenten, die es sich zur Aufgabe gemacht haben Medizininteressierten zu ihrem Studienplatz zu verhelfen. Es ist unser Anliegen Chancengleichheit bei der Vorbereitung auf den Medizinertest herzustellen und keine Selektion durch überteuerte Vorbereitungskurse und -materialien zu betreiben. Wir haben daher in den vergangenen Jahren viel Zeit und Herzblut in die Erstellung von Seminaren, Büchern und unserer E-Learning-Plattform investiert. Inzwischen können wir dieses Vorbereitungsangebot für den TMS, EMS, MedAT und Ham-Nat zu studentisch fairen Preisen anbieten. Wir hoffen, dass wir Dir damit den Weg ins Medizinstudium ebnen können, so wie uns das schon bei einer Vielzahl Medizinstudenten vor Dir erfolgreich gelungen ist.

Das Konzept unserer Buchreihe für den TMS & EMS ist simpel:

* Der Leitfaden und der Mathe-Leitfaden für den TMS & EMS erklären Dir anhand von verständlichen Beispielen die Lösungsstrategien zu den einzelnen Untertests des TMS & EMS.
* Mit unseren Übungsbüchern hast Du die Möglichkeit anhand der zahlreichen Übungsaufgaben, zu den jeweiligen Untertests, die beschriebenen Lösungsstrategien einzustudieren.
* Mit unserer TMS Simulation kannst Du zum Abschluss Deiner Vorbereitung Deine Fähigkeiten realistisch überprüfen.

Unsere TMS & EMS Buchreihe wird dabei jedes Jahr auf den neuesten Stand gebracht und an die aktuellen Änderungen im TMS & EMS angepasst.

Auf Dein Feedback zu unseren Büchern freuen wir uns. Für konstruktive Kritik haben wir immer ein offenes Ohr und setzen Deine Wünsche, Anregungen und Verbesserungsvorschläge gerne um. Du erreichst uns unter buecher@medgurus.de oder auf Facebook unter www.facebook.com/medgurus. Hier veröffentlichen wir auch regelmäßig Neuigkeiten zu den Medizinertests.

Im Übrigen werden fünf Prozent der Gewinne des MedGurus® Verlages für karitative Zwecke gespendet. Detaillierte Informationen zu unseren geförderten Projekten findest Du auf unserer Homepage www.medgurus.de.

Jetzt wünschen wir Dir viel Spaß bei der Bearbeitung dieses Buches, eisernes Durchhaltevermögen bei der Vorbereitung und nicht zuletzt viel Erfolg im Medizinertest!

Dein Autorenteam
Alexander Hetzel, Constantin Lechner und Anselm Pfeiffer

DANKE!
Wenn Du der Meinung bist, dass Dir dieses Buch helfen konnte, dann bewerte es bitte auf **Amazon.de** oder auf unserer Homepage **www.medgurus.de**.

EINLEITUNG

EINLEITUNG

1. ALLGEMEINES UND AUFBAU

Dieser Untertest prüft das räumliche Vorstellungsvermögen, welches vor allem für zukünftige Chirurgen wichtig werden könnte. Räumliches Denken ist aber auch bei bildgebenden Verfahren in der Diagnostik und in vielen anderen Bereichen der Medizin nötig. Das Gute für Dich ist, dass es ausgezeichnet trainiert werden kann.

Bei diesem Untertest wird ein Plexiglaswürfel mit einem oder mehreren Schläuchen darin abfotografiert. Das linke Foto entspricht dabei immer der Ansicht von vorne. Deine Aufgabe ist es zu entscheiden, welche Ansicht des Würfels auf dem rechten Foto abgebildet ist.

Der Test besteht im TMS aus 24 Aufgaben für die 15 Minuten Bearbeitungszeit zur Verfügung stehen. Im EMS sind es 20 Aufgaben mit entsprechend nur 12 Minuten Bearbeitungszeit. Das heißt sowohl im EMS als auch im TMS stehen circa 36 Sekunden pro Aufgabe zur Verfügung.

Wichtig für Dich zu wissen ist, dass die Aufgaben nach ihrem Schweregrad gestaffelt sind. Das bedeutet die ersten Aufgaben sind als leicht einzustufen, die mittleren Aufgaben als mittelschwer und die letzten Aufgaben als schwer.

KORREKTUREN, NEUIGKEITEN, LOB UND KRITIK

Leider kommt es trotz intensiver Bemühungen hin und wieder zu kleinen Fehlern. Daher haben wir zu jedem Buch eine Seite auf unserer Homepage eingerichtet auf der Du alle Korrekturen zur aktuellen Auflage findest. Falls Dir ein Fehler auffällt, der dort noch nicht korrigiert ist, teile uns diesen bitte per Mail an buecher@medgurus.de mit oder poste ihn direkt auf der Seite.

Zudem veröffentlichen wir hier auch aktuelle Änderungen und Informationen zum TMS und EMS. Folge einfach dem nebenstehenden QR-Link. Wir freuen uns über konstruktive Kritik. Darum wäre es toll, wenn Du uns Deine Meinung zu diesem Buch mitteilst. Schicke einfach eine E-Mail an buecher@medgurus.de. Danke für Deine Hilfe!

2. BEARBEITUNGSSTRATEGIE

Beispielaufgabe

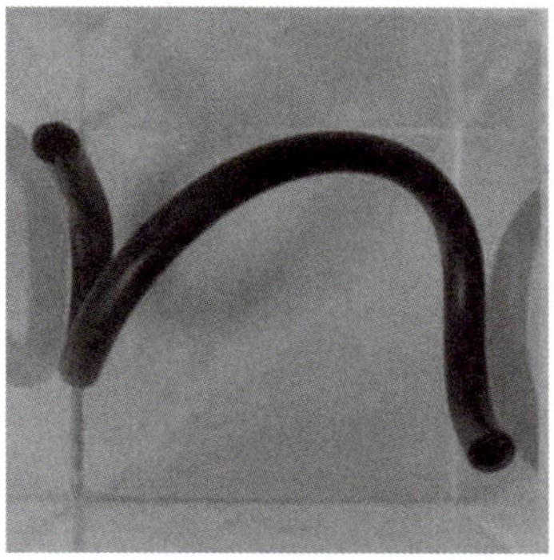

Dies ist die Ansicht von vorne.

(A) : r
(B) : l
(C) : u
(D) : o
(E) : h

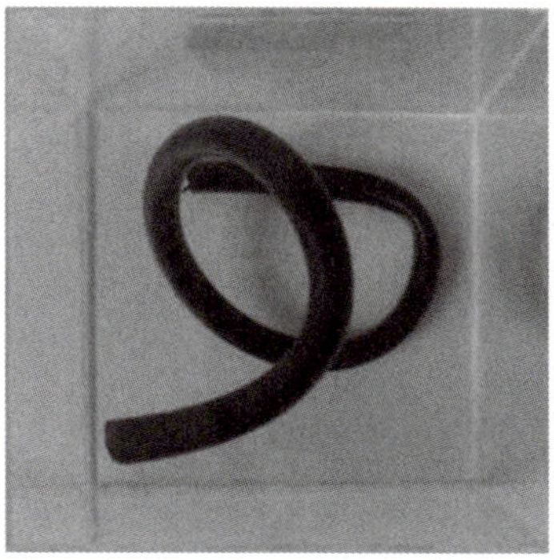

Um welche Ansicht handelt es sich?

Um welche Ansicht handelt es sich? Wie könnten die anderen Ansichten desselben Würfels aussehen? Du solltest diese Fragen für Dich selbst beantworten und Dir den Würfel mit dem Verlauf des Schlauches vor dem inneren Auge vorstellen können, bevor Du weiter liest.

HERLEITUNG

Im Beispiel ist die Ansicht von rechts abgebildet. Auf der nächsten Seiten folgen die restlichen Ansichten desselben Würfels, anhand derer Du Dir die Unterschiede der verschiedenen Ansichten verdeutlichen sollst.

Doch zuvor solltest Du versuchen Dir relativ zur Ansicht von vorne die noch fehlenden Ansichten (von links, hinten, oben und unten) vorzustellen und sie Dir selbst anhand von markanten Strukturen zu beschreiben. Hierbei ist es hilfreich, Dir von Beginn an eine konkrete Bearbeitungsstrategie anzugewöhnen, welche Dir die Lösung von Mal zu Mal mehr erleichtern wird. Diese Strategie könnte wie folgt aussehen:

1. Welche Struktur befindet sich ganz vorne
   (Diese Struktur ist deutlich, groß und niemals verdeckt dargestellt)?
2. Welche Strukturen befinden sich im hinteren Teil des Würfels
   (oft von anderen Strukturen verdeckt)?
3. Wo finde ich markanten Strukturen, wie beispielsweise die Schlauchenden
   (zeigen diese nach links, rechts, oben, unten etc.) oder Knoten?

Du solltest diese Überlegungen nun selbst für jede Ansicht (rechts, hinten, links, oben und unten) der Reihe nach in Gedanken durchspielen und Dir überlegen wie sich die Schlauchenden verhalten und wohin sie nach der Drehbewegung bzw. Kippbewegung zeigen. Danach kannst Du in den Fotografien nachsehen und Dein imaginäres Bild mit der tatsächlichen Fotografie vergleichen.

TIPP

DER RIESENWÜRFEL

Um Dir den Würfel und den darin enthaltenen Schlauch, sowie dessen Verlauf besser vorstellen zu können, kannst Du Dir den Würfel als eine Art Riesenwürfel vorstellen, der auf einem Podest in einem Museum steht. In Deinen Gedanken kannst Du nun um den Würfel herumgehen, ihn von allen Seiten betrachten und durch die jeweilige Scheibe schauen. Dieser einfache Trick hilft enorm die räumliche Vorstellung zu verfeinern.

HANNI UND NANNI

Du kannst auch versuchen den Würfel vor Dir schweben zu lassen und ihn je nach gewünschter Ansicht zu rotieren bzw. zu kippen. Aber Vorsicht, hier besteht **akute Verwechslungsgefahr!** Wenn Du beispielsweise die Ansicht von links möchtest, musst Du den Würfel nämlich gedanklich nach rechts drehen. Dieser Widerspruch führt dazu, dass viele Testteilnehmer im Ernstfall und unter Zeitdruck dann den falschen Buchstaben ankreuzen, obwohl sie eigentlich alles richtig gemacht haben. Das ist natürlich doppelt ärgerlich! Deshalb empfehlen wir Dir den Riesenwürfel zunächst auf ein Podest zu stellen und Dich in Gedanken um ihn herumzubewegen bevor Du die etwas anspruchsvollere Variante des sich drehenden Riesenwürfels ausprobierst.

ALLE SECHS ANSICHTEN DES WÜRFELS

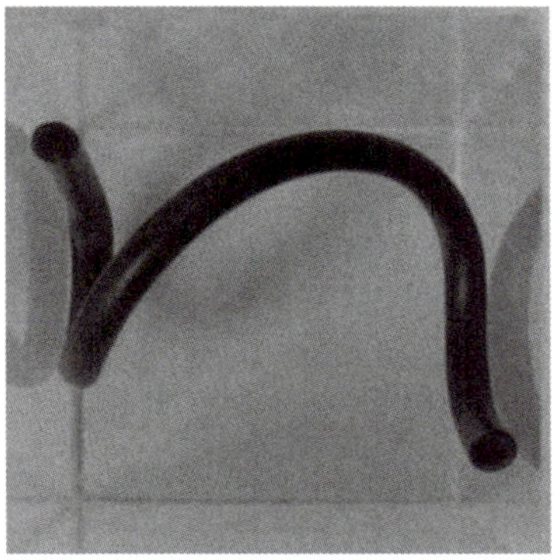

Ansicht von vorne

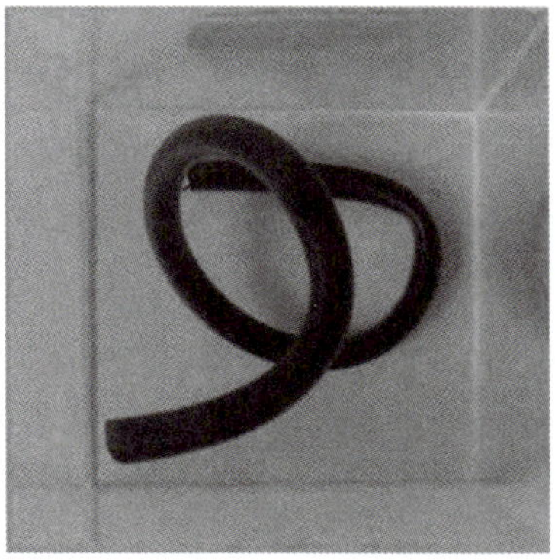

Ansicht von rechts

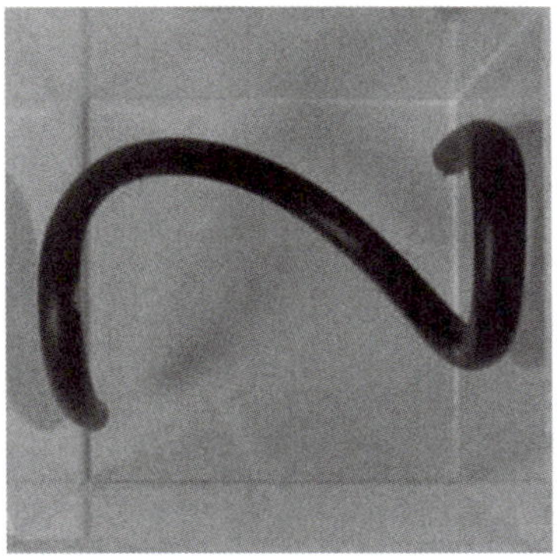

Ansicht von hinten

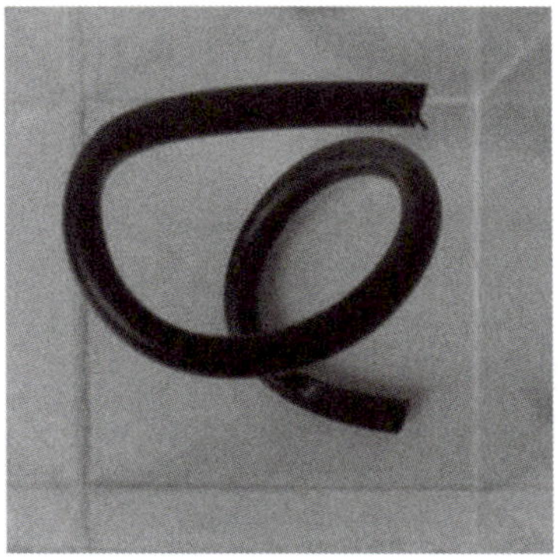

Ansicht von links

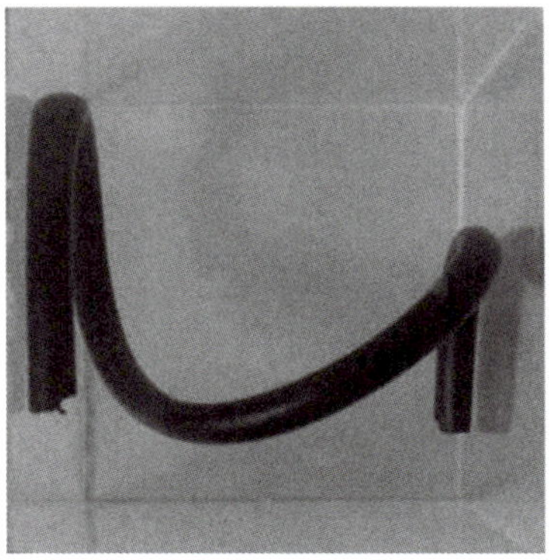

Ansicht von oben

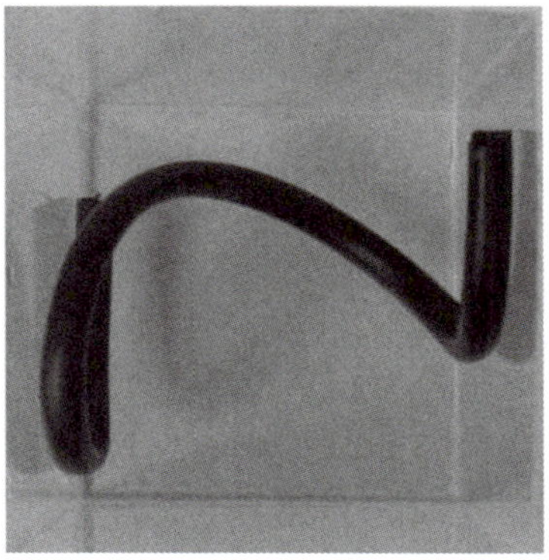

Ansicht von unten

EIGENHEITEN DER EINZELNEN ANSICHTEN

Genaue Beobachter haben schon bemerkt, dass sich manche Ansichten stärker ähneln als andere. Das wird uns später helfen schneller zur gesuchten Antwort zu finden.

SPIEGELBILDLICHKEIT

Auffällig ist bei der Ansicht von hinten, dass sie dem Spiegelbild der Ansicht von vorne entspricht.

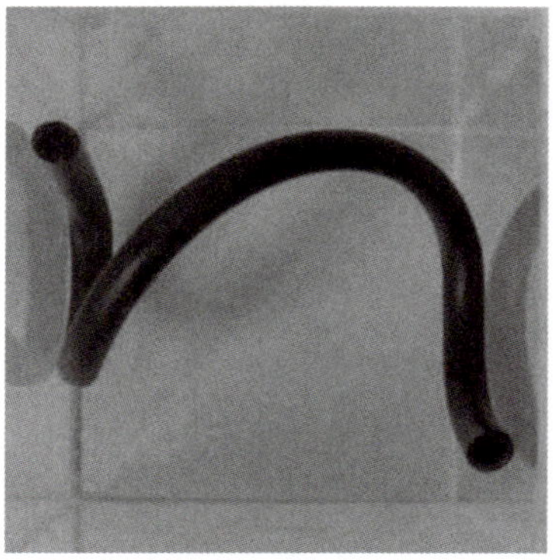

Ansicht von vorne
Schlauchenden zeigen nach vorne. Linkes Schlauchende befindet sich im oberen Teil des Würfels. Rechtes Schlauchende befindet sich im unteren Teil des Würfels.

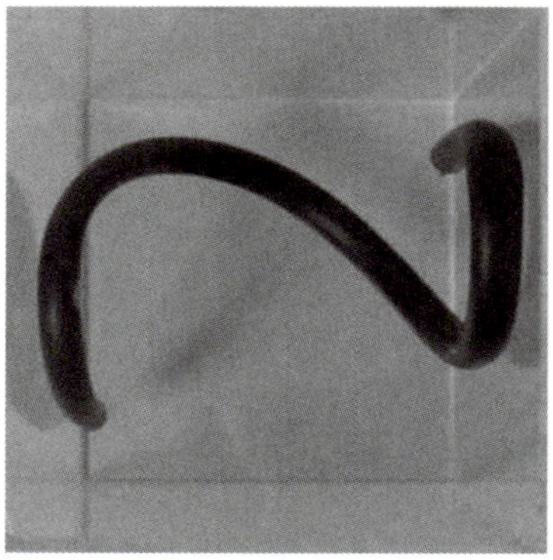

Ansicht von hinten
Schlauchenden zeigen nach hinten. Linkes Schlauchende befindet sich im unteren Teil des Würfels. Rechtes Schlauchende befindet sich im oberen Teil des Würfels.

Diese Spiegelbildlichkeit ist mit ein wenig Übung sehr schnell und leicht zu erkennen, weshalb die Ansicht von hinten meist nur unter den ersten, leichten Aufgaben in den originalen TMS & EMS Tests zu finden ist.

✱ TIPP

* **DER E-FEHLER**
  Falls Du bei den Schlauchfiguren die letzten Aufgaben aus Zeitmangel nicht bearbeiten kannst, macht es keinen Sinn **Antwort E** (Ansicht von hinten) aufs Geratewohl anzukreuzen. Denn **Antwort E** kommt bei den schweren letzten Aufgaben praktisch nie vor. Überzeuge Dich selbst davon und schaue Dir die Lösungsschlüssel der korrigierten **Originalversionen TMS I und II** an. Deshalb kreuze bei den schweren Aufgaben nie **Antwort E** an, wenn Du Dir unsicher bist.

VORSICHT

Damit Du auf alle Eventualitäten vorbereitet bist, sind in diesem Übungsbuch möglichst schwierige Ansichten von hinten gewählt worden. Diese können also auch bei den schweren Aufgaben am Schluss vorkommen.

Die Ansichten von rechts und links sind zueinander spiegelbildlich. Gleiches gilt für die Ansichten von oben und von unten.

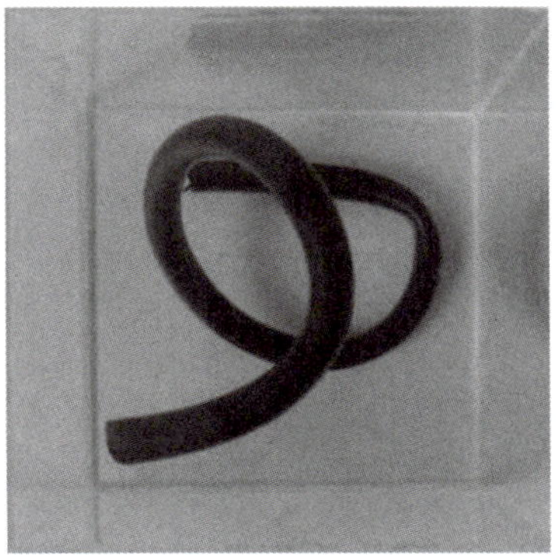

Ansicht von rechts
Schlauchenden zeigen nach links. Unteres Schlauchende befindet sich im vorderen Teil des Würfels. Oberes Schlauchende befindet sich im hinteren Teil des Würfels

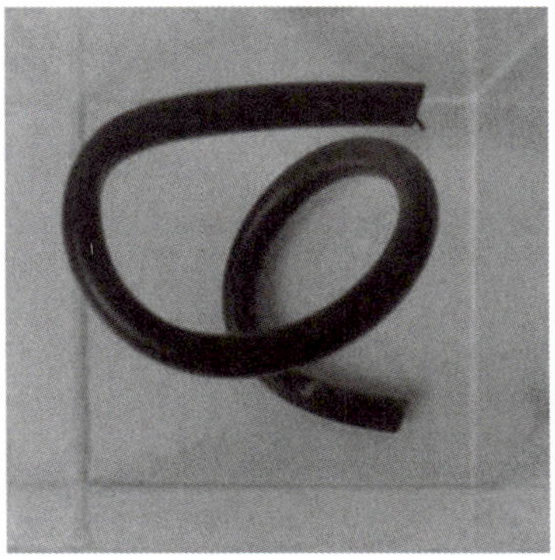

Ansicht von links
Schlauchenden zeigen nach rechts. Unteres Schlauchende befindet sich im hinteren Teil des Würfels. Oberes Schlauchende befindet sich im vorderen Teil des Würfels.

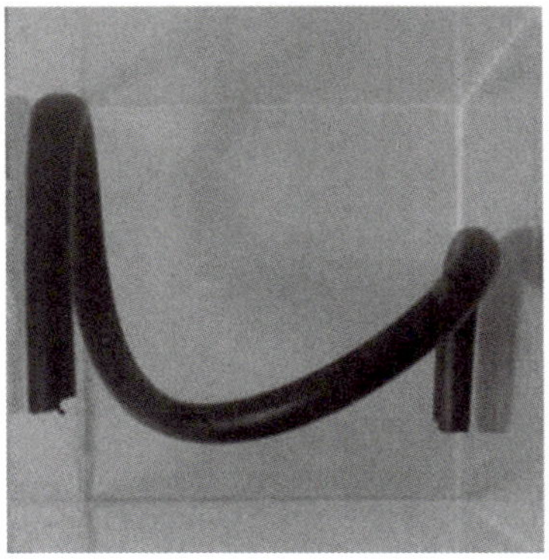

Ansicht von oben
Schlauchenden zeigen nach unten. Langes Schlauchende befindet sich im vorderen Teil des Würfels. Kurzes Schlauchende befindet sich im hinteren Teil des Würfels.

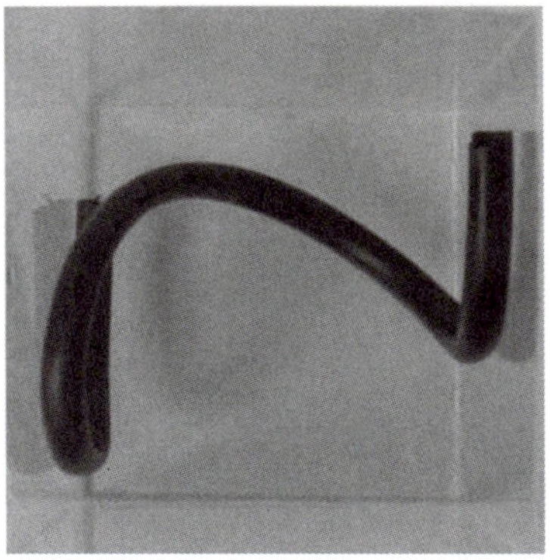

Ansicht von unten
Schlauchenden zeigen nach oben. Langes Schlauchende befindet sich im hinteren Teil des Würfels. Kurzes Schlauchende befindet sich im vorderen Teil des Würfels.

KIPPBEWEGUNG VS. DREHBEWEGUNG

Nachdem eine Spiegelbildlichkeit ausgeschlossen ist, unterscheiden wir im nächsten Schritt stets zwischen einer Kippbewegung und einer Drehbewegung des Würfels.

* TIPP

* **50-50 JOKER**
  Du solltest die im Folgenden beschriebene Unterscheidung zwischen Kipp- und Drehbewegung gut trainieren, da Du hiermit die Antwortmöglichkeiten auf zwei begrenzen kannst.

KIPPBEWEGUNG

Bei den zwei Kippbewegungen, den **Ansichten von oben** und **unten** (nach vorne bzw. nach hinten **gekippter Würfel**), verändert sich die Höhe der Schlauchenden in der horizontalen Ebene, während die Seiten gleich bleiben (rechts bleibt rechts und links bleibt links).

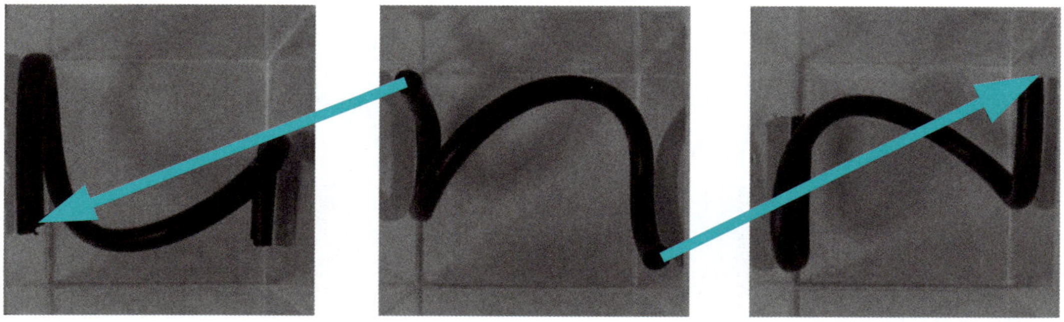

Ansicht von oben
Linkes Schlauchende befindet sich immer noch im linken Teil des Würfels, nun aber im unteren Drittel.

Ansicht von vorne
Linkes Schlauchende befindet sich im oberen Teil des Würfels rechtes Schlauchende befindet sich im unteren Teil.

Ansicht von unten
Rechtes Schlauchende befindet sich immer noch im rechten Teil des Würfels, nun aber im oberen Drittel.

DREHBEWEGUNG

Bei den Drehbewegungen sind drei Ansichten denkbar. Die Ansichten von **rechts**, von **links** und von **hinten** (um jeweils 90° bzw. 180° gedrehter Würfel). Die **Ansicht E** von hinten kann in den meisten Fällen aber bereits am Anfang ausgeschlossen werden, siehe hierfür den Abschnitt **Spiegelbildlichkeit** oben. Alle Drehbewegungen haben die Gemeinsamkeit, dass die **Höhe** der Schlauchenden annähernd gleich bleibt (minimale Abweichungen sind abhängig von der Nähe zur Linse). Oben bleibt also oben und unten bleibt unten.

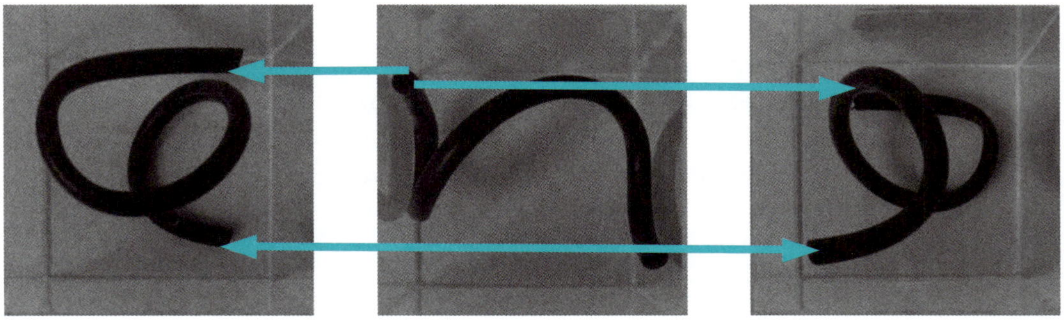

Ansicht von links
Oberes Schlauchende befindet sich immer noch im oberen Teil des Würfels, nun aber an der Vorderseite, unteres Schlauchende befindet sich immer noch im unteren Teil des Würfels, nun aber an der Rückseite.

Ansicht von vorne
Oberes Schlauchende befindet sich im linken Teil des Würfels. Unteres Schlauchende befindet sich im rechten Teil des Würfels.

Ansicht von rechts
Oberes Schlauchende befindet sich immer noch im oberen Teil des Würfels, nun aber an der Rückseite, unteres Schlauchende befindet sich immer noch im unteren Teil des Würfels, nun aber an der Vorderseite.

BEARBEITUNGSSTRATEGIE

Zuerst musst Du Dich mit den oben genannten Unterschieden der verschiedenen Ansichten gut vertraut machen. Beherrschst Du diese, musst Du bei jeder Aufgabe nur noch folgende Fragen beantworten, um schnell und effizient zur Lösung zu kommen:

1. Sind die beiden Bilder **spiegelbildlich**?
   - ✓ Wenn ja, **Antwort E** (Ansicht von hinten) ankreuzen
   - × Wenn nein, weiter zu 2.

2. Ist es eine **Kipp-** oder **Drehbewegung**?
   - ✓ Wenn Kippbewegung, dann handelt es sich um die Ansicht von oben oder von unten
     - → Weiter zu 3.
   - ✓ Wenn Drehbewegung, dann handelt es sich um die Ansicht von links oder von rechts
     - → Weiter zu 4.

3. Ansicht von oben überprüfen
   - ✓ Wenn ja, **Antwort D** kreuzen
   - × Wenn nein, **Antwort C** sehr wahrscheinlich
     - → **Antwort C** Ansicht von unten überprüfen
       - ✓ Wenn ja, **Antwort C** kreuzen
       - × Wenn nein, zurück zu 1.

4. Ansicht von rechts überprüfen
   - ✓ Wenn ja, **Antwort A** kreuzen
   - × Wenn nein, **Antwort B** sehr wahrscheinlich
     - → **Antwort B** Ansicht von links überprüfen
       - ✓ Wenn ja, **Antwort B** kreuzen
       - × Wenn nein, zurück zu 1.

LÖSUNGSDIAGRAMM ZUR VERANSCHAULICHUNG

Dieses Lösungsdiagramm soll Dir zur Veranschaulichung der Bearbeitungsstrategie dienen.

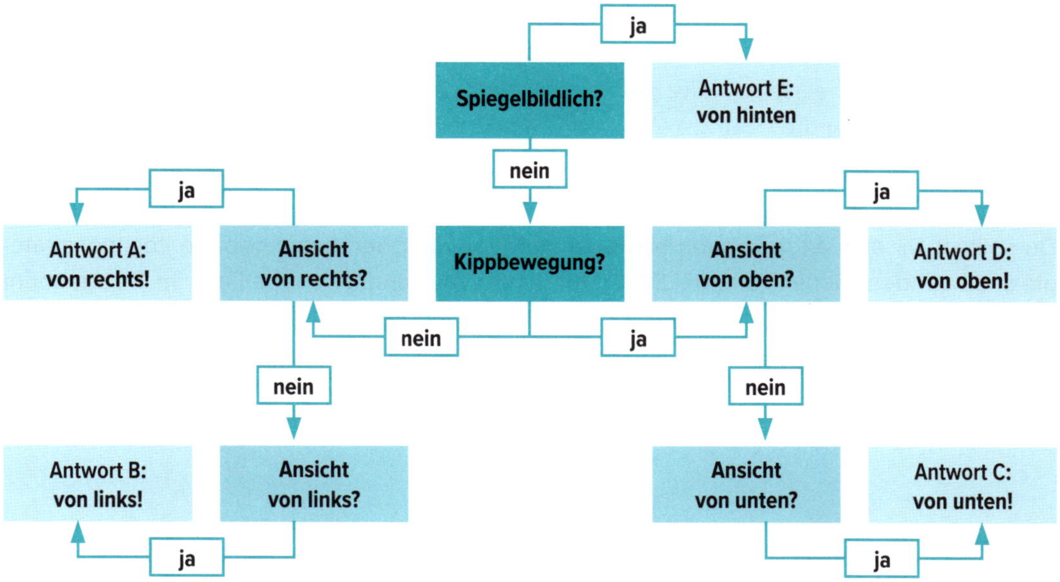

Konntest Du die ersten beiden Arbeitsschritte erfolgreich erledigen, folgt die Überprüfung in Arbeitsschritt drei bzw. vier. Die Überprüfung oben oder unten bzw. links oder rechts bereitet den meisten Leuten die größten Probleme. Hier solltest Du Dich aber an die oben erwähnte Herleitung erinnern: Du kannst Dir jede beliebige Ansicht anhand nur eines Fotos (der Ansicht von vorne) vorstellen. Die zuverlässigste Methode ist es, Dich nur auf das linke Foto (die Ansicht von vorne) zu konzentrieren und Dir zuerst gedanklich die gefragte Ansicht vorzustellen, bevor Du dann das zu erwartende Bild mit dem rechten Fotos vergleichst. Dabei könntest Du Dir Fragen stellen wie:

Welche Struktur ist auf dem linken Foto ganz vorne (groß, deutlich und nicht verdeckt) dargestellt? Wo müsste sich diese Struktur auf dem rechten Foto befinden? Welche Struktur ist im hinteren Teil des Würfels (unscharf und verdeckt von anderen Strukturen)? Wo müsste ich diese Struktur finden? Welche Struktur befindet sich im linken Teil? etc.

VORSICHT

Du solltest Dir zuerst anhand des linken Fotos klar machen, wie die Ansicht aussehen müsste, bevor Du auf dem rechten Foto nachschaust. Konzentrierst Du Dich zu sehr auf das rechte Foto, tappst Du leichter in die Fallen der Testhersteller. Eine genaue Analyse solcher fiesen Fallen findest Du im Anschluss an die Übungstests in diesem Buch.

Du solltest Dir also angewöhnen bei jeder Aufgabe die oben beschriebene Lösungsstrategie anzuwenden. Gehst Du dabei Schritt für Schritt vor, kannst Du jede Falle im Test gekonnt umgehen. Nur so kannst Du von mal zu mal schneller und effektiver in diesem Untertest werden. Keine Sorge, wenn es am Anfang noch nicht so recht klappt. Du benötigst bei diesem Untertest viel Übung und eine gewisse Ausdauer, dann aber stellen sich die Erfolge von ganz von alleine ein.

3. BEISPIELAUFGABEN

Beispielaufgabe 1

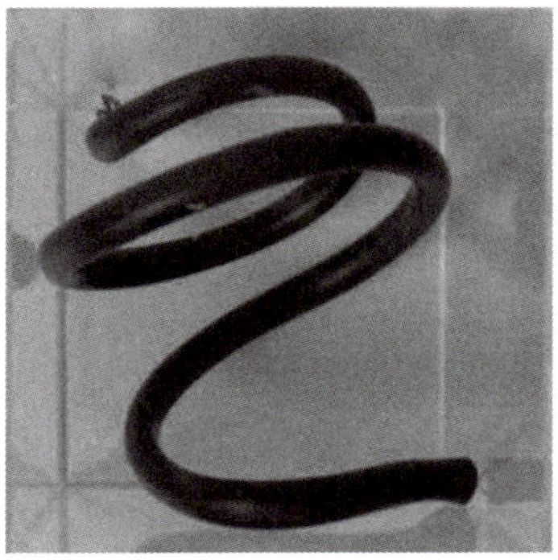

(A) : r
(B) : l
(C) : u
(D) : o
(E) : h

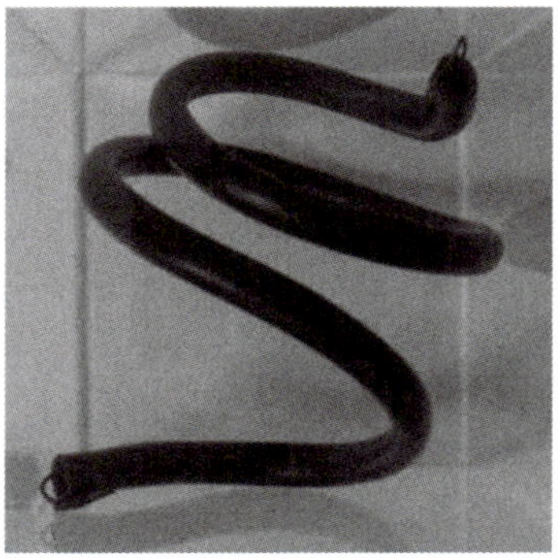

1. Sind die beiden Bilder spiegelbildlich?
   ✓ Ja → Antwort E

Beispielaufgabe 2

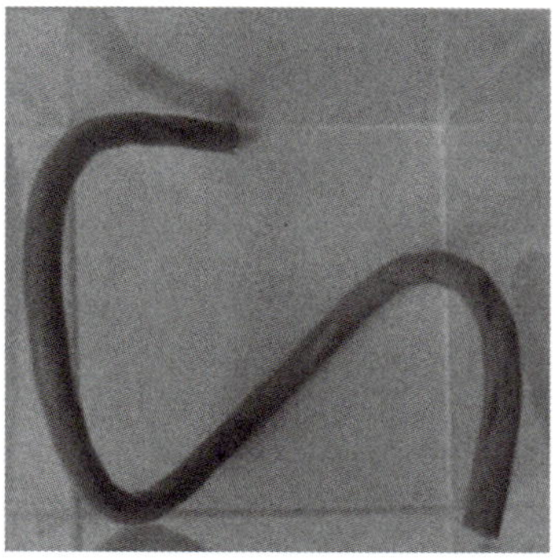

(A) : r
(B) : l
(C) : u
(D) : o
(E) : h

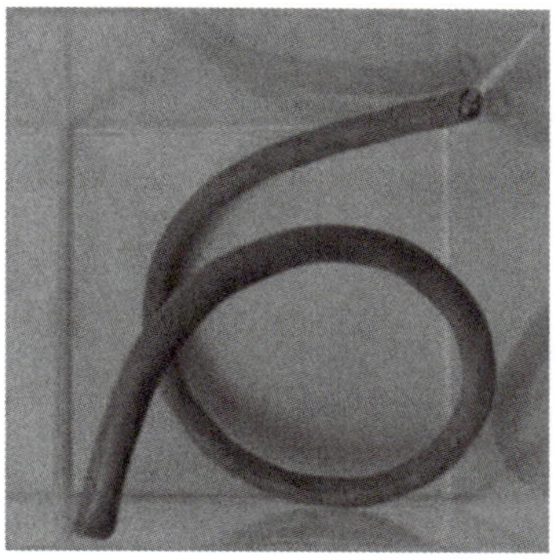

1. Sind die beiden Bilder spiegelbildlich?
   × Nein!
2. Ist es eine Kipp- oder Drehbewegung?
   ✓ Drehbewegung! (oberes Ende bleibt oben und unteres Ende bleibt unten, aber sie wechseln vom linken Rand des Würfels nach rechts und umgekehrt)
3. Ist es die Ansicht von links oder rechts?
   ✓ Rechts! → Antwort A (das rechte untere Ende auf dem ersten Foto befindet sich auf dem zweiten Foto nun vorne)

Beispielaufgabe 3

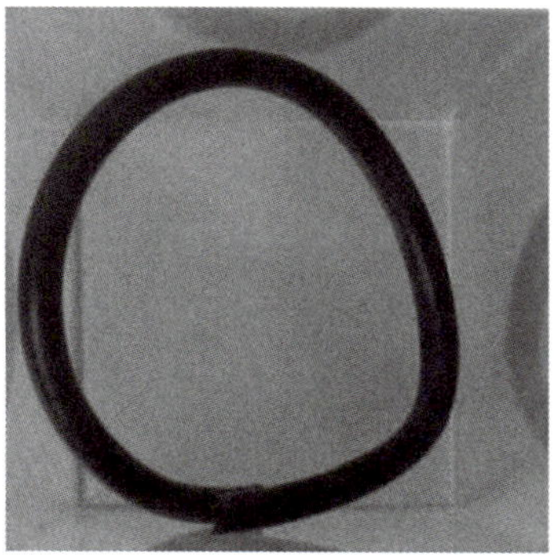

(A) : r
(B) : l
(C) : u
(D) : o
(E) : h

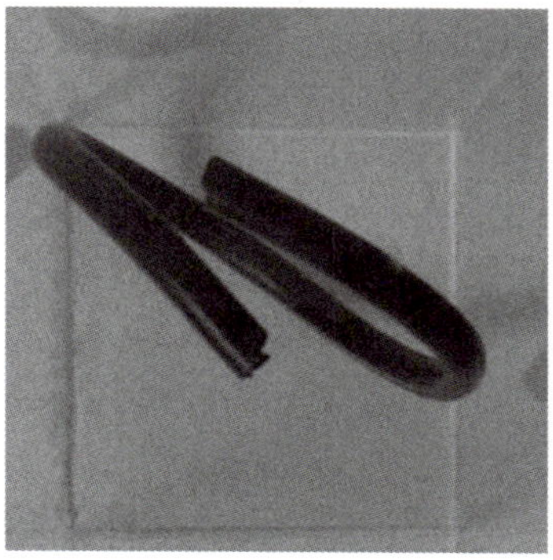

1. Sind die beiden Bilder spiegelbildlich?
   × Nein!
2. Ist es eine Kipp- oder Drehbewegung?
   ✓ Kippbewegung! (auf dem ersten Foto befinden sich die Schlauchenden in der Mitte und unten, auf dem zweiten Foto im mittleren Teil des Würfels)
3. Überprüfung, ob oben oder unten!
   ✓ Unten! → Antwort C (die Schlauchenden befinden sich nun ganz vorne)

4. BEARBEITUNGSTIPPS

✱ TIPPS

✱ SHIT HAPPENS

Oft verliert man bei diesem Untertest Punkte durch Leichtsinnsfehler. Du solltest auf die Verbesserung solcher vermeidbarer Fehler in der Trainingsphase besonders achten und Dich an Dein Schema halten.

✱ DUCK AND COVER

Abdecken! Bei dem **Schritt Überprüfen** ist es zu Beginn hilfreich, das zweite Foto mit der rechten Hand abzudecken, um einer Verwechslung bzw. einem von-Rechts-nach-Links-Denken vorzubeugen.

✱ I'LL BE BACK

Mut zur Lücke! Oft hängt man gleich zu Beginn der Aufgabe an der grundlegenden Entscheidung, ob eine Kipp- oder Drehbewegung vorliegt, fest. Bei so einem „optischen Hänger" solltest Du keine Zeit verlieren. Du markierst die Aufgabe am Rand und gehst zur nächsten Aufgabe über. Wenn am Ende noch Zeit ist, kannst Du zurückkehren und sie erneut versuchen. Oft erkennt man beim zweiten Versuch die korrekte Lösung auf den ersten Blick. Damit sparst Du Dir wichtige Bearbeitungszeit in der Du andere Aufgaben lösen kannst.

✱ IN DER RUHE LIEGT DIE KRAFT

36 Sekunden pro Aufgabe ist mit ein wenig Übung mehr als genug für die leichten Aufgaben, da diese Aufgaben oft schon auf einen Blick gelöst werden können. Die so gesparte Zeit solltest Du dann bei den schwierigen Aufgaben nutzen, um hier wirklich Schritt für Schritt zur richtigen Lösung zu kommen. Wichtig für alle Aufgaben ist es, ruhig und konzentriert vorzugehen und nicht der Hektik zu verfallen. Lieber 18 Aufgaben bearbeiten und 17 Richtige als 20 Aufgaben zu bearbeiten und nur 15 korrekte Lösungen zu haben.

✱ FIESE FALLE

Die Testhersteller versuchen durch geschicktes Legen der Schlauchenden den Teilnehmer von Anfang an zu verwirren, bzw. Kipp- wie Drehbewegungen aussehen zu lassen und umgekehrt. Du solltest vor allem bei den schweren Aufgaben darauf achten. Einige Beispiele findest Du im Anschluss an jede Simulation.

✱ HINTER DEN KULISSEN

Auch die Testhersteller wissen, dass sich jeder an den Schlauchenden orientiert und setzten gezielt die Schwierigkeit darauf. Geschickt ist es, Dich auch an anderen Strukturen zu orientieren: Knoten, Überschneidungen zweier Schläuche, ausladende Kurven der Schläuche, etc. Du solltest also nicht nur auf das Offensichtliche achten und immer mindestens zwei verschiedene Strukturen überprüfen.

AKTUELL

- **ANPASSUNG DER SCHWIERIGKEIT!**

  In den letzten Jahren haben die Testhersteller diesen Untertest deutlich schwieriger gemacht. Es wurden ganze Schlauchknäuel in schlechter Qualität abfotografiert, sodass man die vielen Schlauchenden nicht mehr so einfach zuordnen konnte. Wir haben deshalb in den Untertests 13 und 14 ordentlich an der Schwierigkeitsschraube gedreht und für Euch realistische Untertests zusammengestellt, wie sie im TMS und EMS aktuell abgeprüft werden. Trainiere zuvor jedoch mit den leichteren Aufgaben bevor Du es mit diesen Endgegner-Aufgaben aufnimmst.

5. TRAININGSPENSUM UND -ANLEITUNG

Bei diesem Untertest ist es am Anfang wichtig, viele Aufgaben Schritt für Schritt zu lösen und die Ansichten zu verstehen. Dies kann je nach Vorkenntnissen ein paar Wochen dauern. Du solltest versuchen Dir möglichst viel Übungsmaterial zu besorgen, welches Du auch gerne mehrmals durcharbeiten kannst.

TIPP!

* **HEAD OVER HEELS**
  Du kannst Dein Übungsmaterial auch auf den Kopf drehen und bearbeiten, so erhältst Du „neue" Aufgaben. Die Lösungen bleiben aber dieselben.

Zum Einstudieren des eigenen Lösungsschemas benötigt jeder einen ganz individuellen Zeitraum. Hast Du einmal den Bogen raus und Dein Lösungsschema verinnerlicht, musst Du nur noch die Zeithürde meistern. Dazu solltest Du zwei bis drei Mal pro Woche unter Echtzeitbedingungen trainieren. Mit möglichst wirklichkeitsnahem Zeitdruck zu kreuzen ist wichtig, so kannst Du ein Gespür für den zeitlichen Rahmen entwickeln. Aufgaben, die Du falsch oder nicht bearbeitet hast, solltest Du Dir nach Ablaufen der Uhr und direkt im Anschluss nochmals genau anschauen und auf vermeidbare Fehler achten. Im Anschluss an die Übungsaufgaben wird immer eine schwere Beispielaufgabe exemplarisch besprochen.

Um möglichst schnelle Erfolge zu verbuchen, solltest Du möglichst kontinuierlich trainieren. Das bedeutet, dass es sinnlos ist, an einem Tag mehr als einen Test zu kreuzen. Im Umkehrschluss ist es auch nicht zielführend, weniger als zwei Tests pro Woche durchzuarbeiten. Ein gutes Maß wären drei Übungen pro Woche, also z.B. immer Montags, Mittwochs und Freitags.

TIPP!

* **VON EINEM STREICHE FÄLLT NOCH KEINE EICHE!**
  Wie ein Profisportler kannst Du wochenweise einen Trainingsplan für den Aufnahmetest erstellen, bei dem Du drei Mal pro Woche Zeit für Schlauchfiguren einplanst. Mehr Infos findest Du hier: **Der Leitfaden zum TMS & EMS.**

ÜBUNGS AUFGABEN

ÜBUNGS AUFGABEN

1. SIMULATION 1

Bearbeitungszeit: 15 Minuten

1.

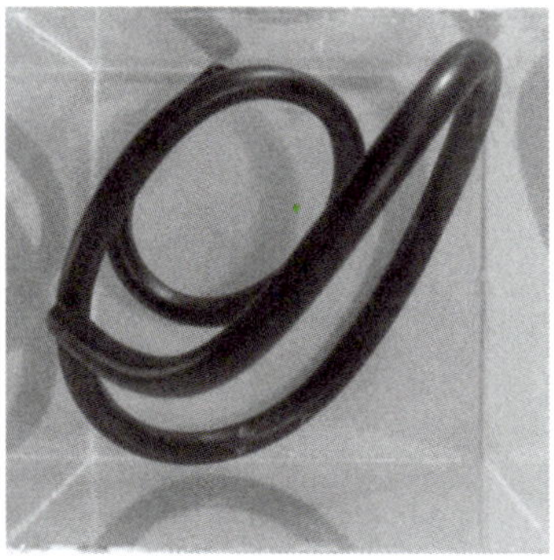

(A) : r
(B) : l
(C) : u
(D) : o
(E) : h

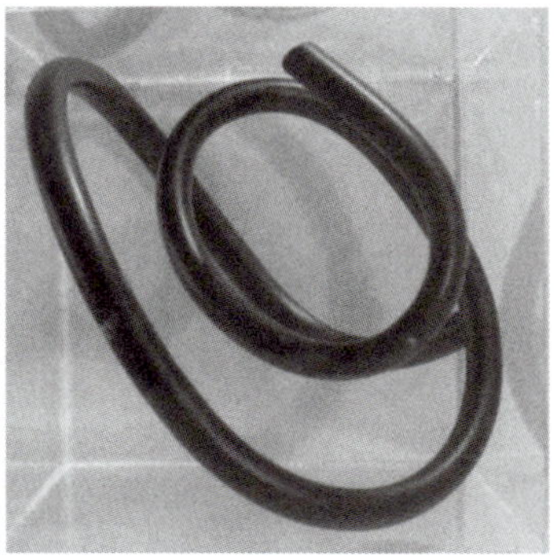

2.

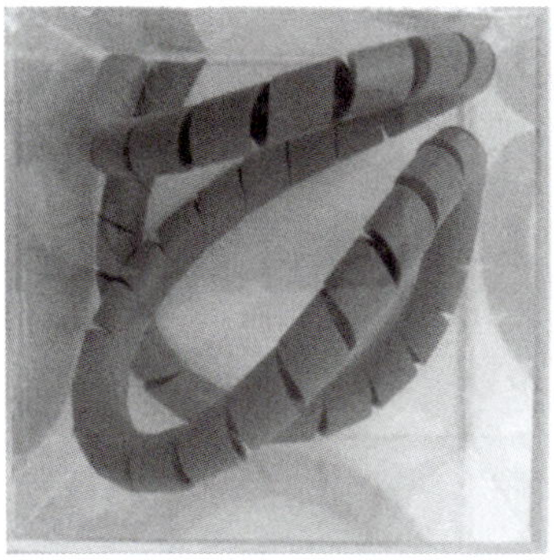

(A) : r
(B) : l
(C) : u
(D) : o
(E) : h

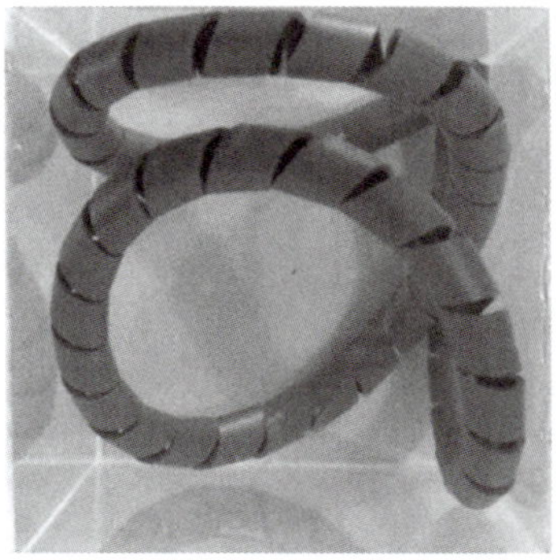

3.

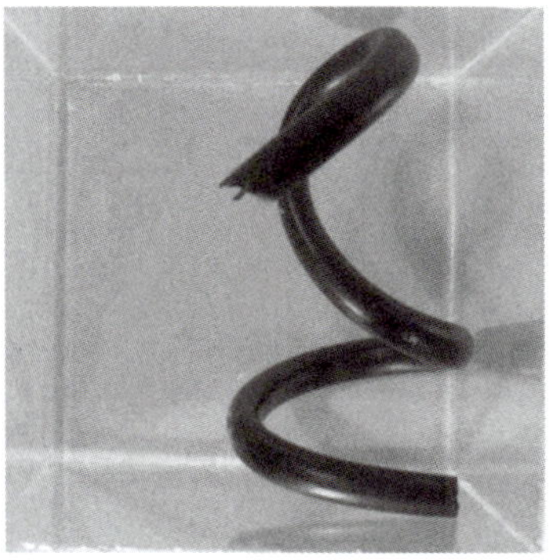

(A) : r
(B) : l
(C) : u
(D) : o
(E) : h

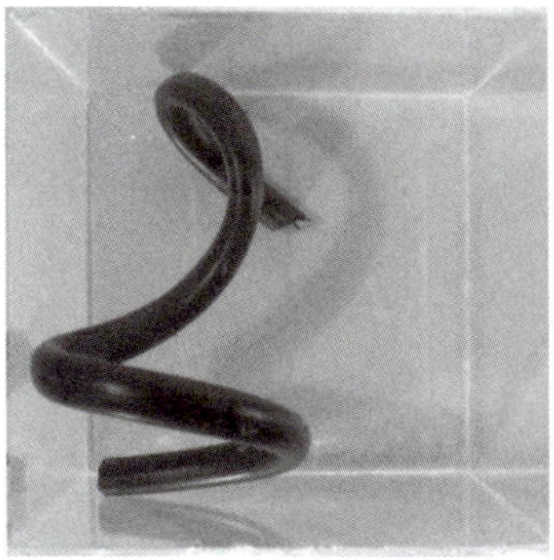

4.

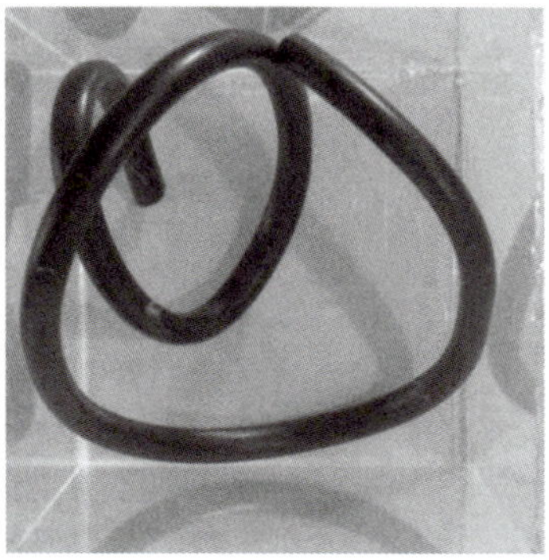

(A) : r
(B) : l
(C) : u
(D) : o
(E) : h

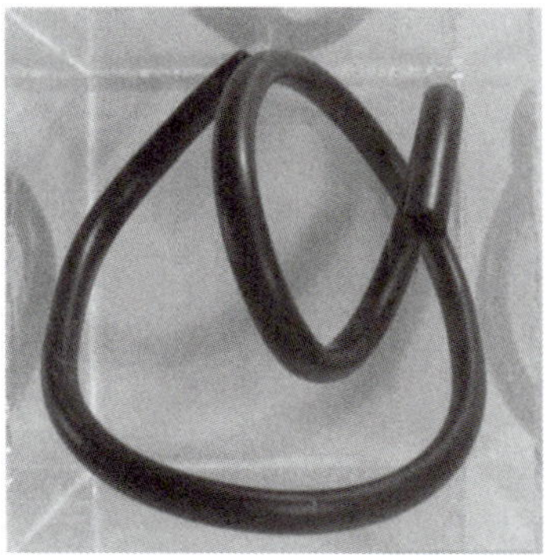

5.

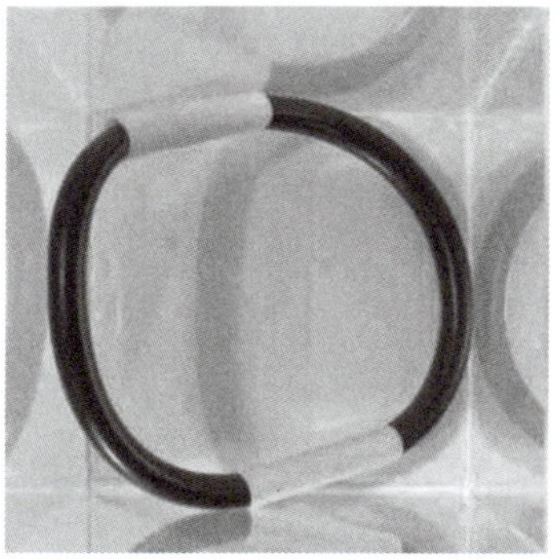

(A) : r
(B) : l
(C) : u
(D) : o
(E) : h

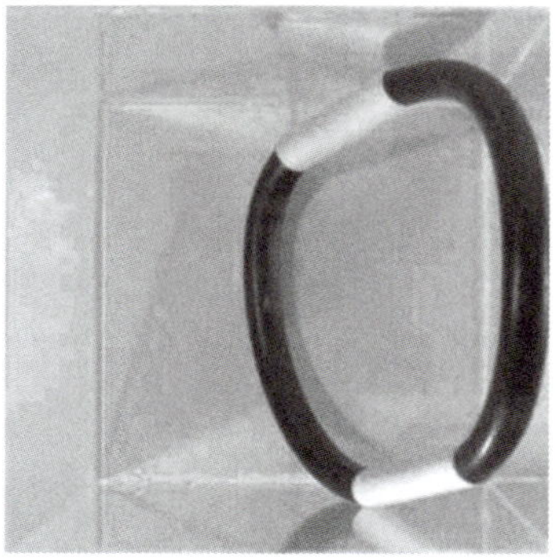

6.

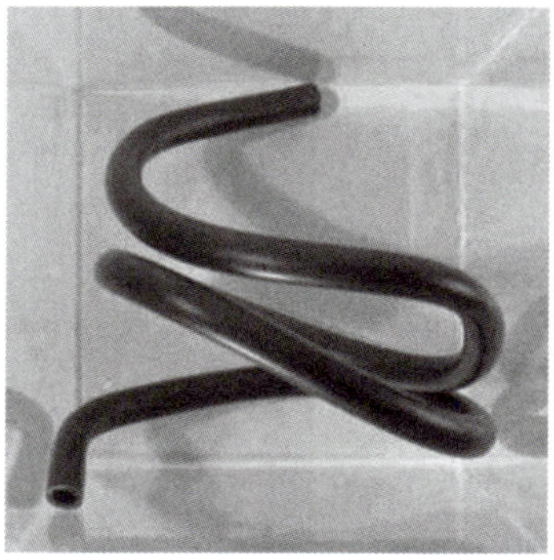

(A) : r
(B) : l
(C) : u
(D) : o
(E) : h

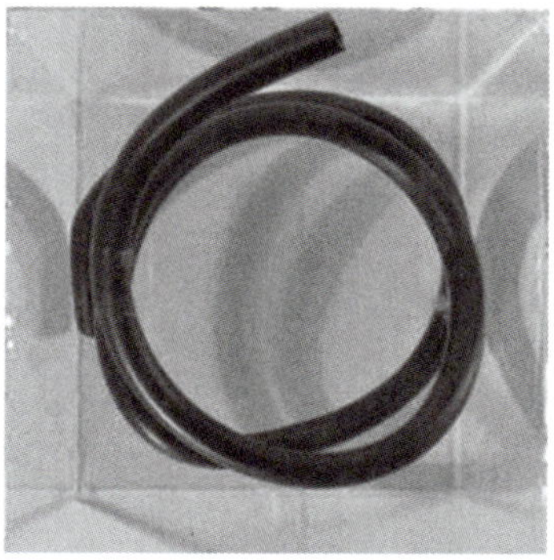

7.

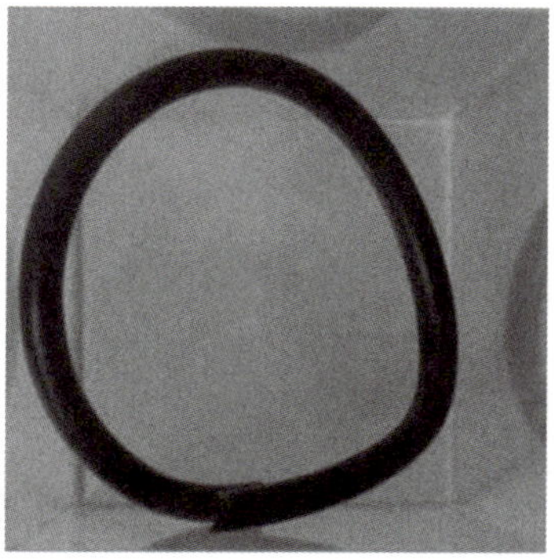

(A) : r
(B) : l
(C) : u
(D) : o
(E) : h

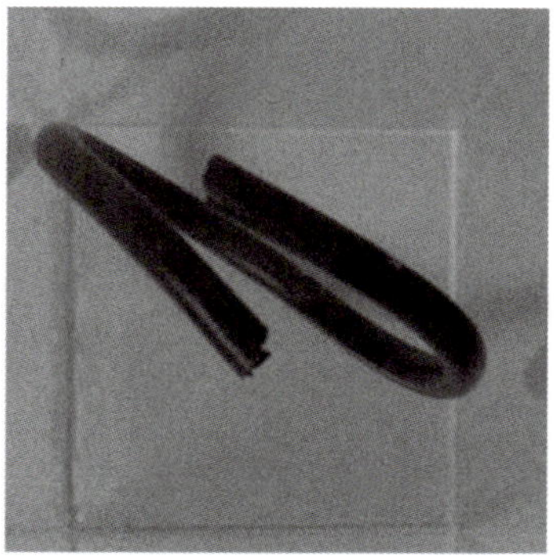

8.

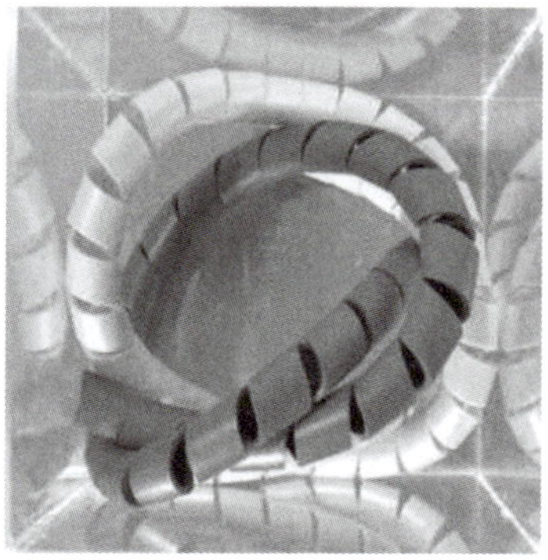

(A) : r
(B) : l
(C) : u
(D) : o
(E) : h

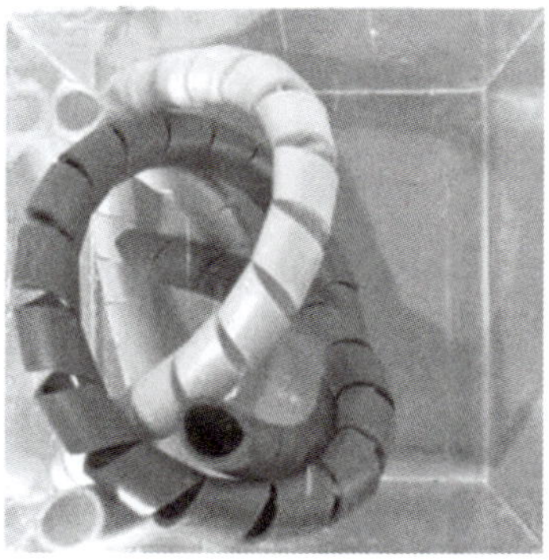

9.

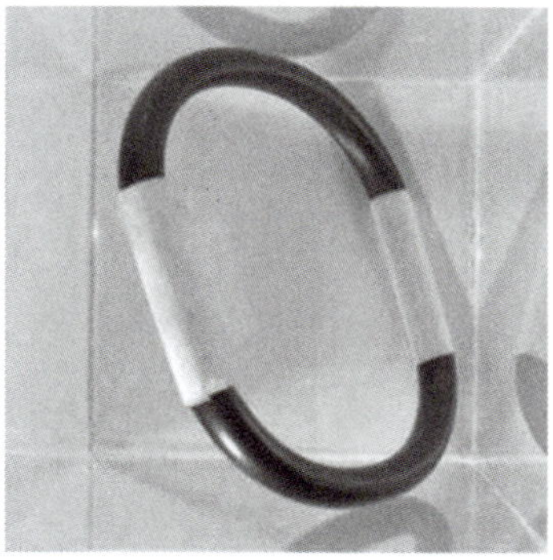

(A) : r
(B) : l
(C) : u
(D) : o
(E) : h

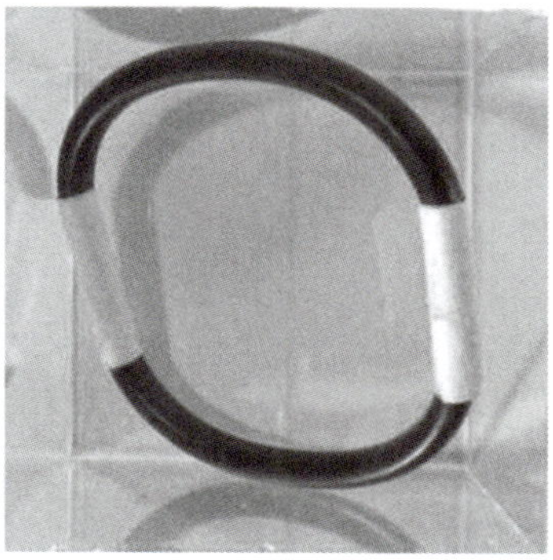

10.

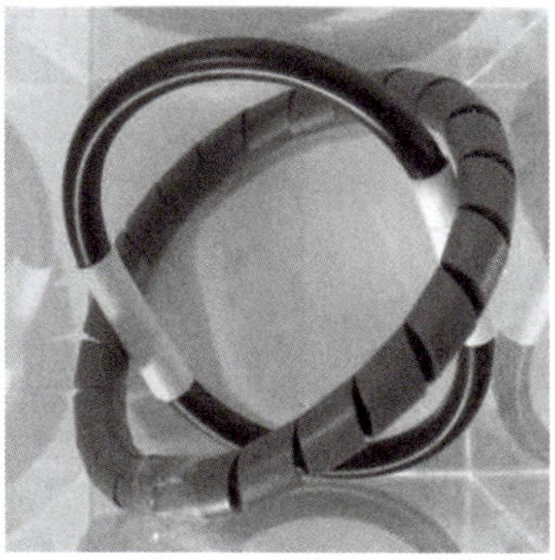

(A) : r
(B) : l
(C) : u
(D) : o
(E) : h

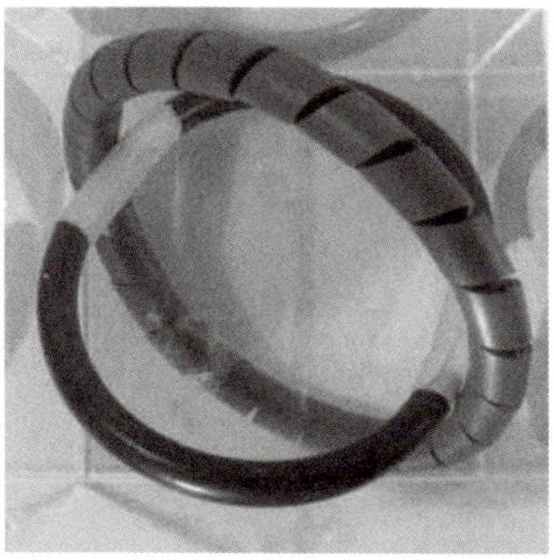

11.

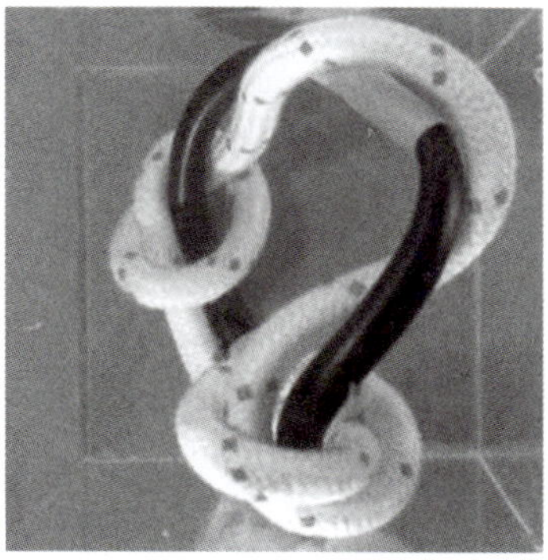

(A) : r
(B) : l
(C) : u
(D) : o
(E) : h

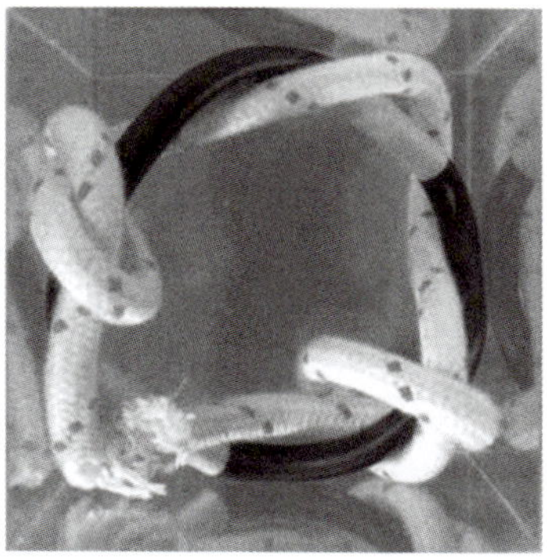

12.

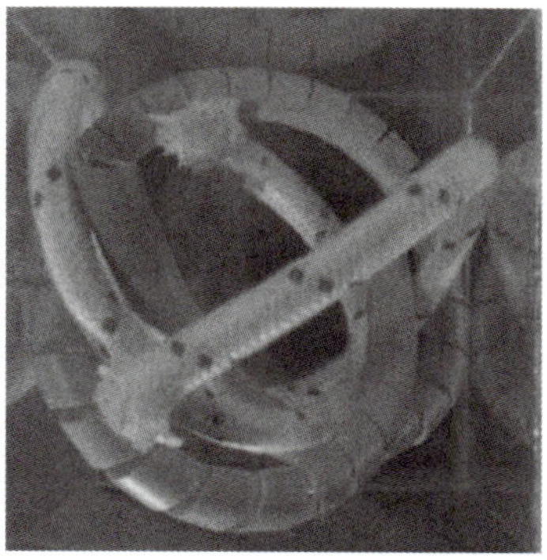

(A) : r
(B) : l
(C) : u
(D) : o
(E) : h

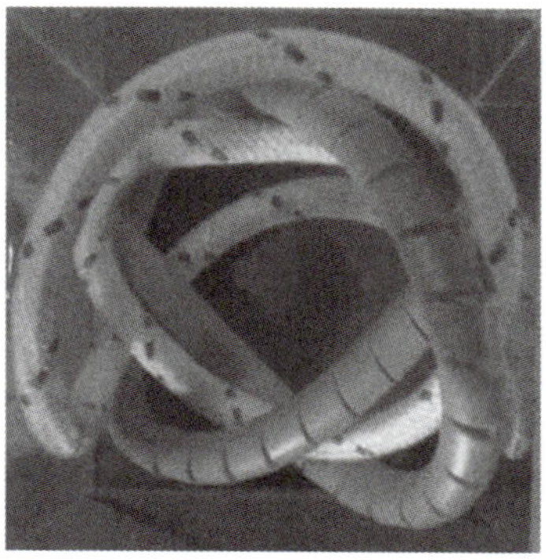

13.

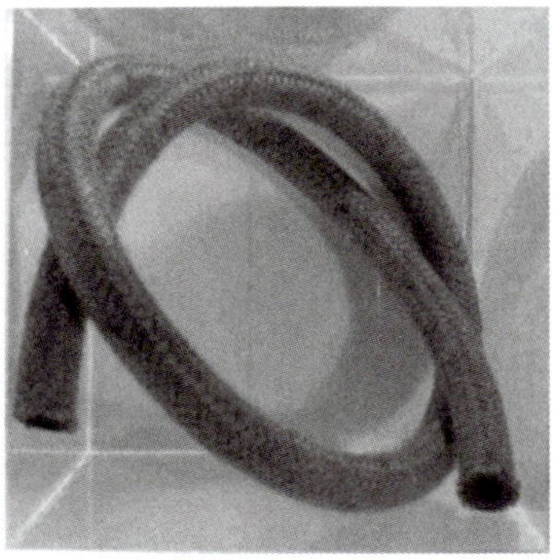

(A) : r
(B) : l
(C) : u
(D) : o
(E) : h

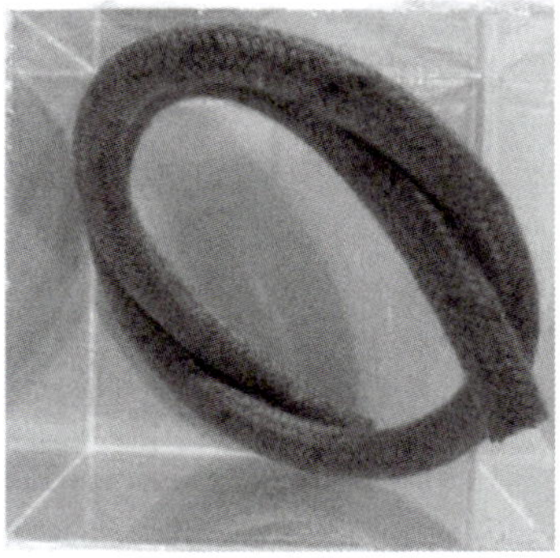

14.

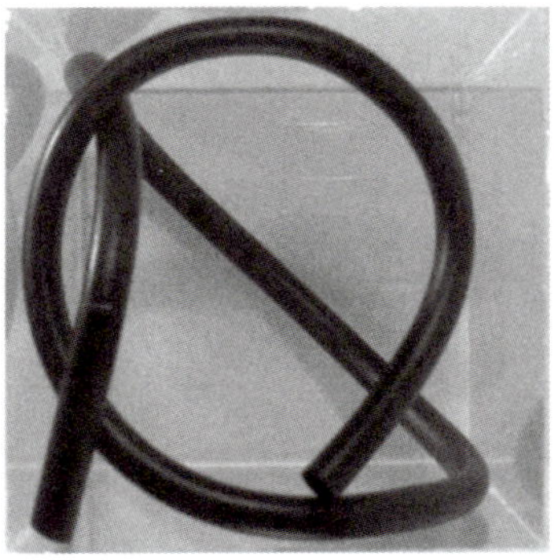

(A) : r
(B) : l
(C) : u
(D) : o
(E) : h

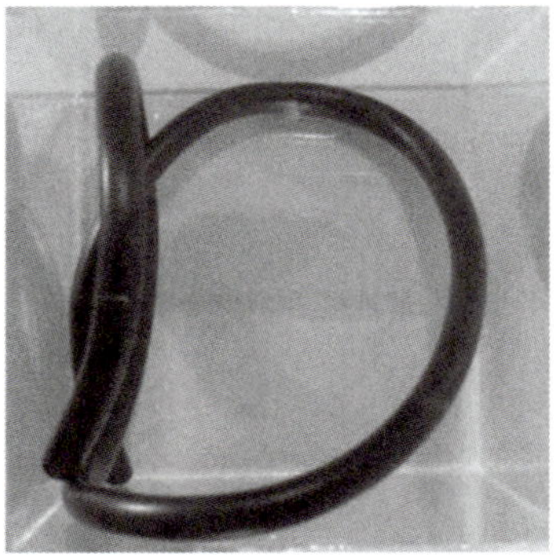

15.

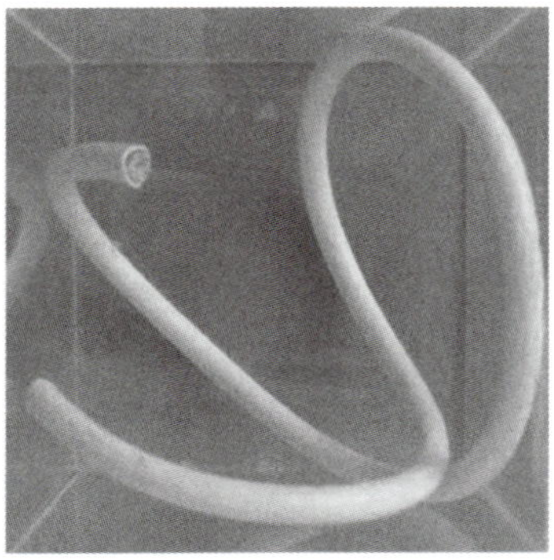

(A) : r
(B) : l
(C) : u
(D) : o
(E) : h

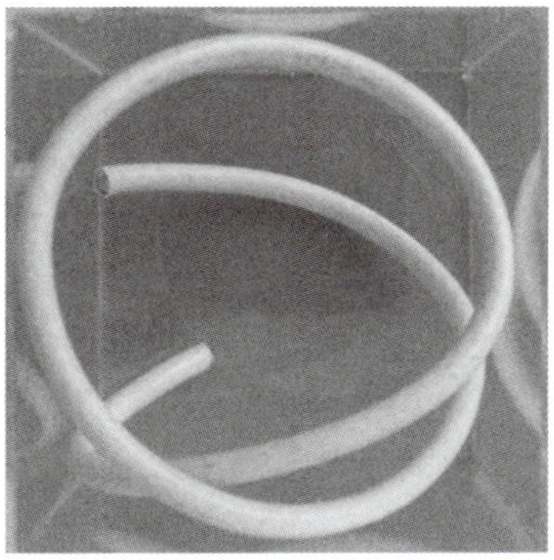

16.

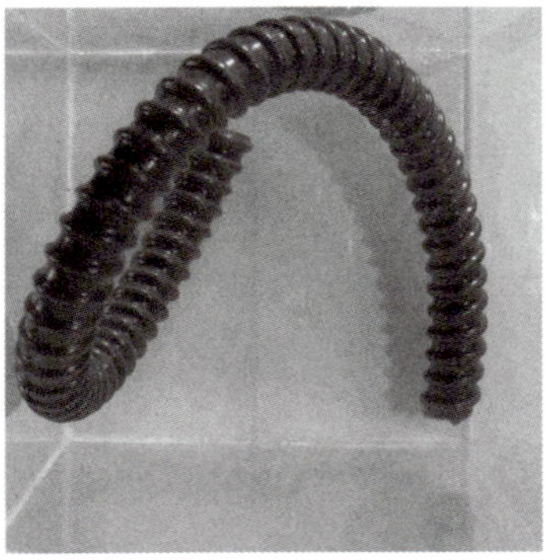

(A) : r
(B) : l
(C) : u
(D) : o
(E) : h

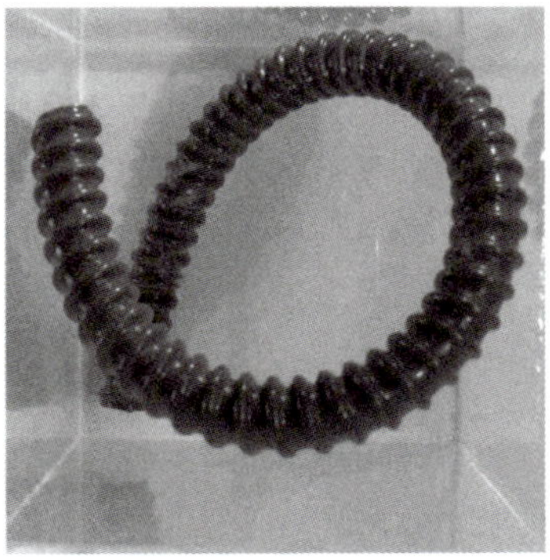

17.

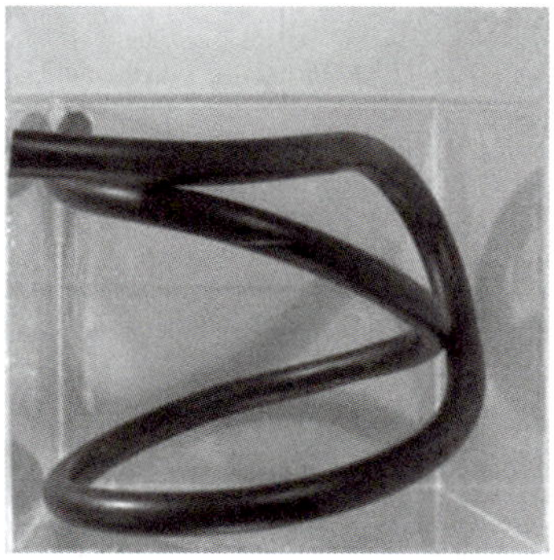

(A) : r
(B) : l
(C) : u
(D) : o
(E) : h

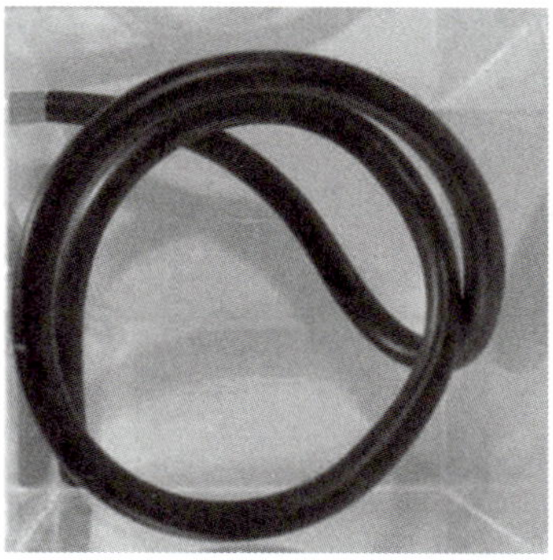

18.

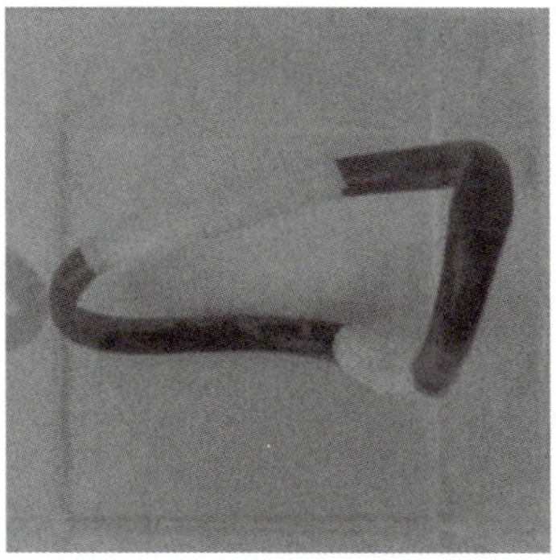

(A) : r
(B) : l
(C) : u
(D) : o
(E) : h

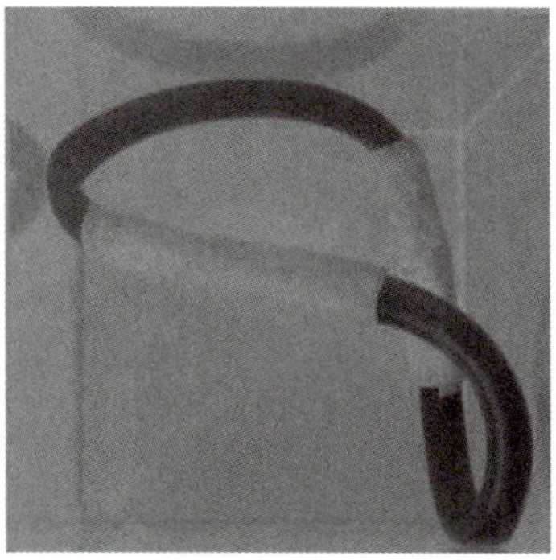

19.

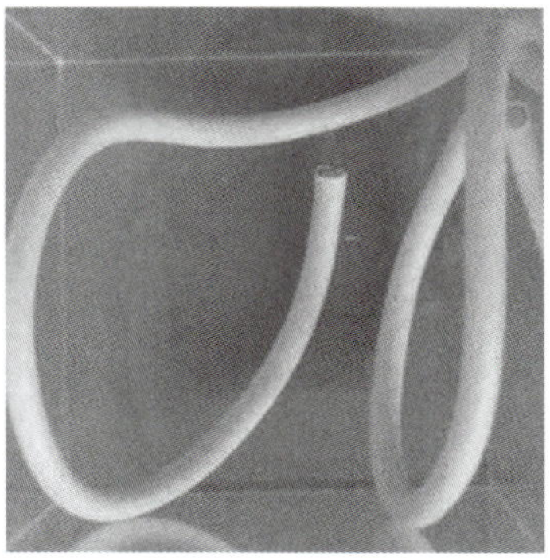

(A) : r
(B) : l
(C) : u
(D) : o
(E) : h

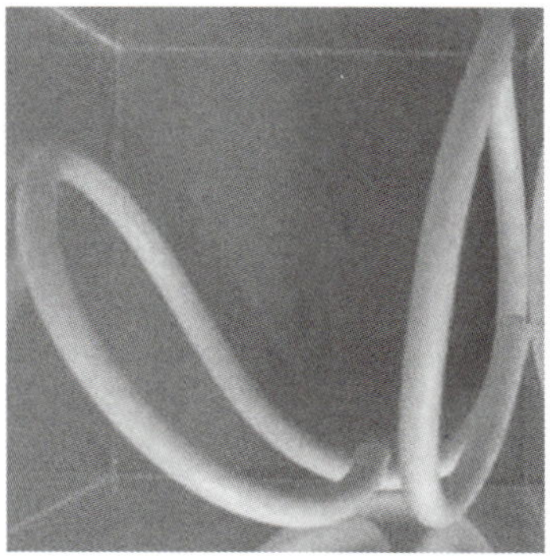

20.

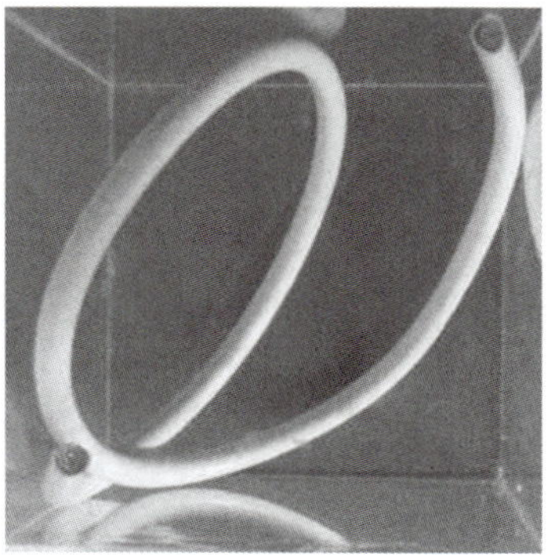

(A) : r
(B) : l
(C) : u
(D) : o
(E) : h

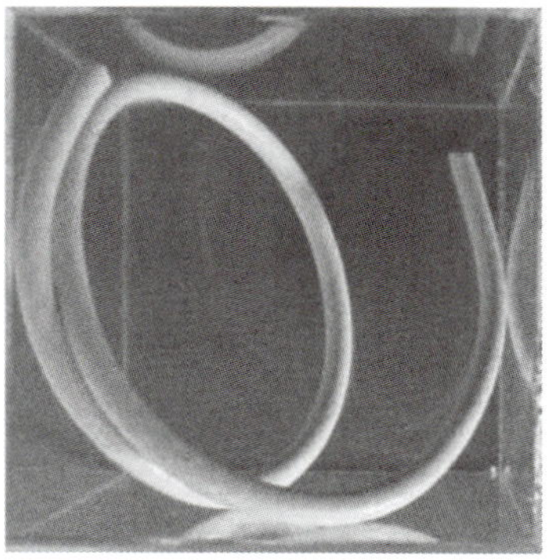

21.

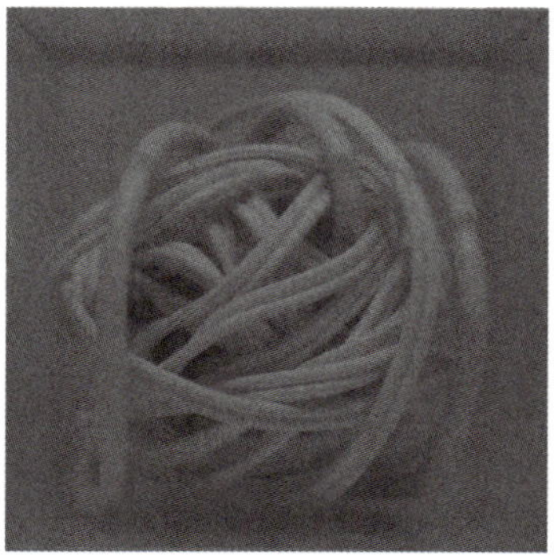

(A) : r
(B) : l
(C) : u
(D) : o
(E) : h

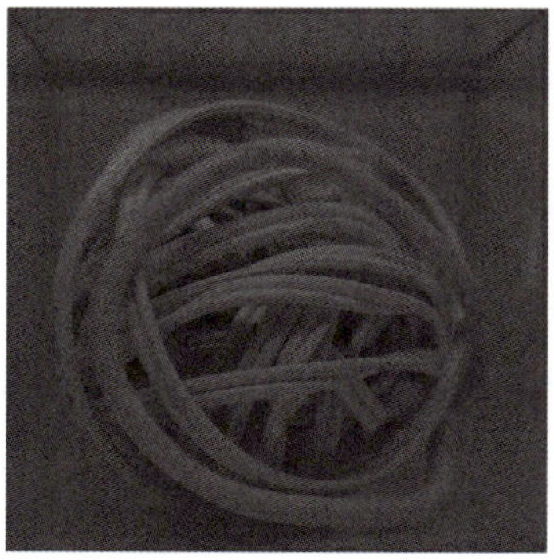

22.

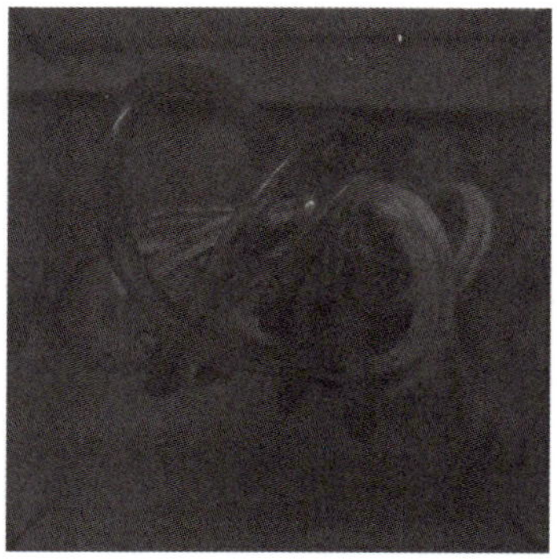

(A) : r
(B) : l
(C) : u
(D) : o
(E) : h

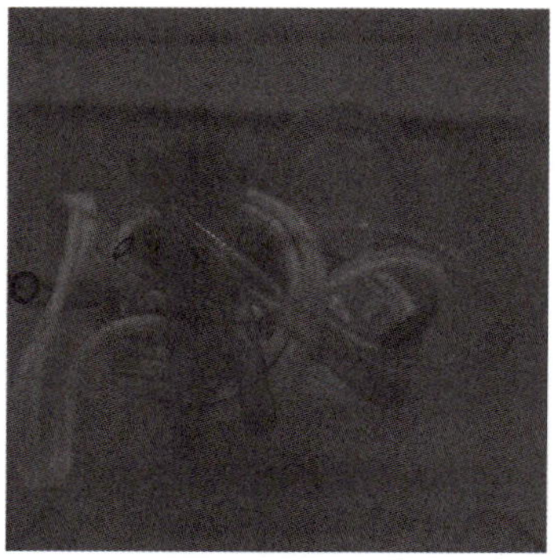

23.

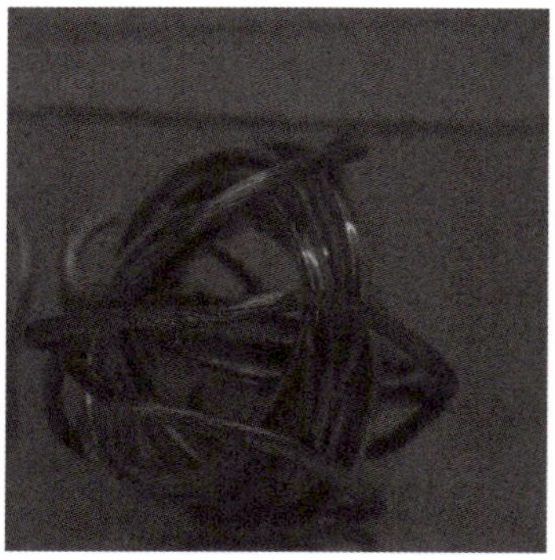

(A) : r
(B) : l
(C) : u
(D) : o
(E) : h

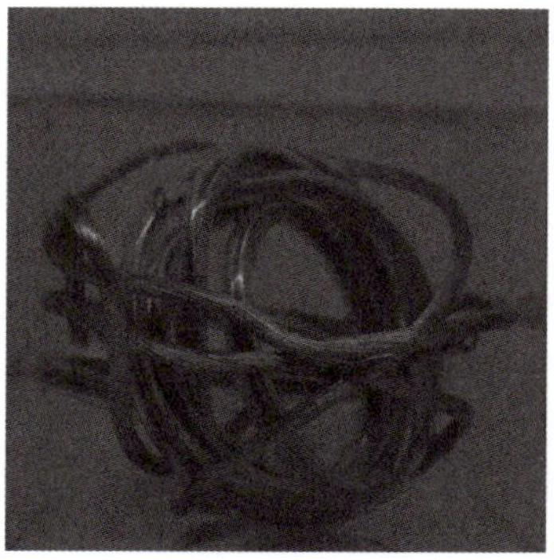

24.

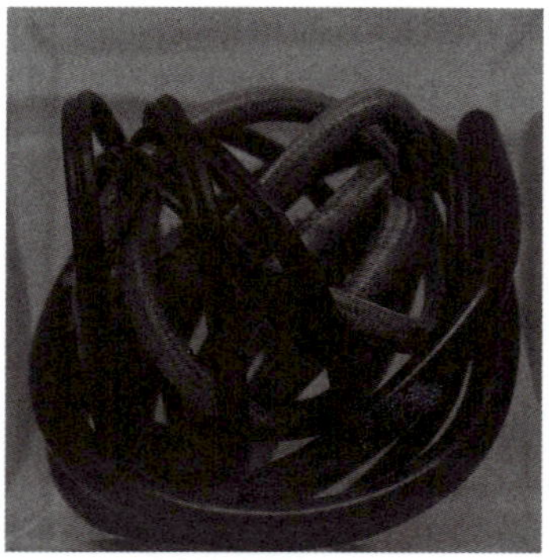

(A) : r
(B) : l
(C) : u
(D) : o
(E) : h

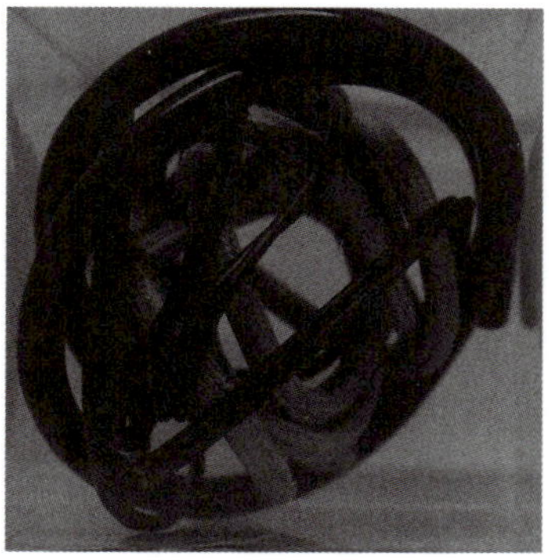

LÖSUNGSANSATZ ZU ÜBUNGSAUFGABE 12

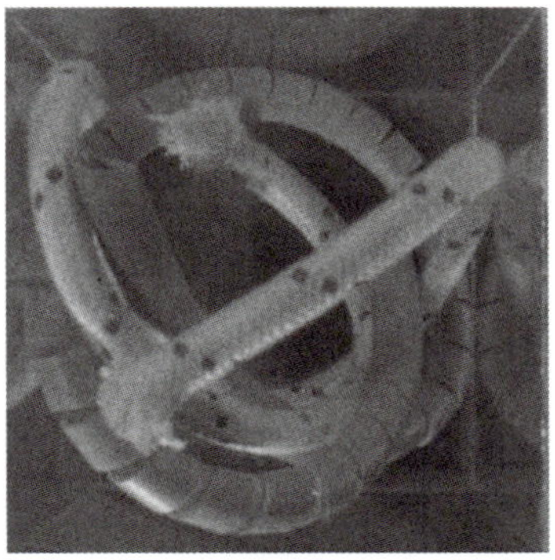

(A) : r
(B) : l
(C) : u
(D) : o
(E) : h

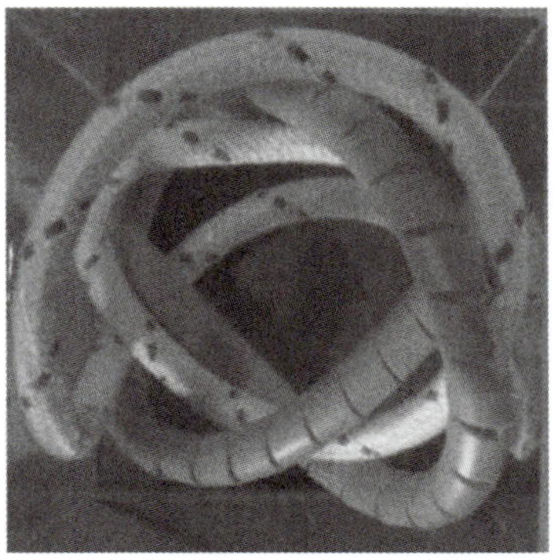

TIPPS

* **HIDE AND SEEK**
Die Schlauchenden sind nur auf dem linken Foto sofort erkennbar, das erschwert eine rasche Orientierung. Eine typische Schwierigkeit, welche von den Testherstellern immer wieder gerne verwendet wird, ist es die Schlauchenden so geschickt zu legen, dass diese nicht auf beiden Fotos erkennbar sind.

* **IMMER LOCKER BLEIBEN**
Daher nicht auf die Schlauchenden versteifen! Orientiere Dich auch an anderen Strukturen.

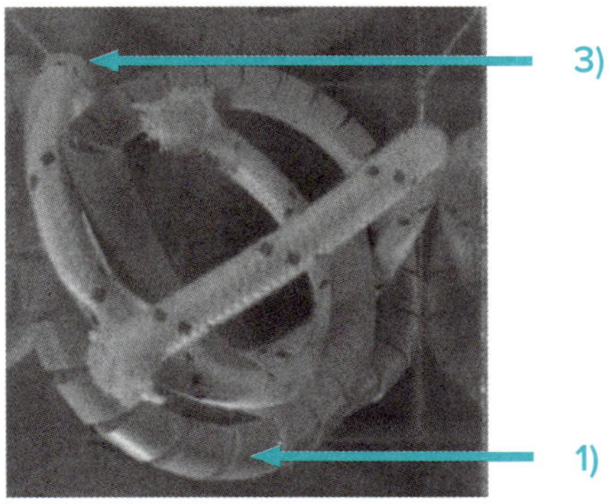

(A) : r
(B) : l
(C) : u
(D) : o
(E) : h

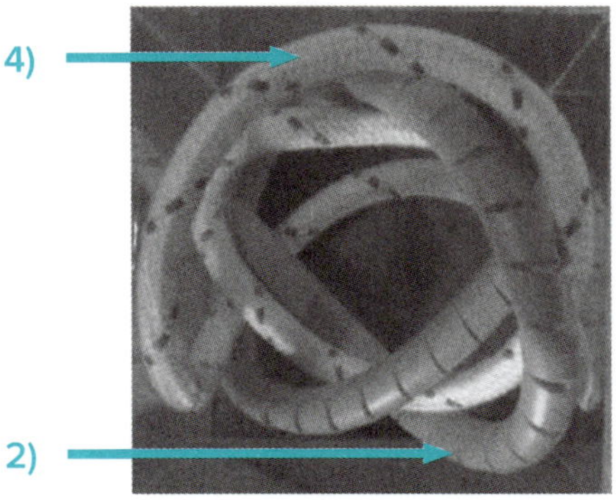

Lösungsansatz

Gespiegelt? Nein! Unterscheidung ob Dreh- oder Kippbewegung!

1. Grauer Schlauch stellt die tiefste Stelle im linken Foto dar
2. Grauer Schlauch stellt auch im rechten Foto die tiefste Stelle dar → Drehbewegung wahrscheinlich (Höhe bleibt gleich). Ansicht von links oder von rechts?
3. Weißer Schlauch, höchste Stelle, läuft entlang der linken Wand
4. Weißer Schlauch, höchste Stelle, läuft entlang der Vorderwand → Ansicht von links!

2. SIMULATION 2

Bearbeitungszeit: 15 Minuten

1.

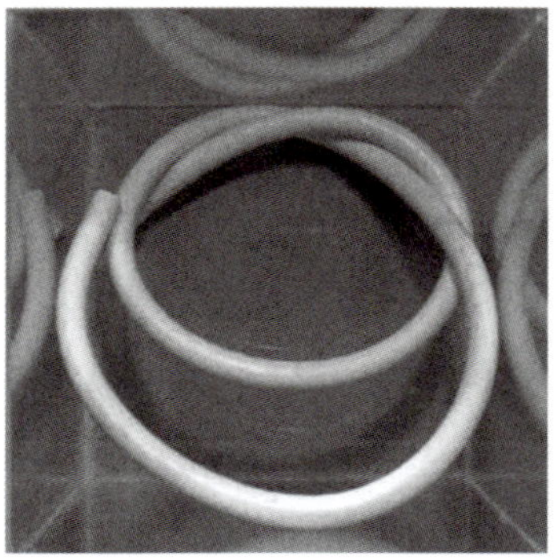

(A) : r
(B) : l
(C) : u
(D) : o
(E) : h

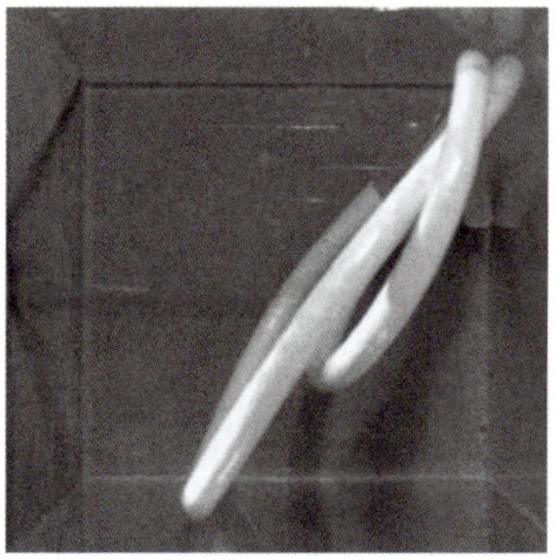

2.

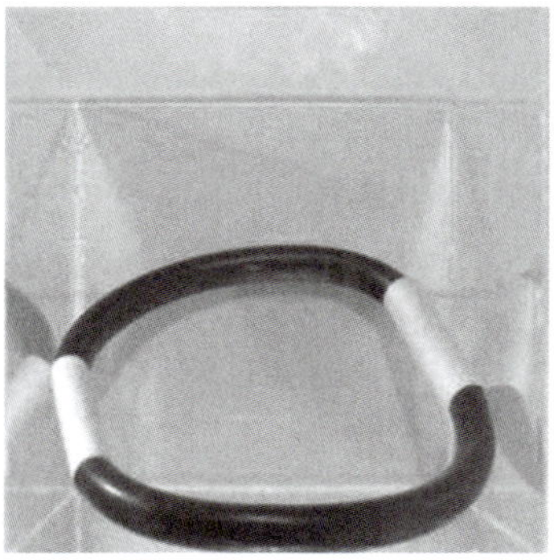

(A) : r
(B) : l
(C) : u
(D) : o
(E) : h

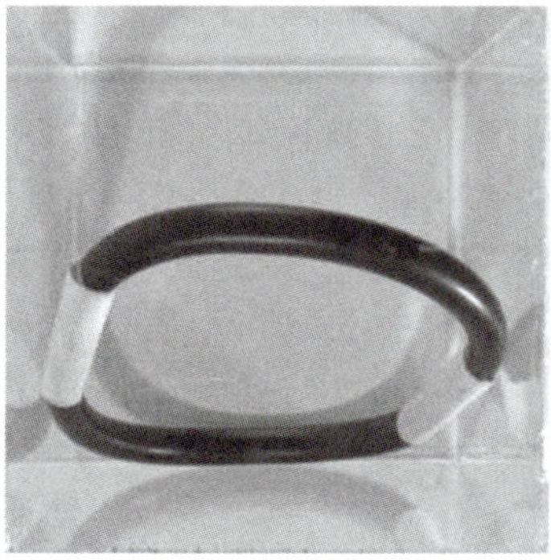

3.

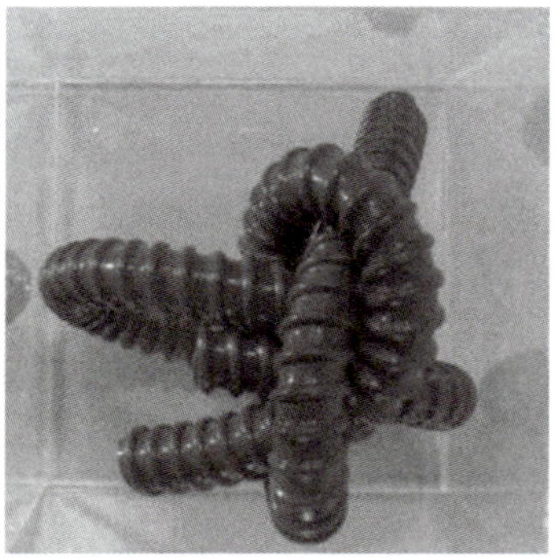

(A) : r
(B) : l
(C) : u
(D) : o
(E) : h

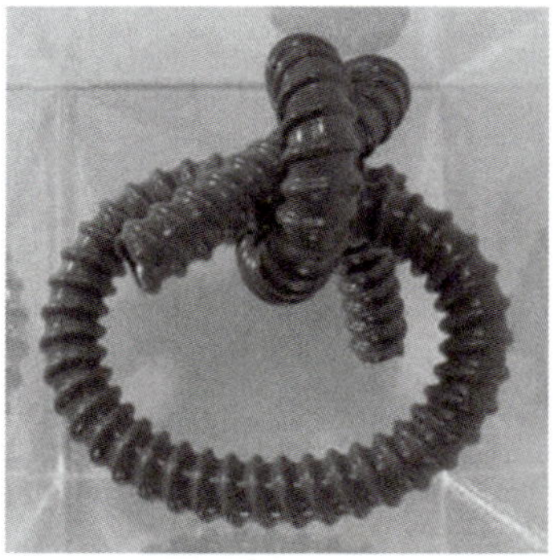

4.

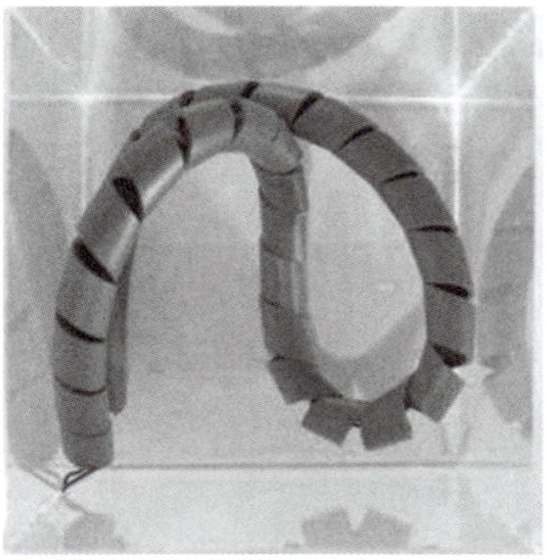

(A) : r
(B) : l
(C) : u
(D) : o
(E) : h

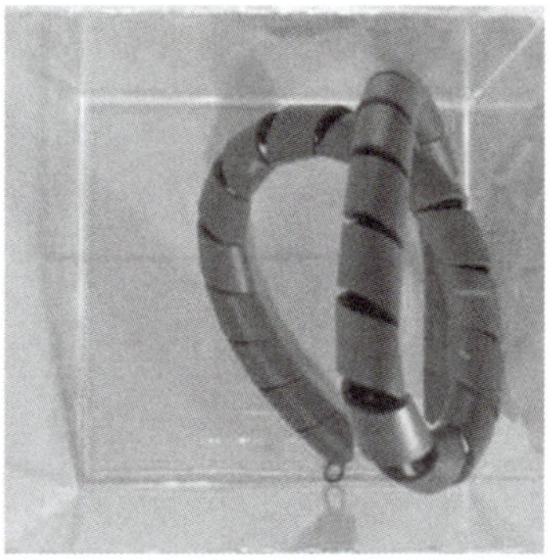

5.

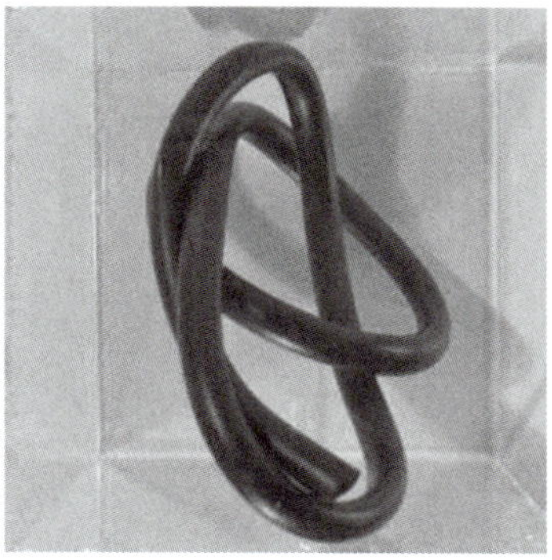

(A) : r
(B) : l
(C) : u
(D) : o
(E) : h

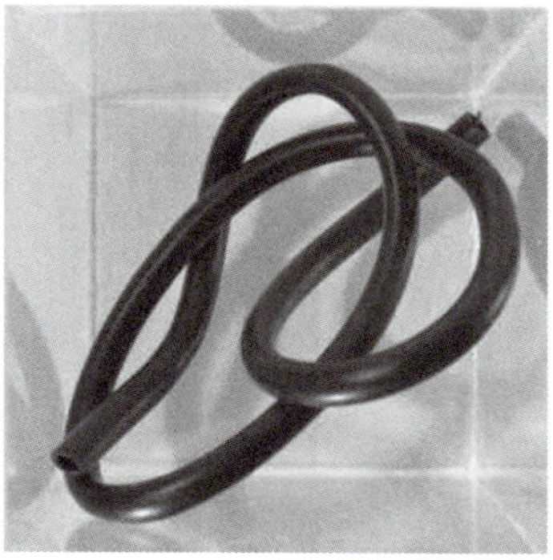

6.

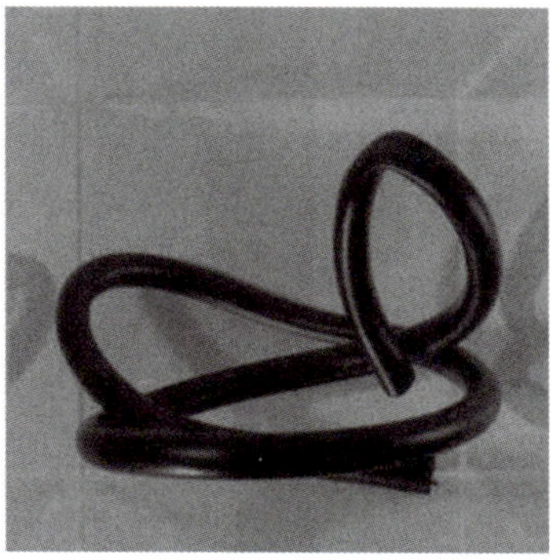

(A) : r
(B) : l
(C) : u
(D) : o
(E) : h

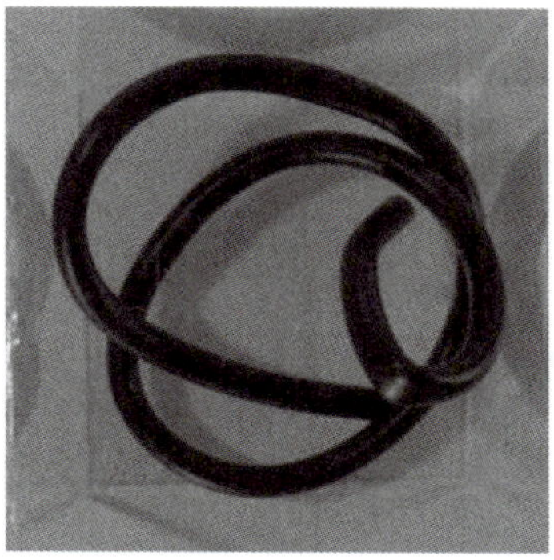

7.

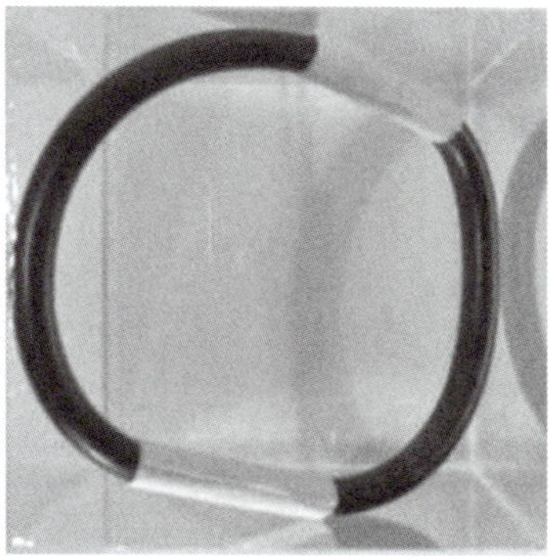

(A) : r
(B) : l
(C) : u
(D) : o
(E) : h

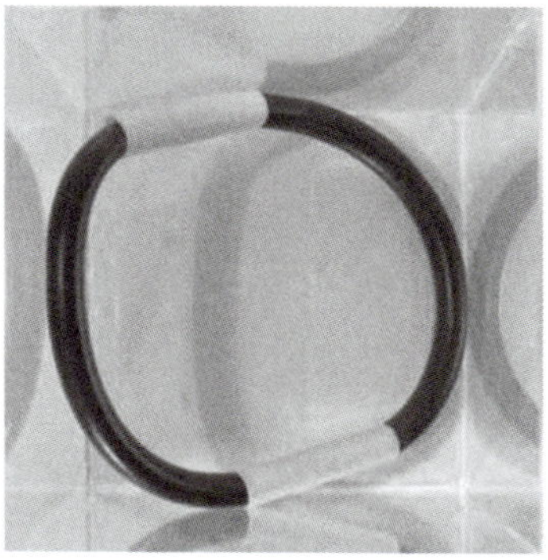

8.

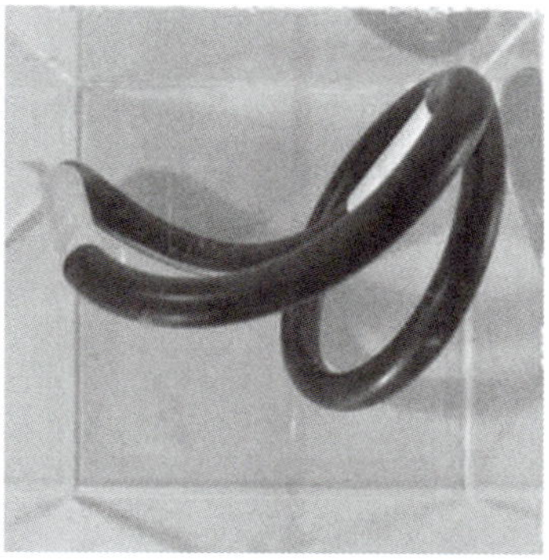

(A) : r
(B) : l
(C) : u
(D) : o
(E) : h

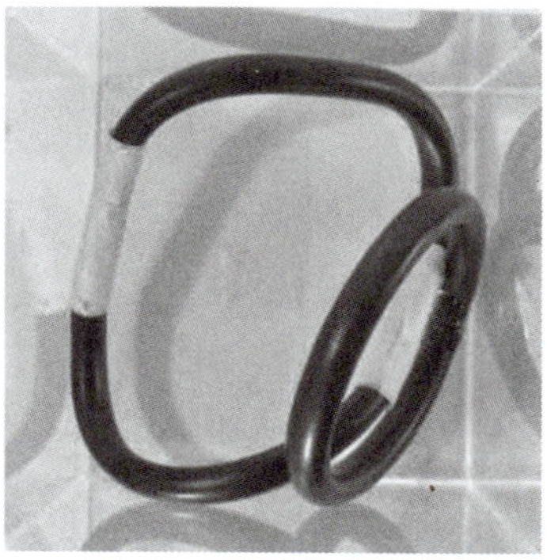

9.

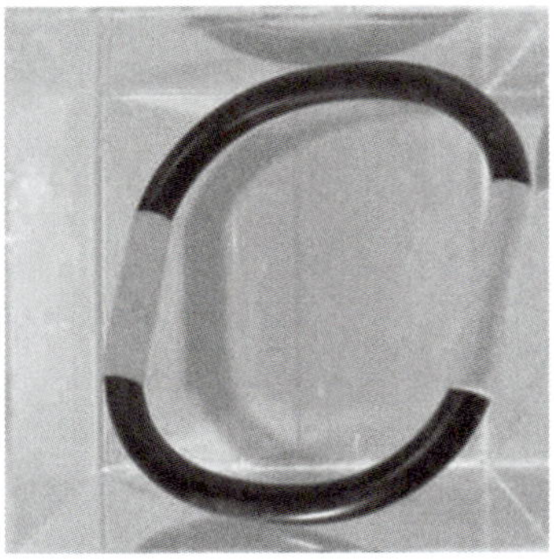

(A) : r
(B) : l
(C) : u
(D) : o
(E) : h

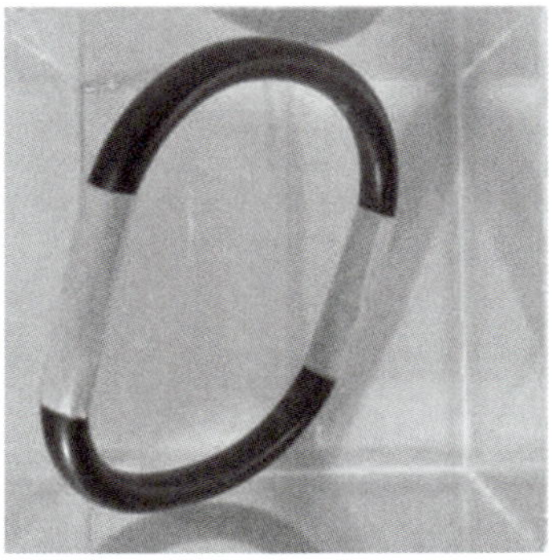

10.

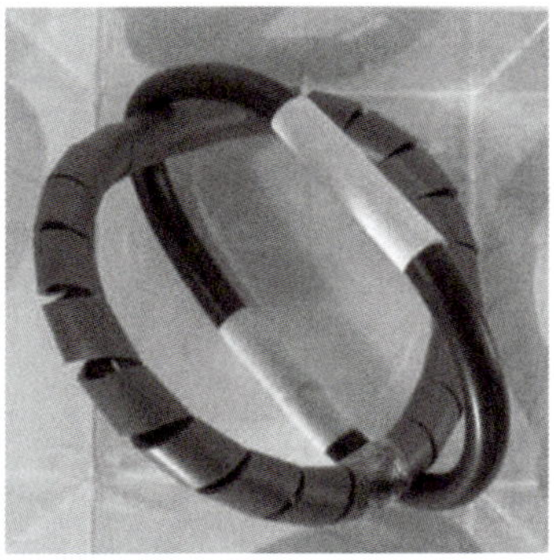

(A) : r
(B) : l
(C) : u
(D) : o
(E) : h

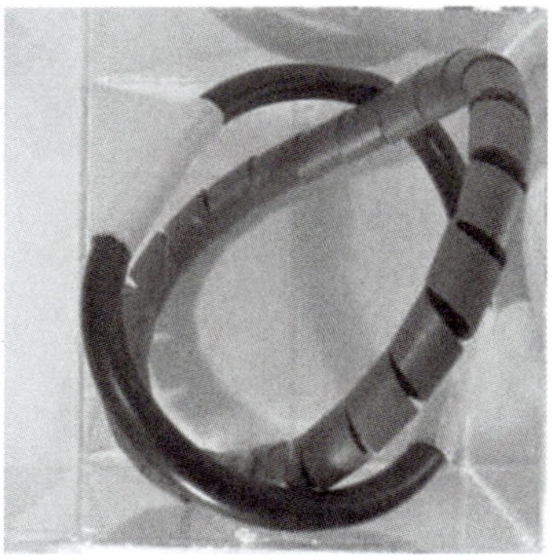

11.

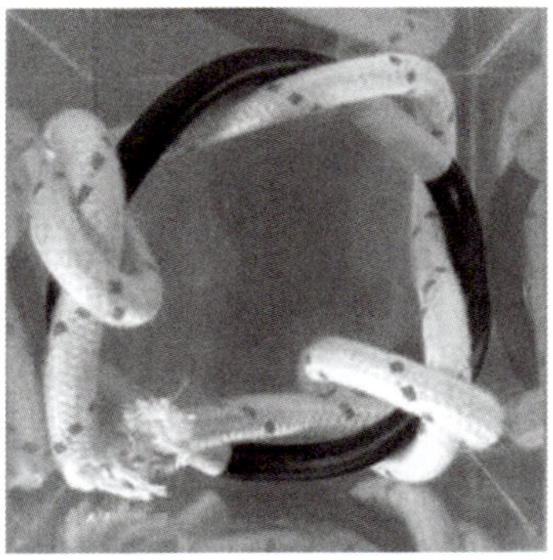

(A) : r
(B) : l
(C) : u
(D) : o
(E) : h

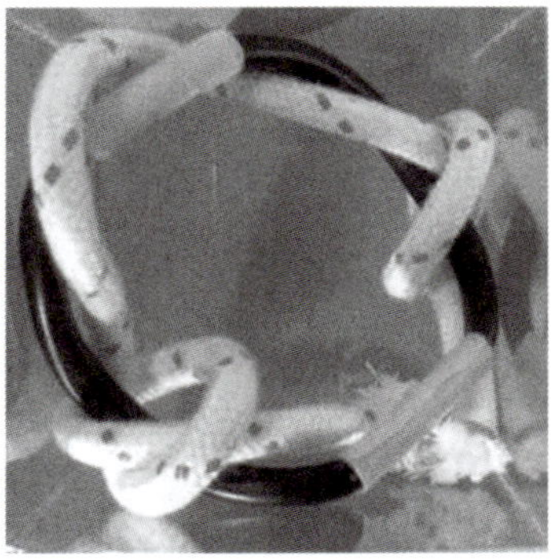

12.

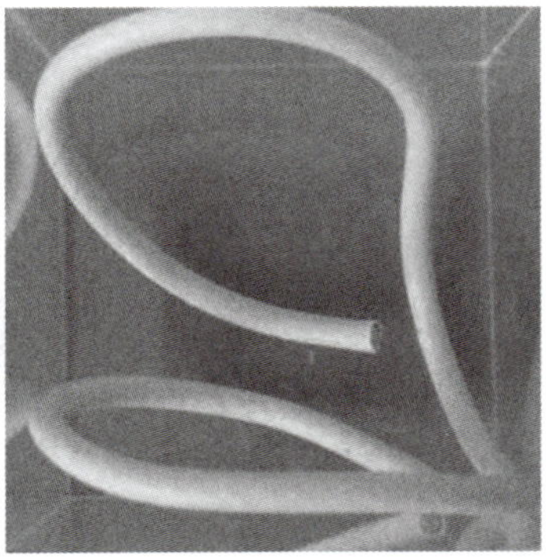

(A) : r
(B) : l
(C) : u
(D) : o
(E) : h

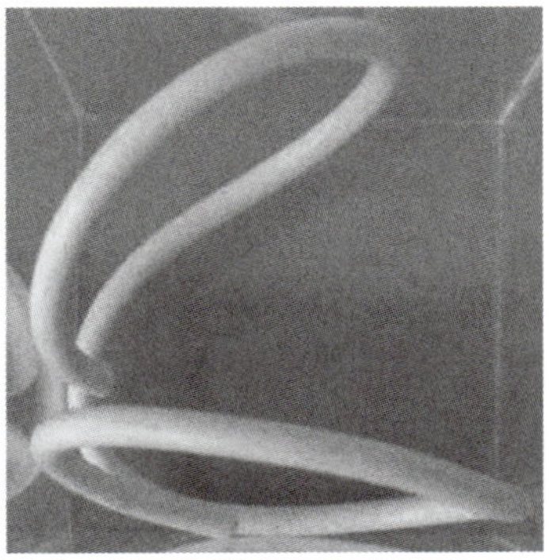

13.

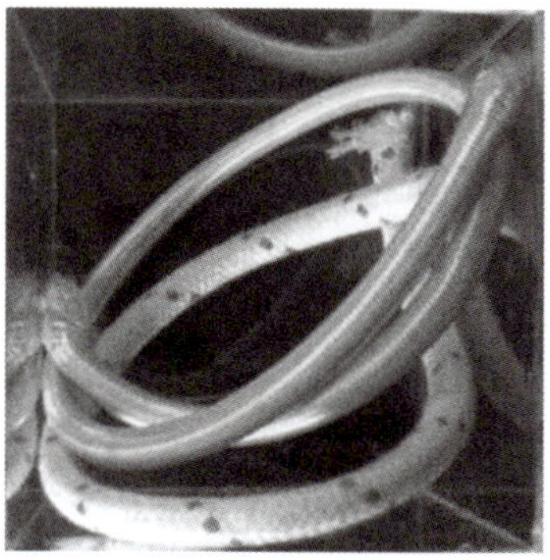

(A) : r
(B) : l
(C) : u
(D) : o
(E) : h

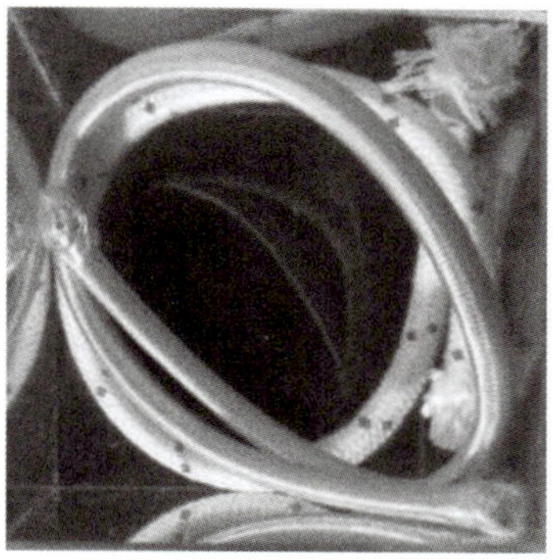

14.

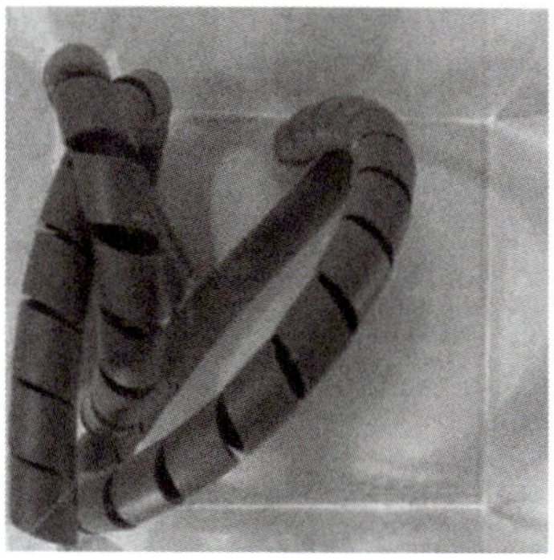

(A) : r
(B) : l
(C) : u
(D) : o
(E) : h

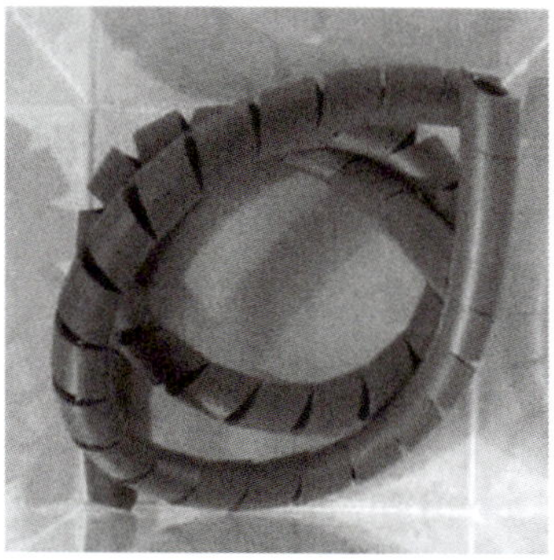

15.

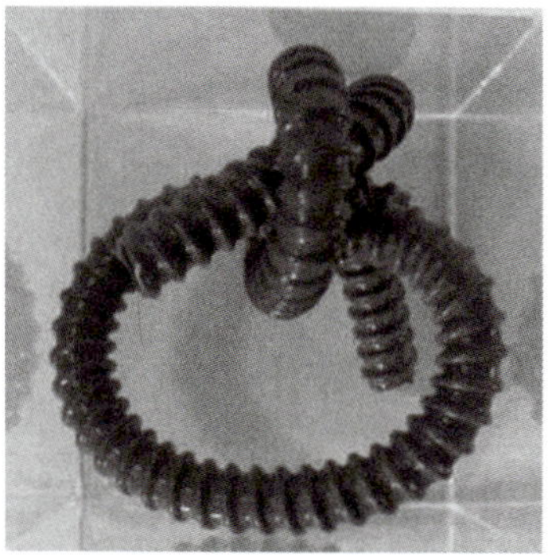

(A) : r
(B) : l
(C) : u
(D) : o
(E) : h

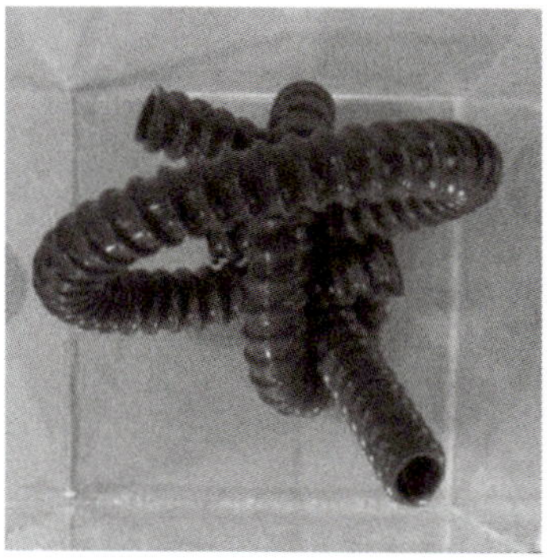

16.

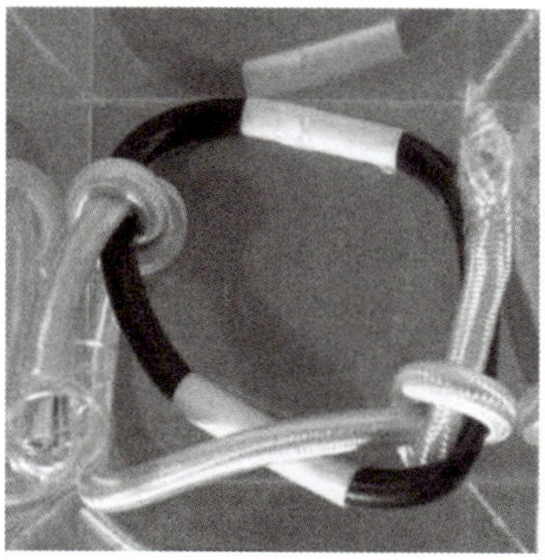

(A) : r
(B) : l
(C) : u
(D) : o
(E) : h

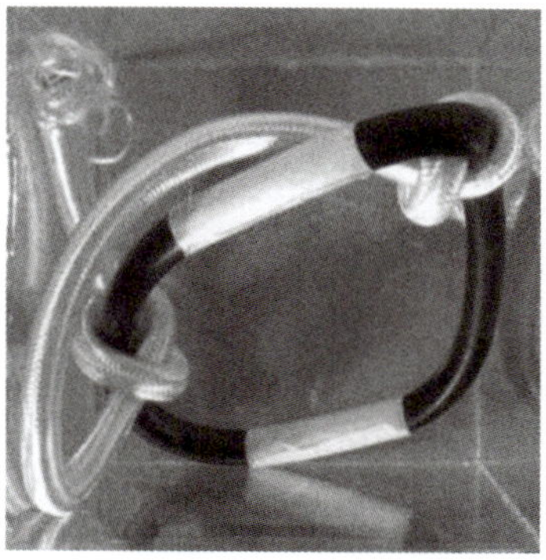

17.

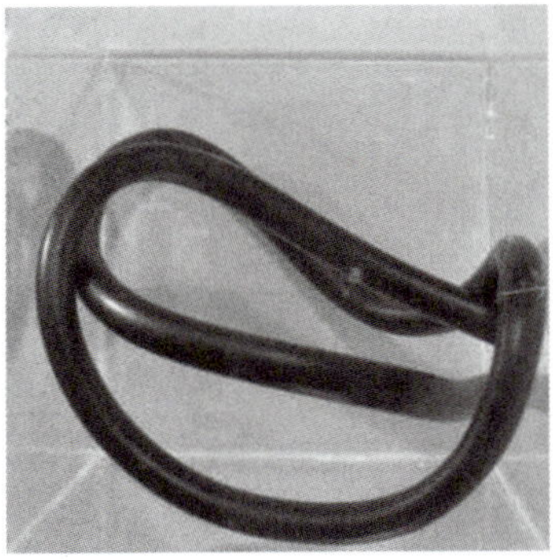

(A) : r
(B) : l
(C) : u
(D) : o
(E) : h

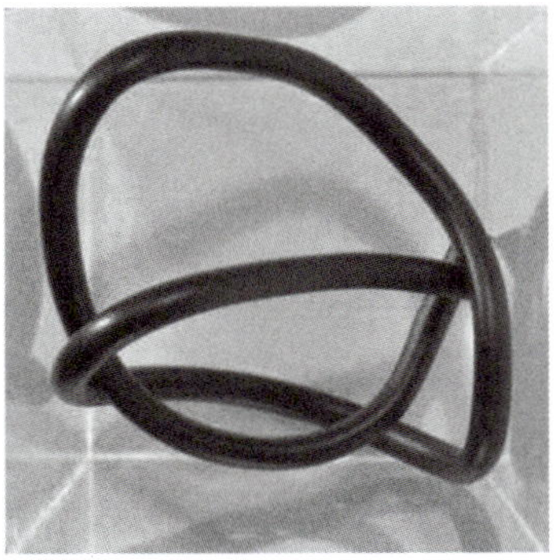

18.

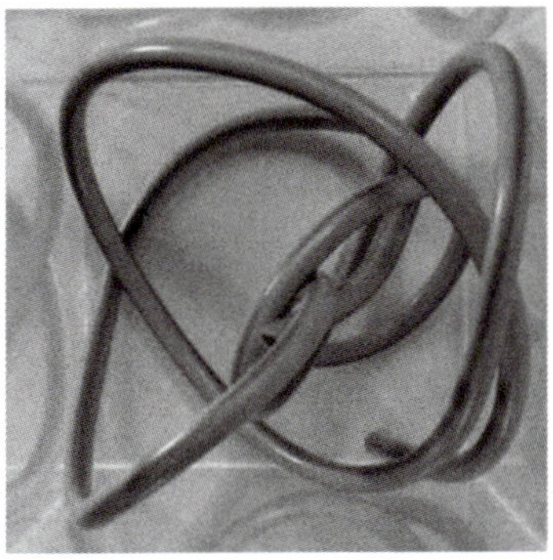

(A) : r
(B) : l
(C) : u
(D) : o
(E) : h

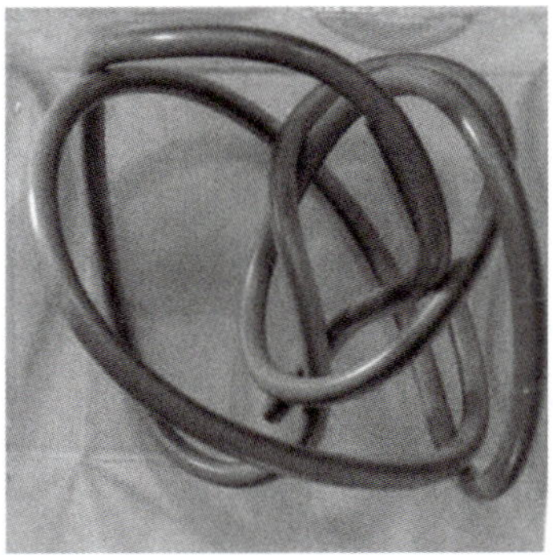

19.

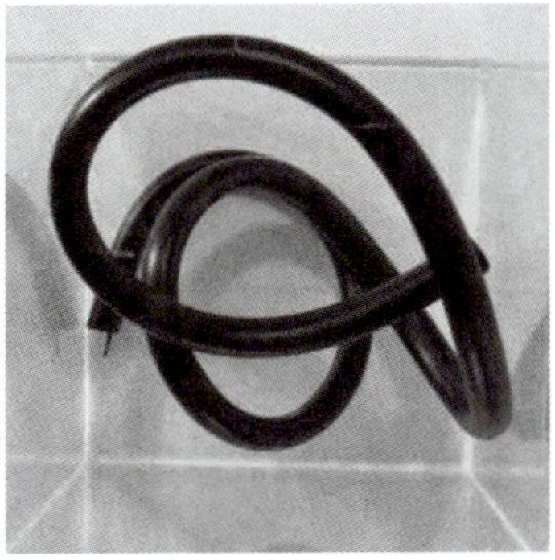

(A) : r
(B) : l
(C) : u
(D) : o
(E) : h

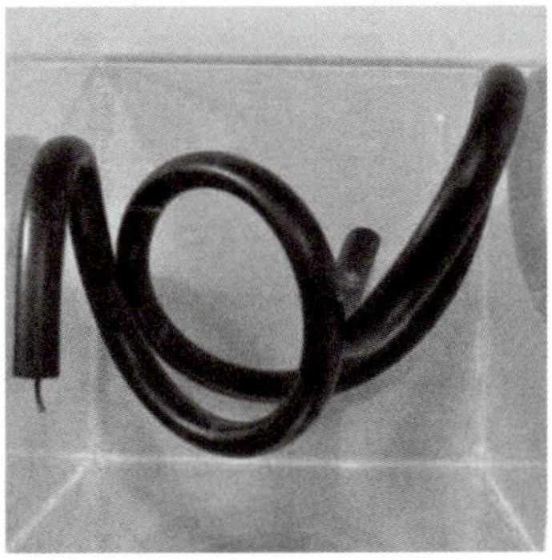

20.

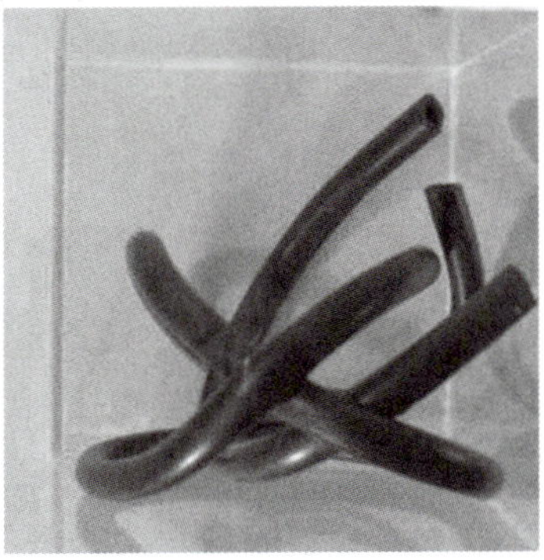

(A) : r
(B) : l
(C) : u
(D) : o
(E) : h

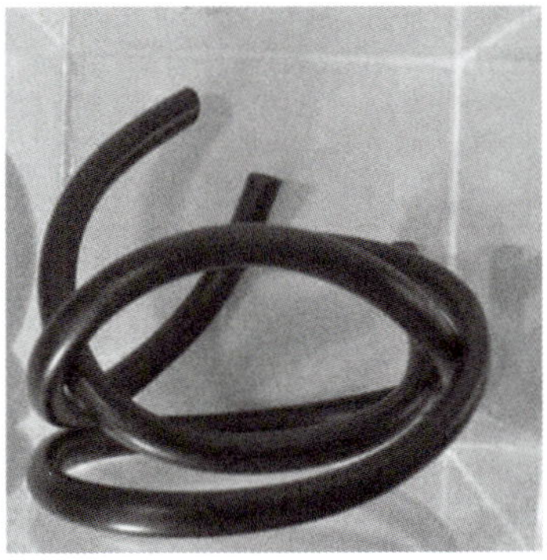

21.

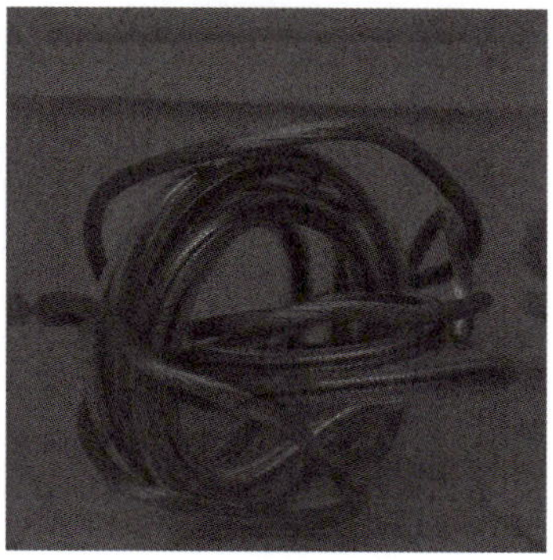

(A) : r
(B) : l
(C) : u
(D) : o
(E) : h

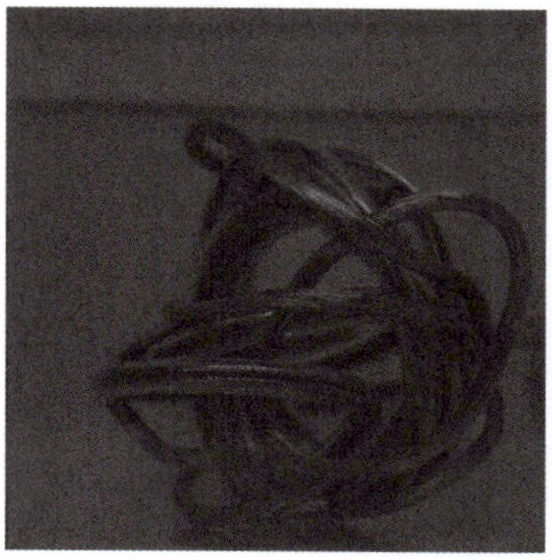

22.

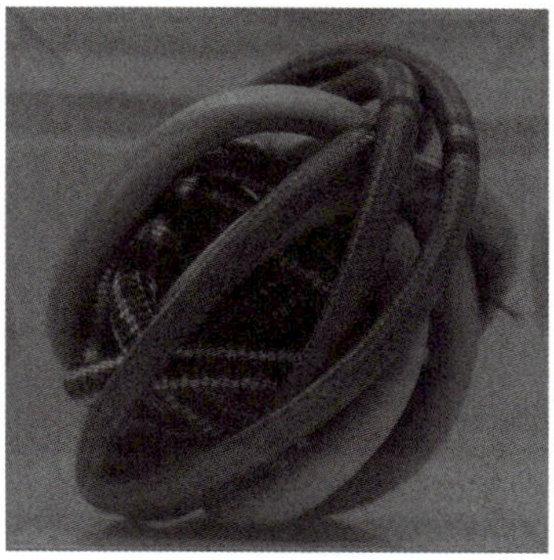

(A) : r
(B) : l
(C) : u
(D) : o
(E) : h

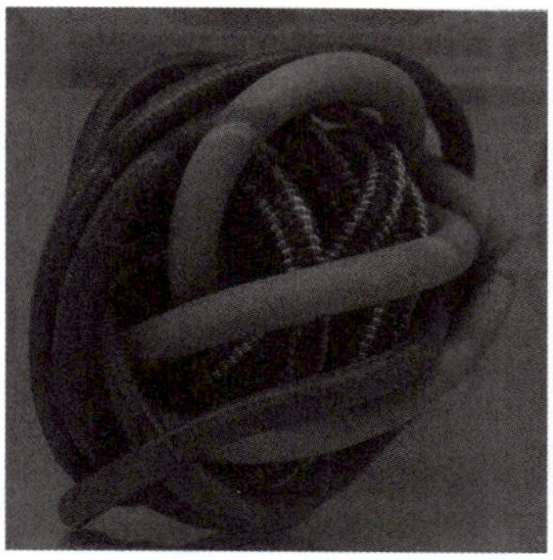

23.

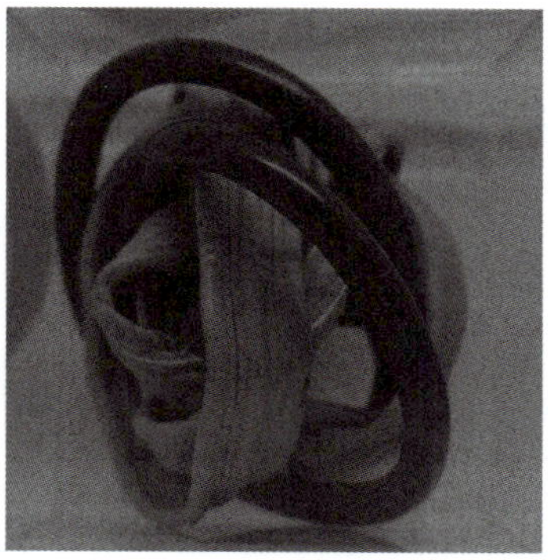

(A) : r
(B) : l
(C) : u
(D) : o
(E) : h

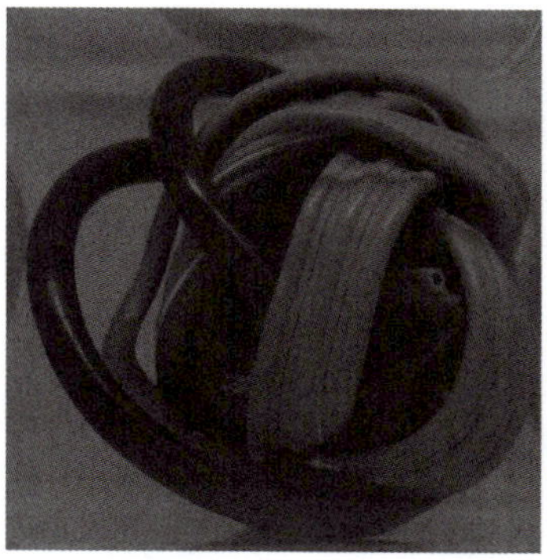

24.

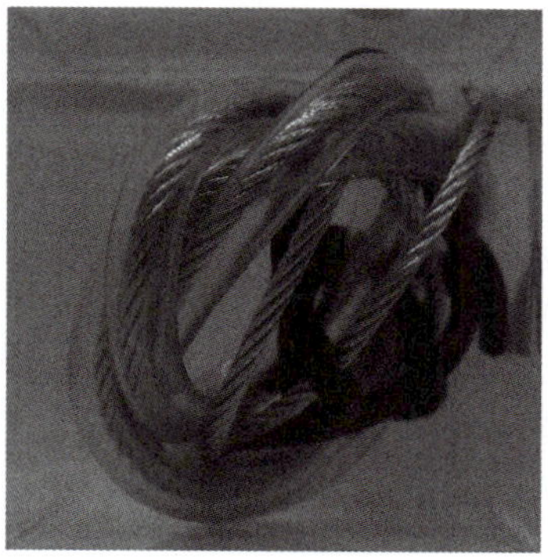

(A) : r
(B) : l
(C) : u
(D) : o
(E) : h

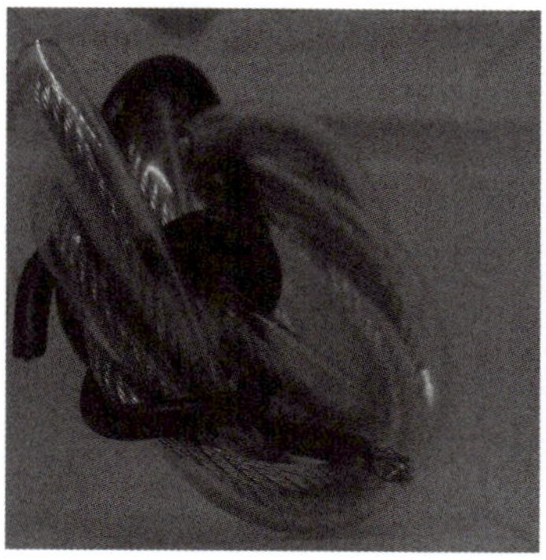

LÖSUNGSANSATZ ZU ÜBUNGSAUFGABE 18

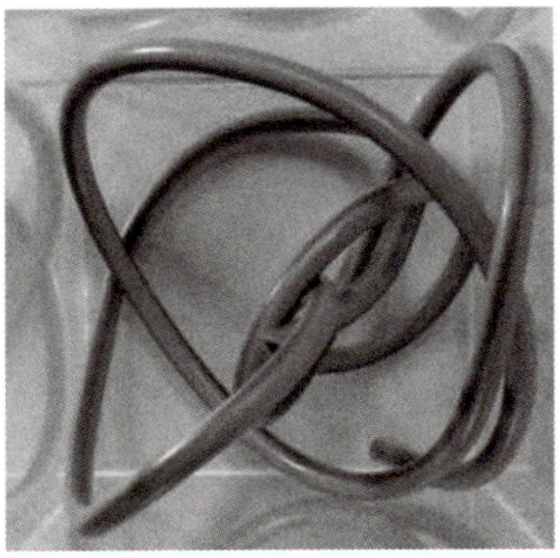

(A) : r
(B) : l
(C) : u
(D) : o
(E) : h

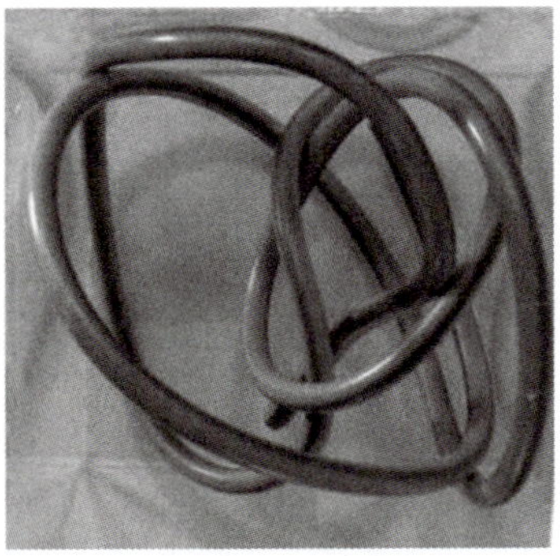

TIPPS

BONDAGE
Viele Kurven und Biegungen, das erschwert eine rasche Orientierung. Eine typische Schwierigkeit, welche von den Testherstellern immer wieder gerne verwendet wird, ist es, ein regelrechtes Schlauchknäuel in den Würfel zu legen.

SCANNER
Suche deshalb auf dem linken Foto von oben nach unten nach Strukturen, die Du eindeutig zuordnen kannst.

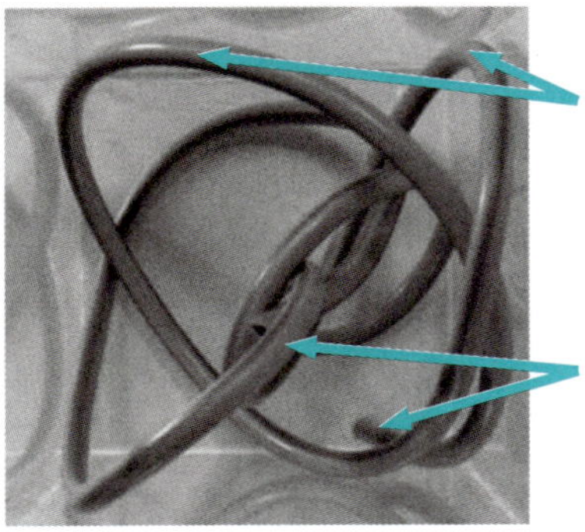

1)
3)

(A) : r
(B) : l
(C) : u
(D) : o
(E) : h

2)
4)

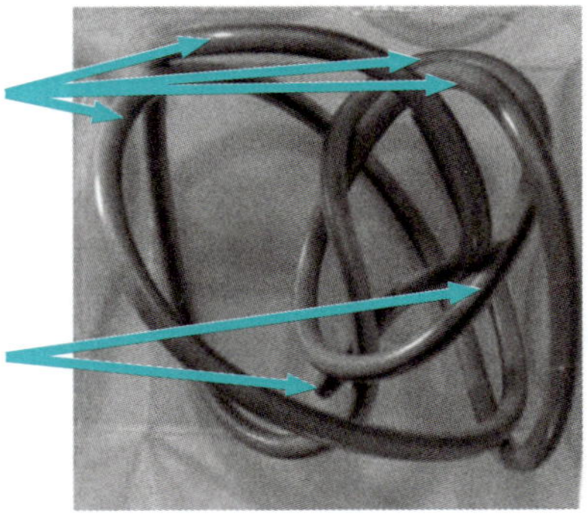

Lösungsansatz
Gespiegelt? Nein! Unterscheidung ob Dreh- oder Kippbewegung!

1. Im oberen Teil des Würfels finden sich zwei Bögen.
2. Auf dem rechten Foto finden sich mehr/andere Bögen im oberen Teil des Würfels → Kippbewegung wahrscheinlich (Höhe bleibt nicht gleich). Ansicht von oben oder von unten?
3. Bei Kippbewegungen bleiben die Seiten gleich! Mittleres Schlauchende: Öffnung zeigt nach vorne unten. Rechtes Schlauchende: Öffnung zeigt nach hinten.
4. Mittleres Schlauchende: Öffnung zeigt nach unten. Rechtes Schlauchende: Öffnung zeigt nach hinten → Ansicht von oben!

3. SIMULATION 3

Bearbeitungszeit: 15 Minuten

1.

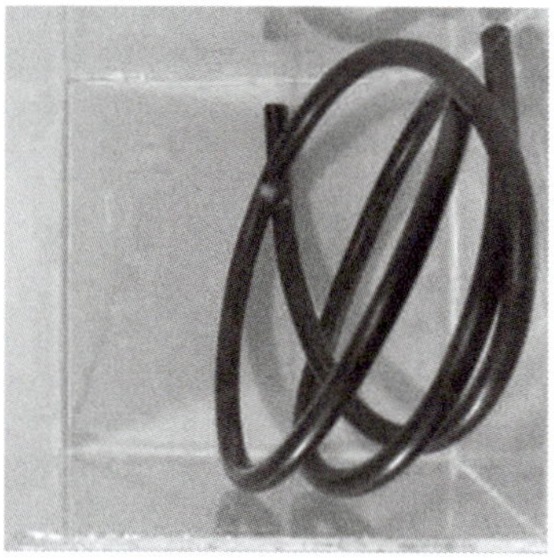

(A) : r
(B) : l
(C) : u
(D) : o
(E) : h

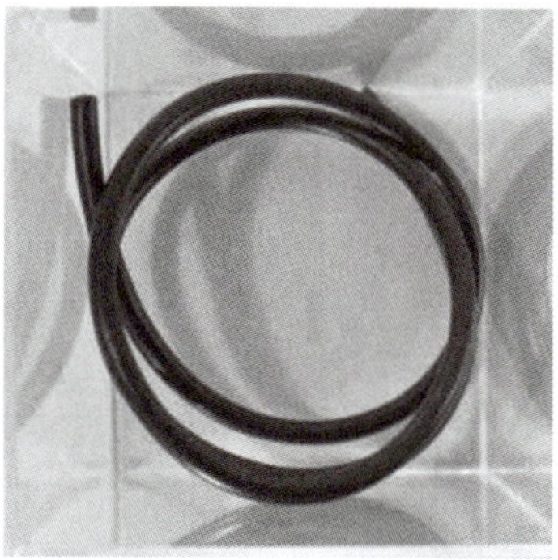

2.

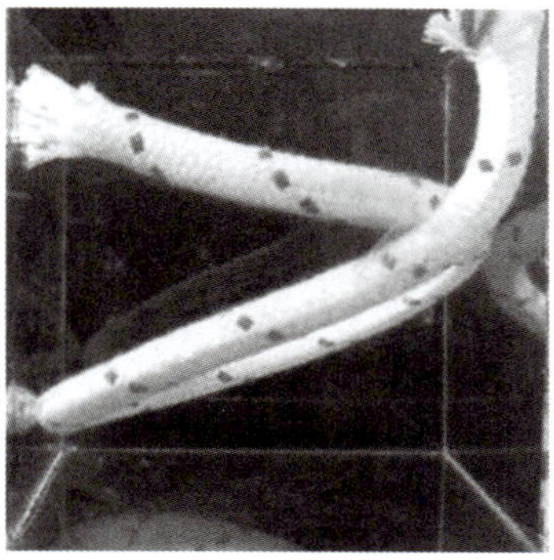

(A) : r
(B) : l
(C) : u
(D) : o
(E) : h

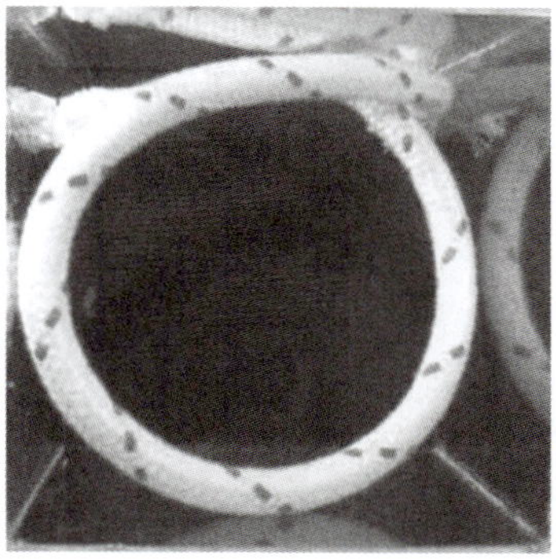

3.

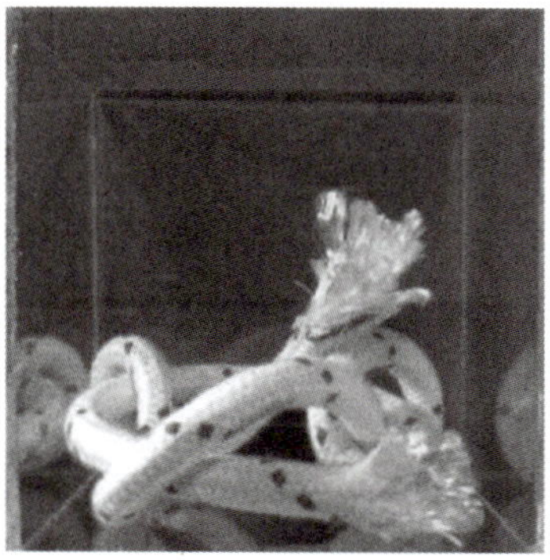

(A) : r
(B) : l
(C) : u
(D) : o
(E) : h

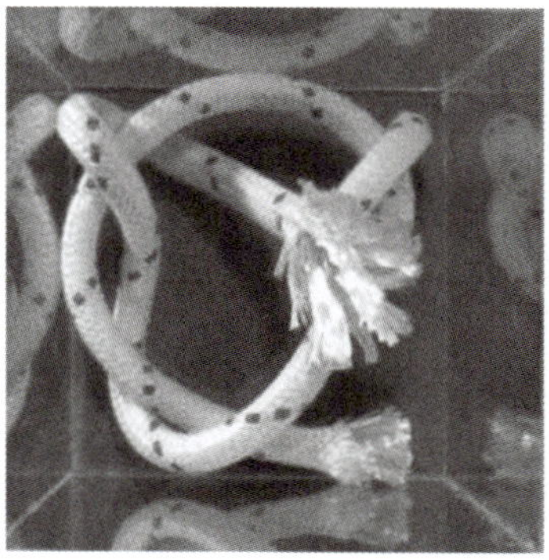

4.

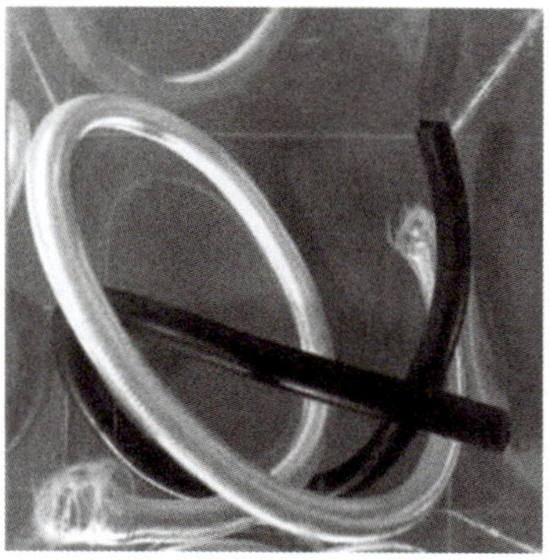

(A) : r
(B) : l
(C) : u
(D) : o
(E) : h

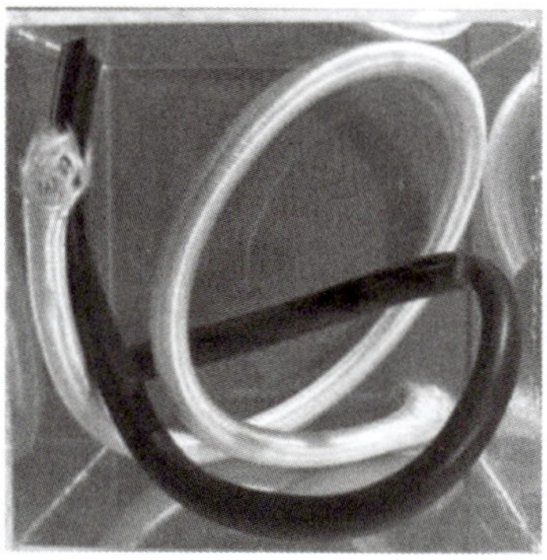

5.

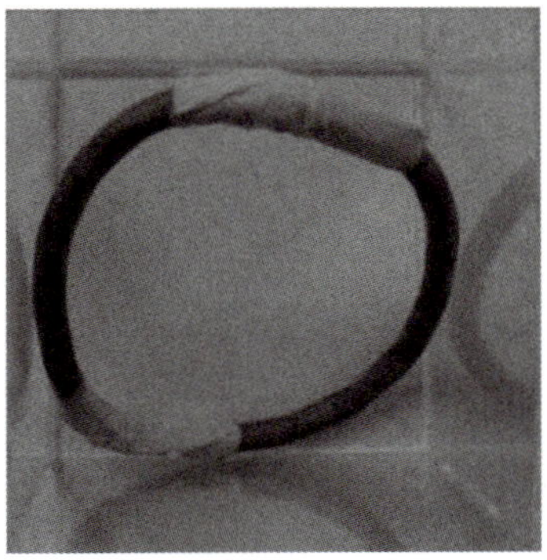

(A) : r
(B) : l
(C) : u
(D) : o
(E) : h

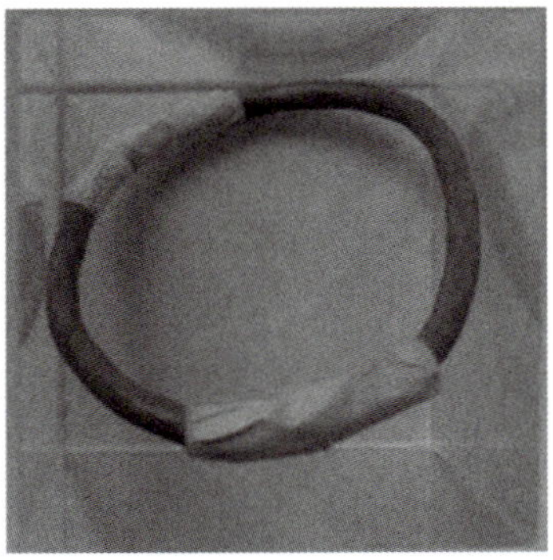

6.

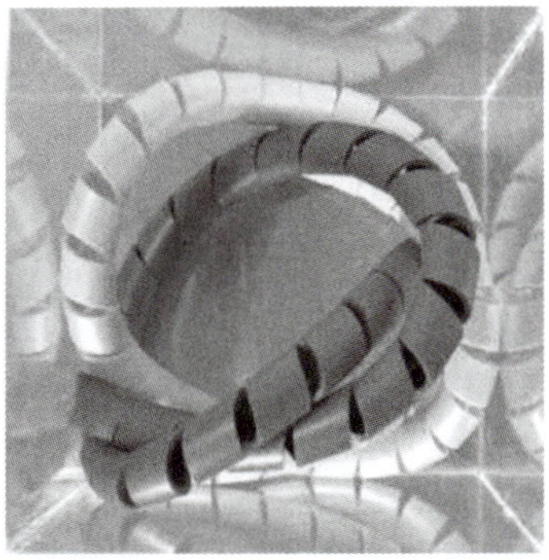

(A) : r
(B) : l
(C) : u
(D) : o
(E) : h

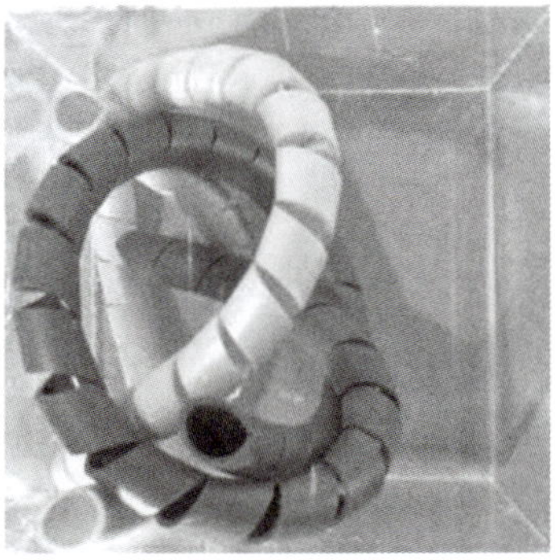

7.

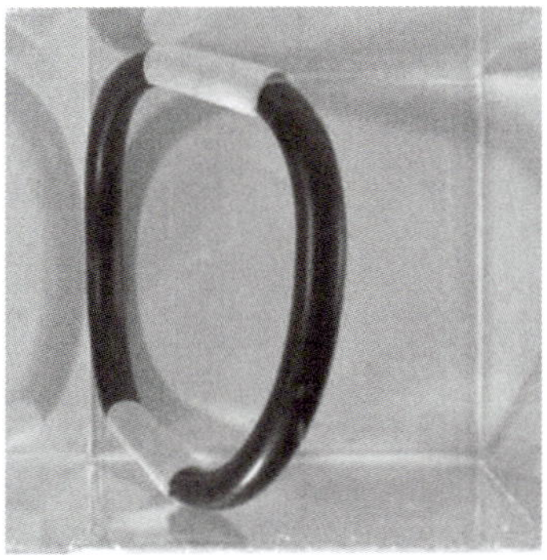

(A) : r
(B) : l
(C) : u
(D) : o
(E) : h

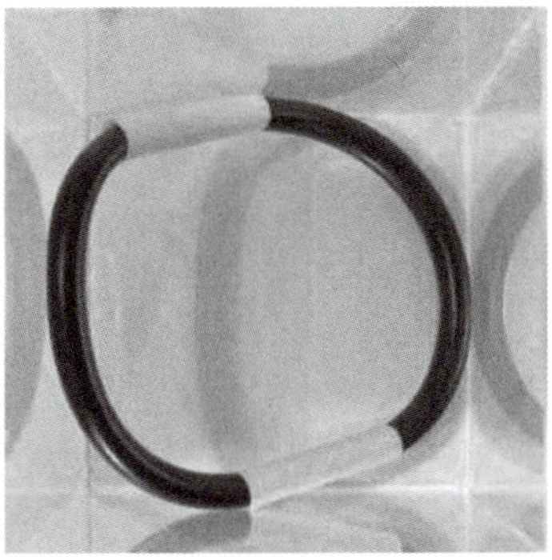

8.

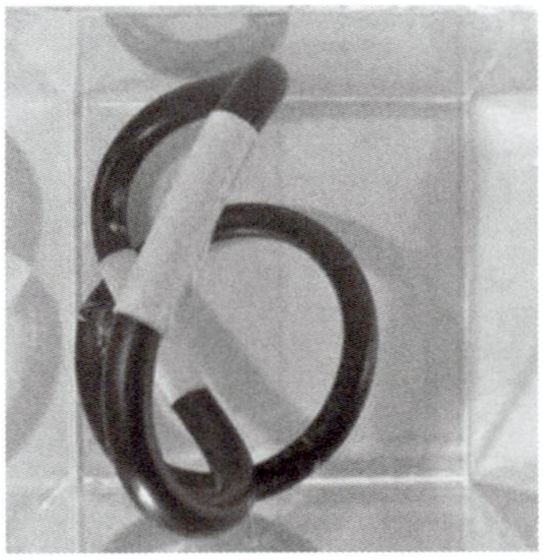

(A) : r
(B) : l
(C) : u
(D) : o
(E) : h

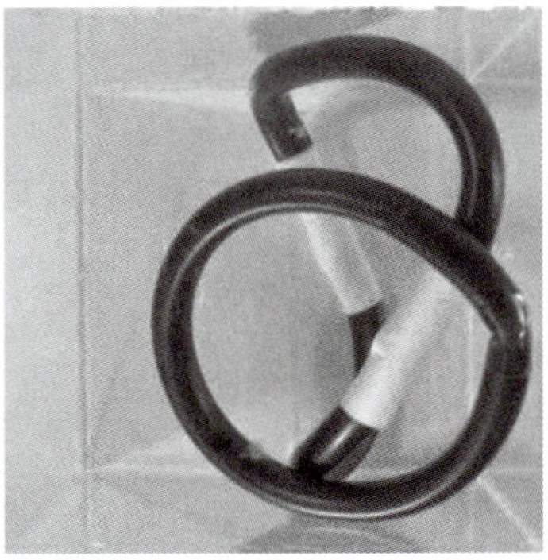

9.

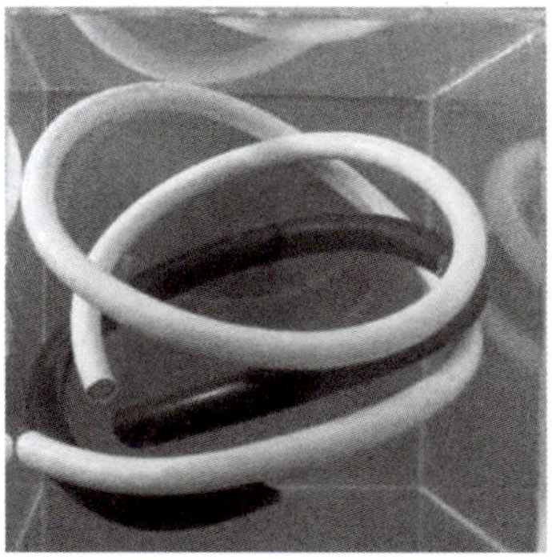

(A) : r
(B) : l
(C) : u
(D) : o
(E) : h

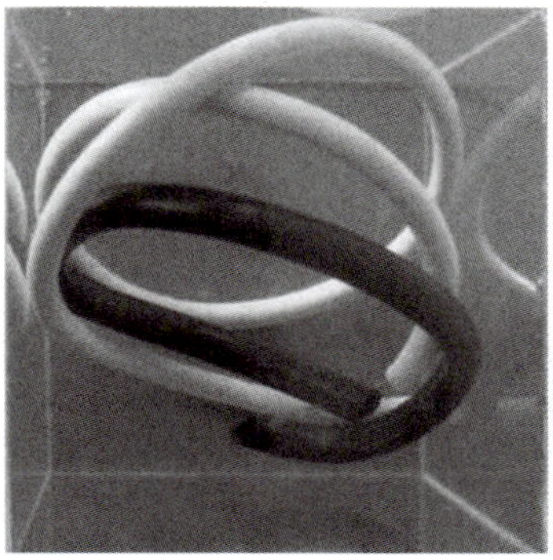

10.

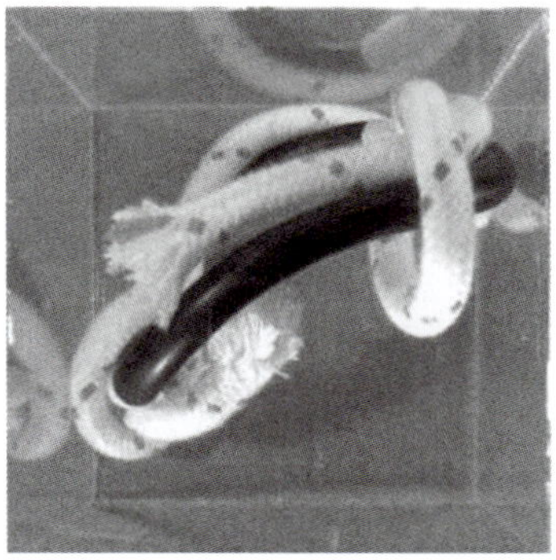

(A) : r
(B) : l
(C) : u
(D) : o
(E) : h

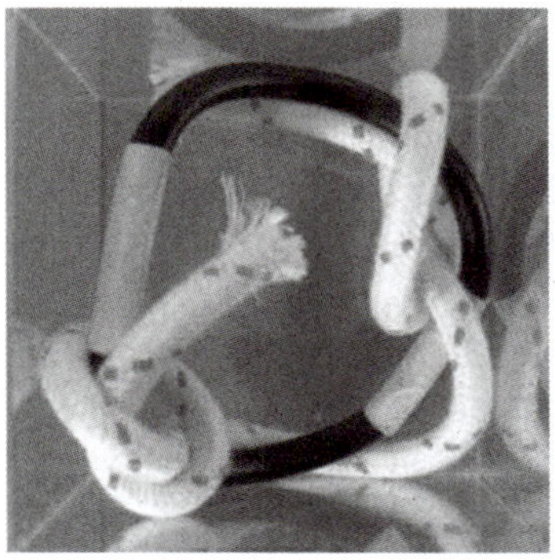

11.

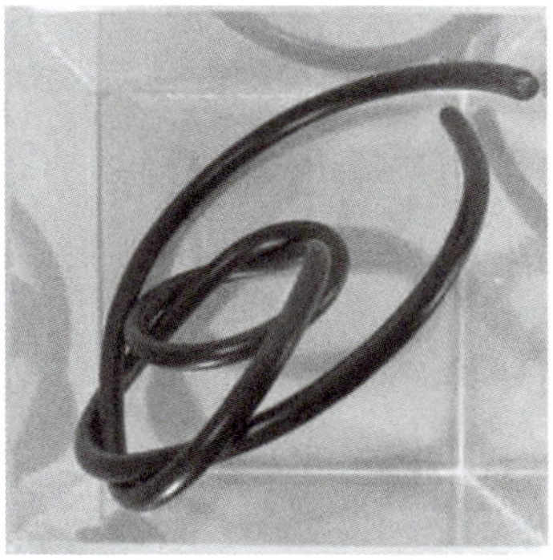

(A) : r
(B) : l
(C) : u
(D) : o
(E) : h

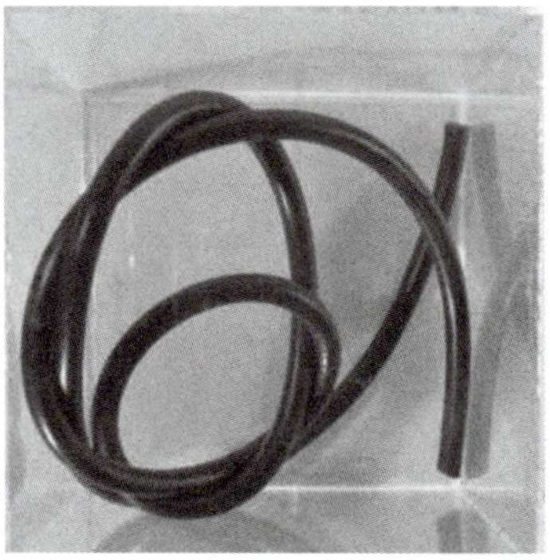

12.

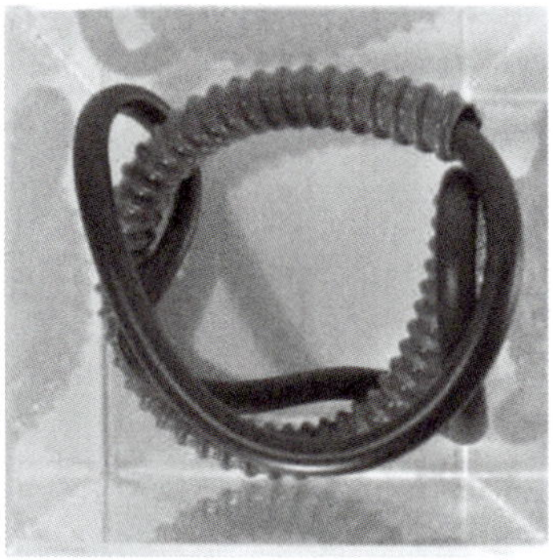

(A) : r
(B) : l
(C) : u
(D) : o
(E) : h

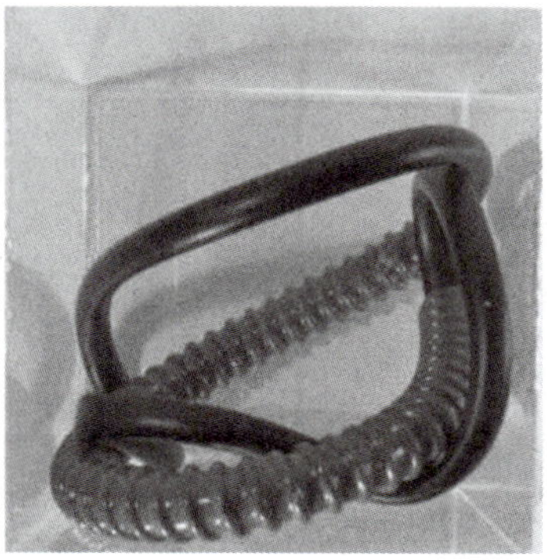

13.

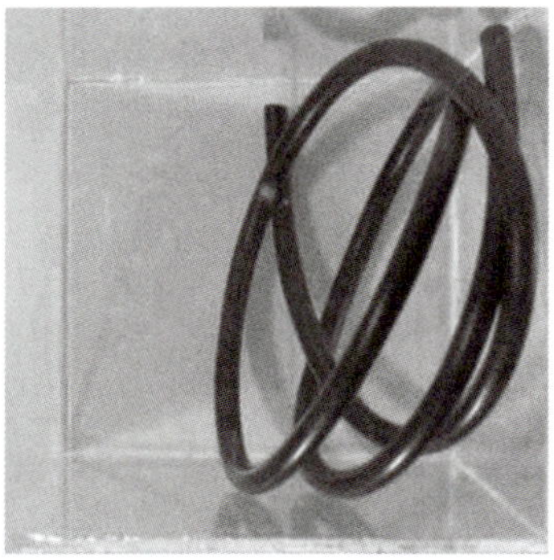

(A) : r
(B) : l
(C) : u
(D) : o
(E) : h

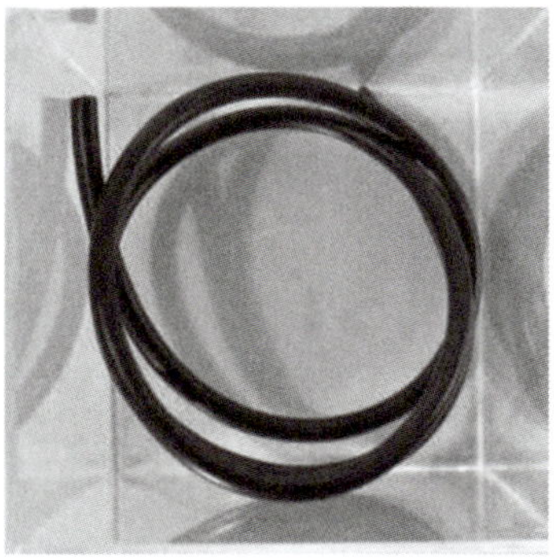

14.

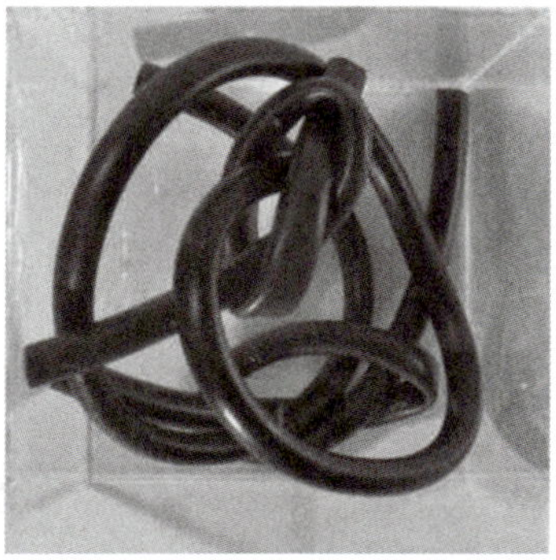

(A) : r
(B) : l
(C) : u
(D) : o
(E) : h

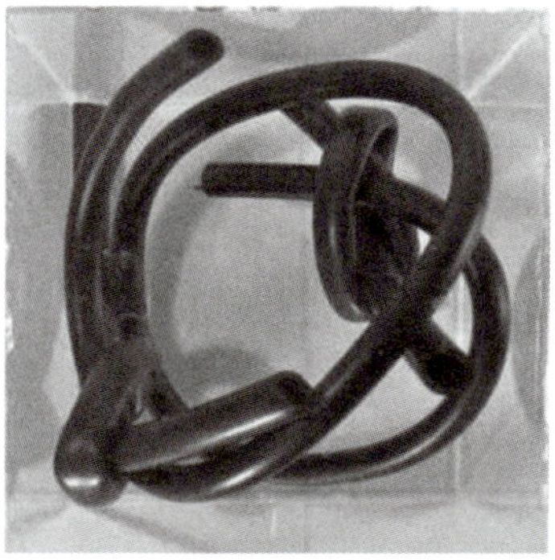

15.

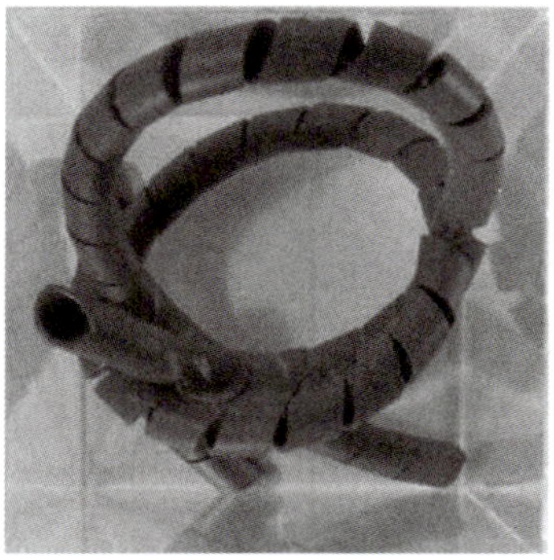

(A) : r
(B) : l
(C) : u
(D) : o
(E) : h

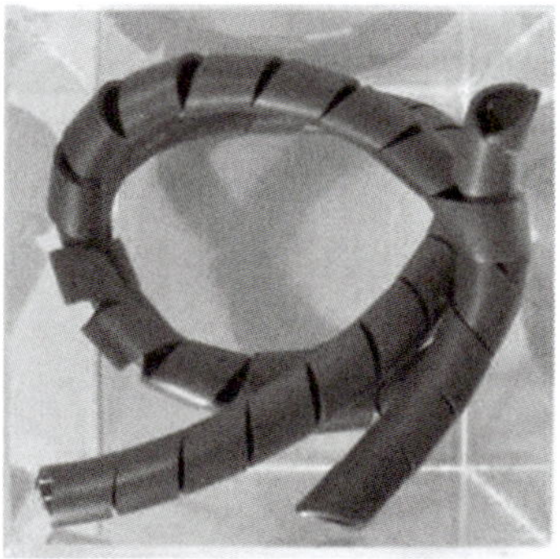

16.

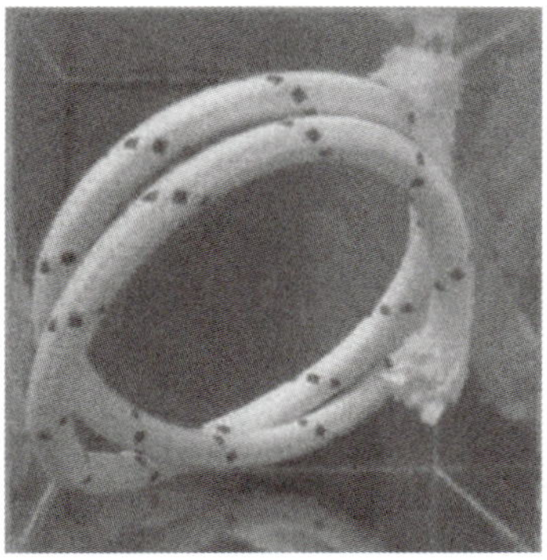

(A) : r
(B) : l
(C) : u
(D) : o
(E) : h

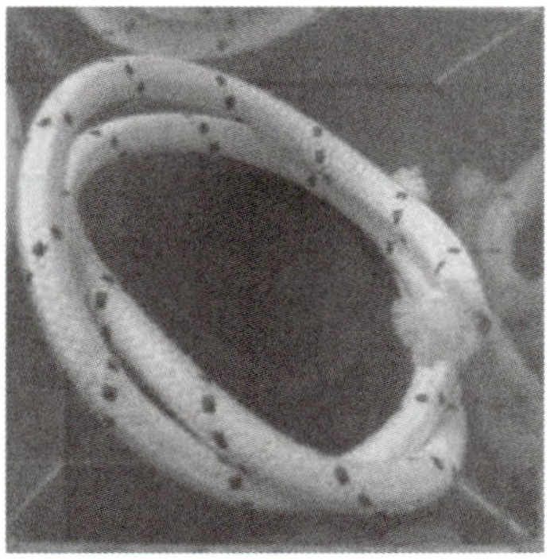

17.

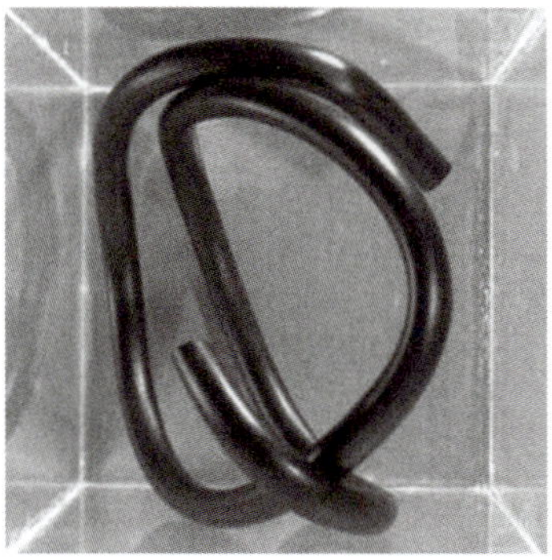

(A) : r
(B) : l
(C) : u
(D) : o
(E) : h

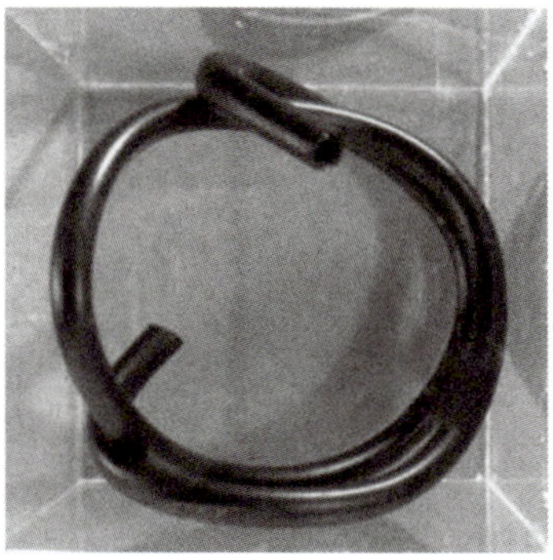

18.

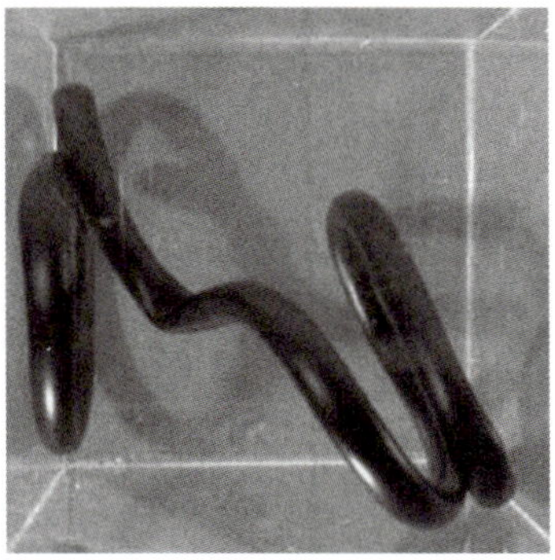

(A) : r
(B) : l
(C) : u
(D) : o
(E) : h

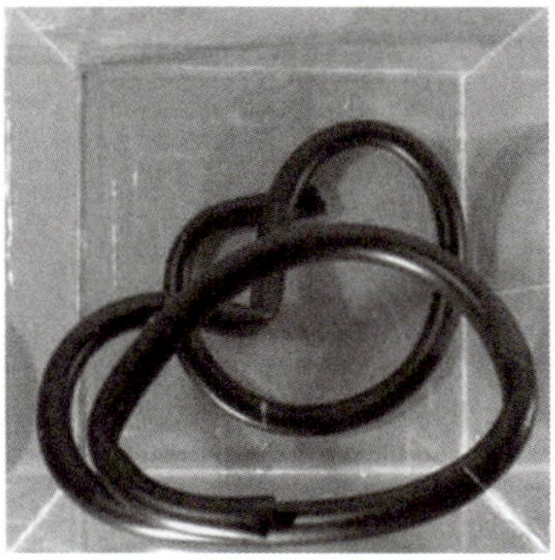

19.

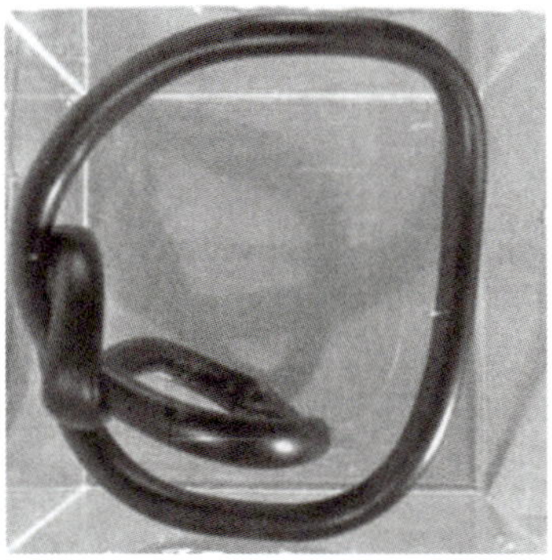

(A) : r
(B) : l
(C) : u
(D) : o
(E) : h

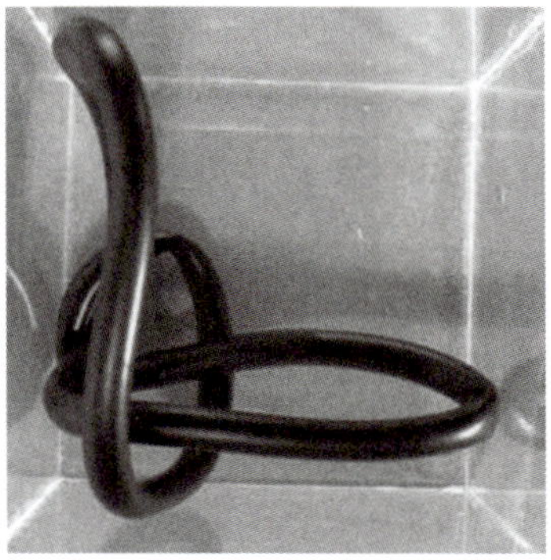

20.

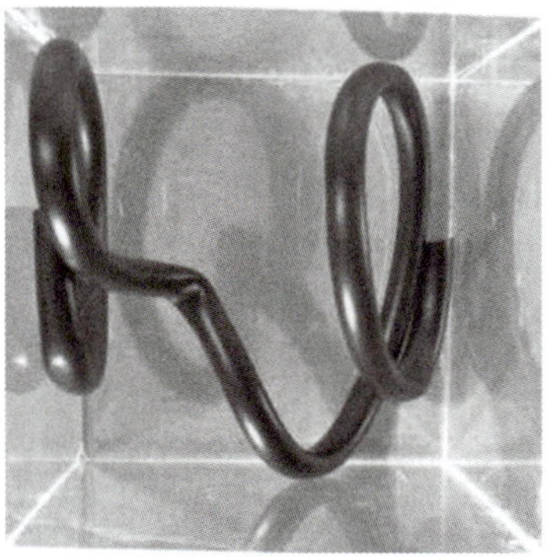

(A) : r
(B) : l
(C) : u
(D) : o
(E) : h

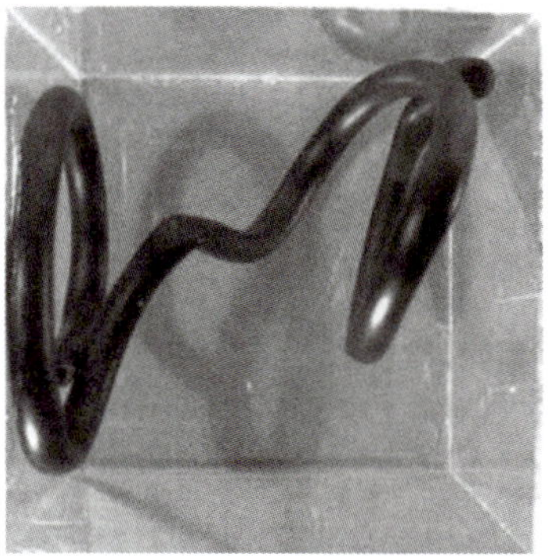

21.

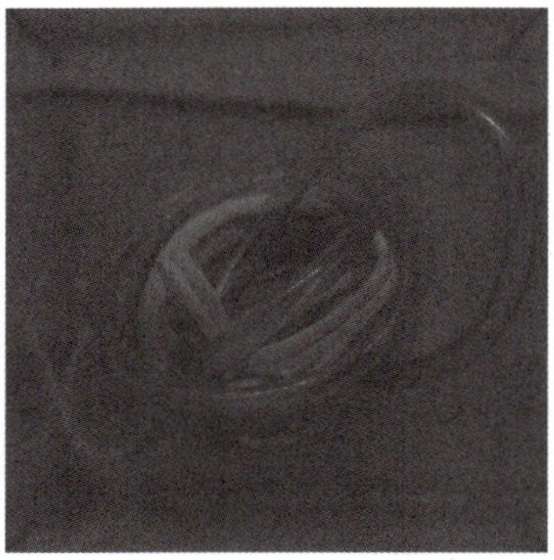

(A) : r
(B) : l
(C) : u
(D) : o
(E) : h

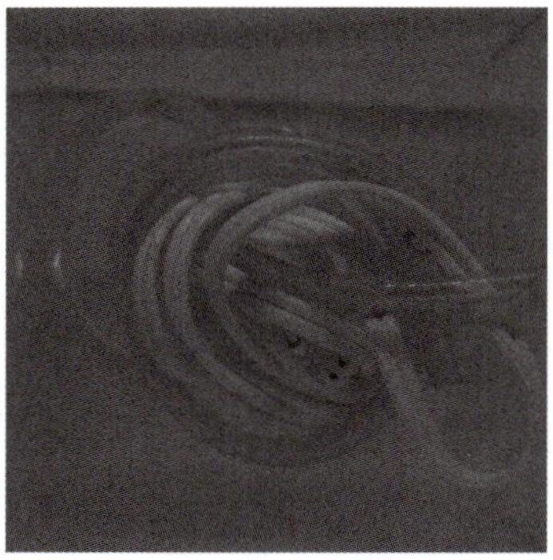

22.

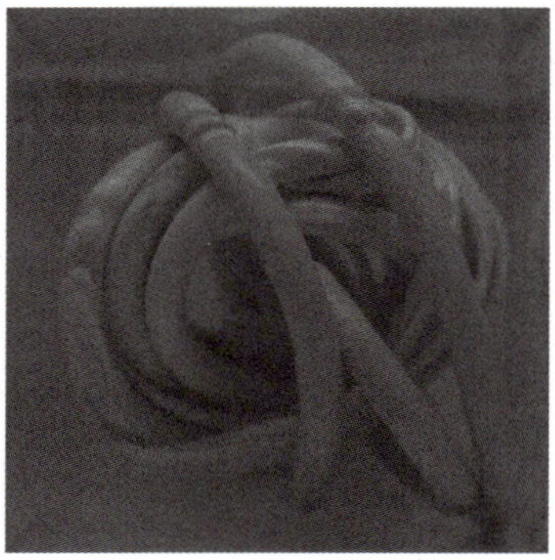

(A) : r
(B) : l
(C) : u
(D) : o
(E) : h

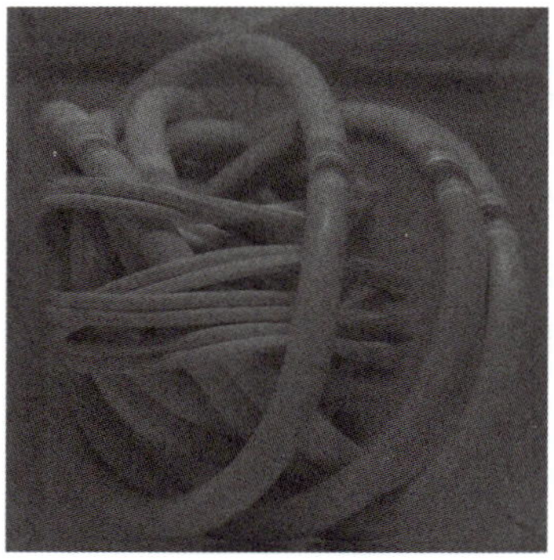

23.

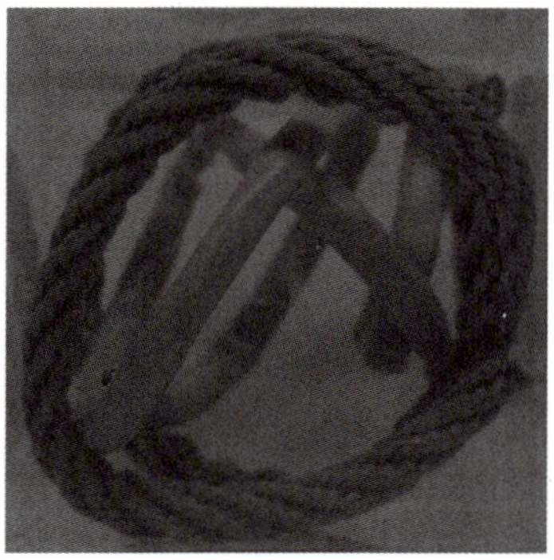

(A) : r
(B) : l
(C) : u
(D) : o
(E) : h

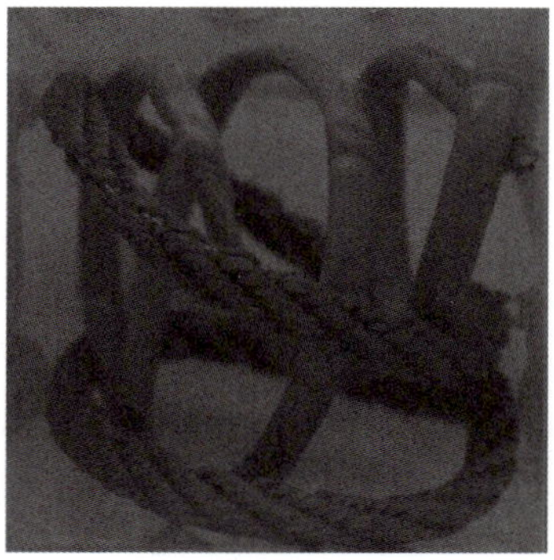

24.

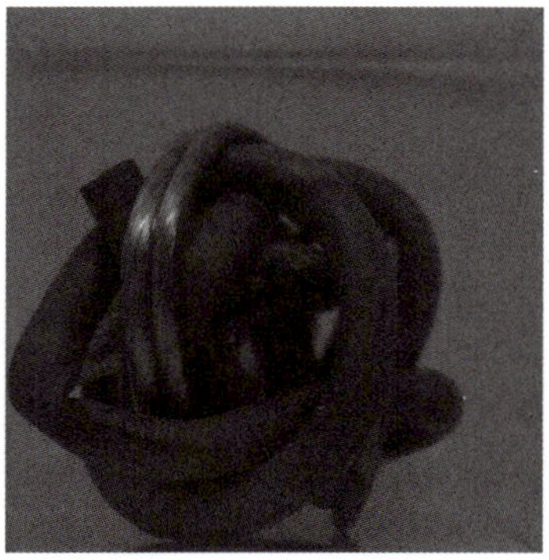

(A) : r
(B) : l
(C) : u
(D) : o
(E) : h

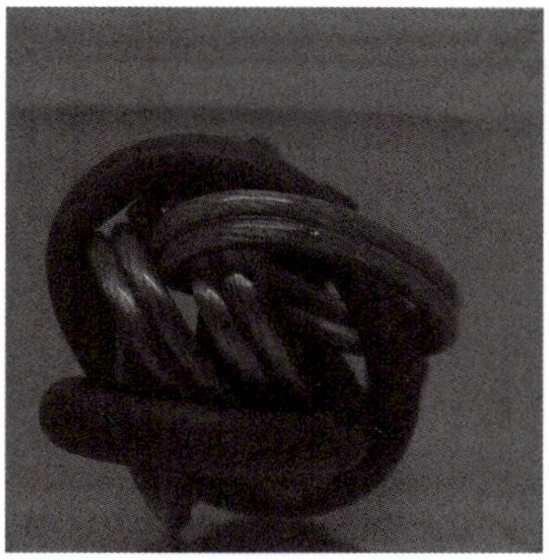

LÖSUNGSANSATZ ZU ÜBUNGSAUFGABE 16

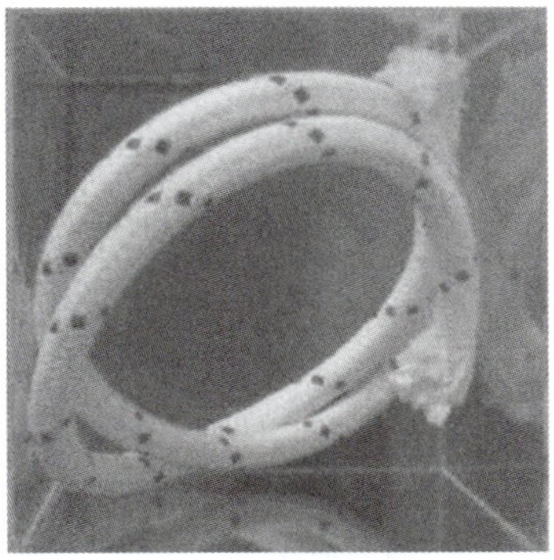

(A) : r
(B) : l
(C) : u
(D) : o
(E) : h

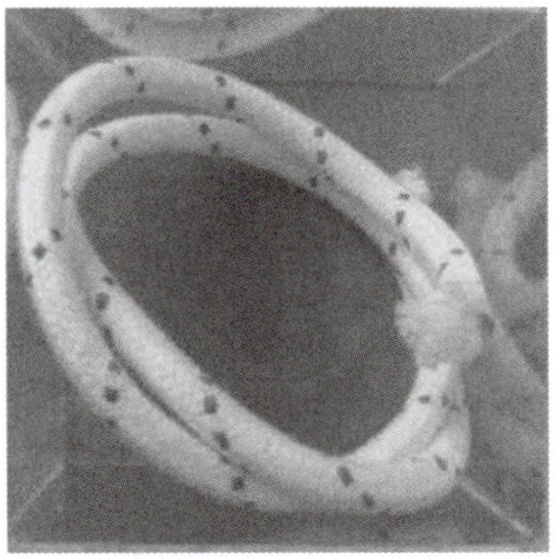

✱ TIPPS

✱ **X FÜR EIN U**
Die Ansichten von oben und von unten sind sich sehr ähnlich! Würdest Du in diesem Beispiel nur auf die Schlauchenden achten, wäre sowohl die Ansicht von oben als auch die Ansicht von unten denkbar!

✱ **ON THE ROAD**
Achte daher auch auf den Verlauf des Schlauchs. Wo schneiden sich die Verläufe?

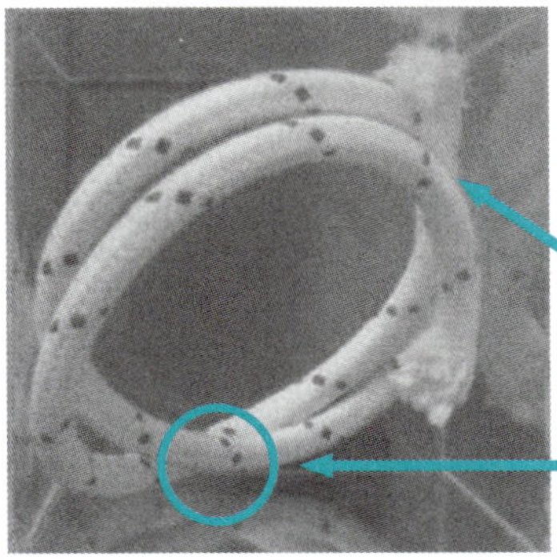

(A) : r
(B) : l
(C) : u
(D) : o
(E) : h

1)

3)

2)

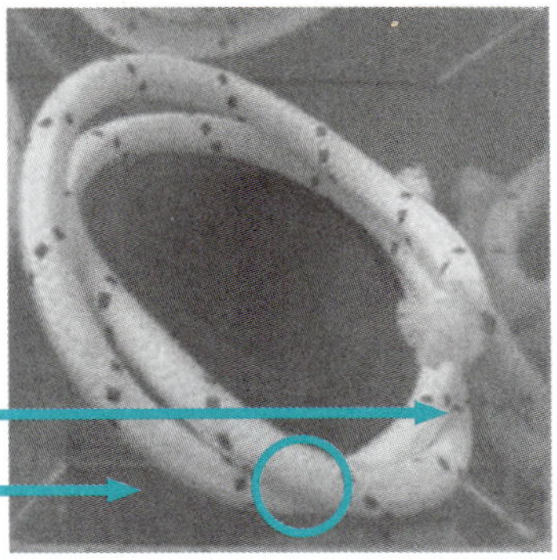

Lösungsansatz
Gespiegelt? Nein! Unterscheidung ob Dreh- oder Kippbewegung! Kippbewegung! Die Seiten bleiben gleich (Schlauchenden bleiben im rechten Teil des Würfels), die Höhe der Schlauchenden ändert sich aber. → Kippbewegung! Oben oder Unten?

1. Im unteren hinteren Teil befindet sich auf dem linken Foto eine Überkreuzung.
2. Diese befindet sich auf dem rechten Foto im unteren vorderen Teil
   → Ansicht von unten.
3. Das obere Schlauchende ist sehr kurz und schneidet den Ring noch an der rechten Würfelwand (auf dem linken Foto verdeckt). Dieses Schlauchende befindet sich auf dem rechten Foto im hinteren Teil des Würfels → Ansicht von unten.

4. SIMULATION 4

Bearbeitungszeit: 15 Minuten

1.

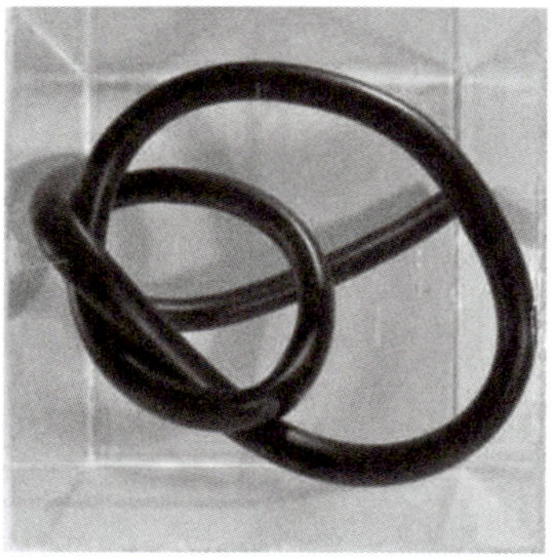

(A) : r
(B) : l
(C) : u
(D) : o
(E) : h

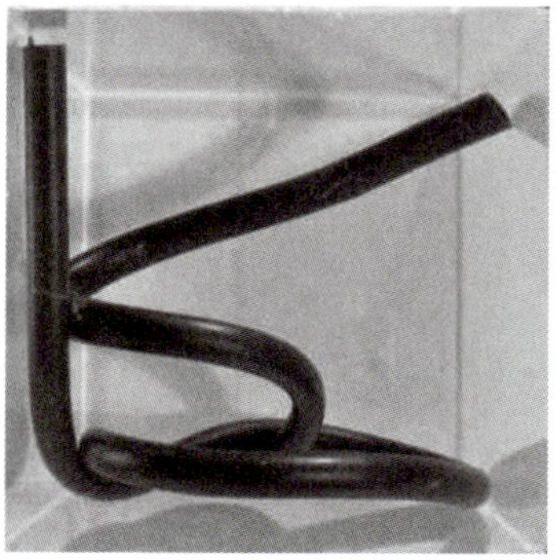

2.

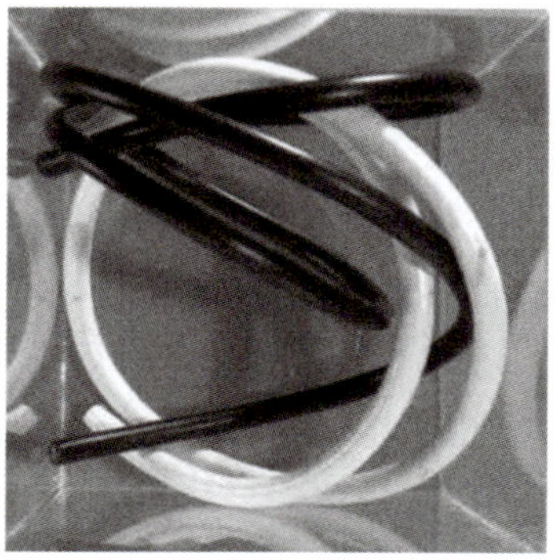

(A) : r
(B) : l
(C) : u
(D) : o
(E) : h

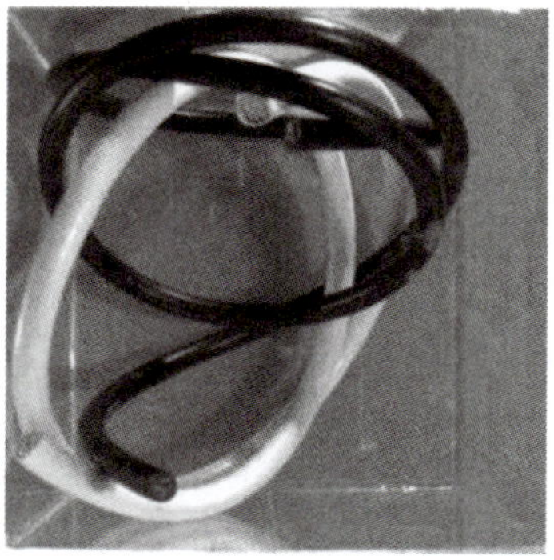

3.

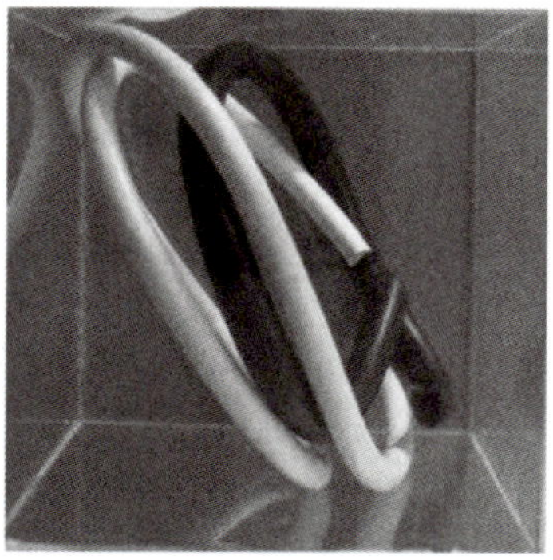

(A) : r
(B) : l
(C) : u
(D) : o
(E) : h

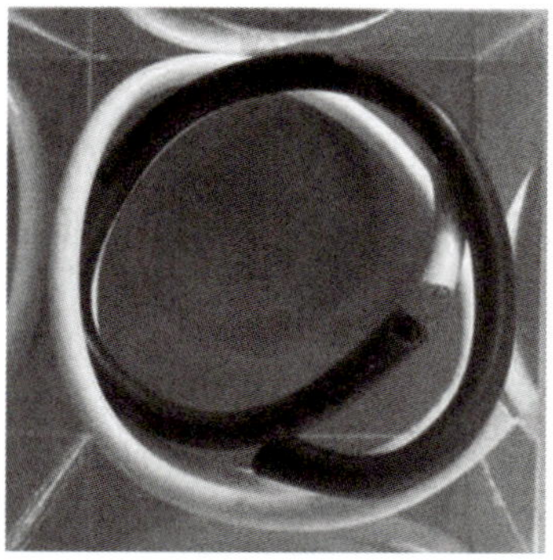

4.

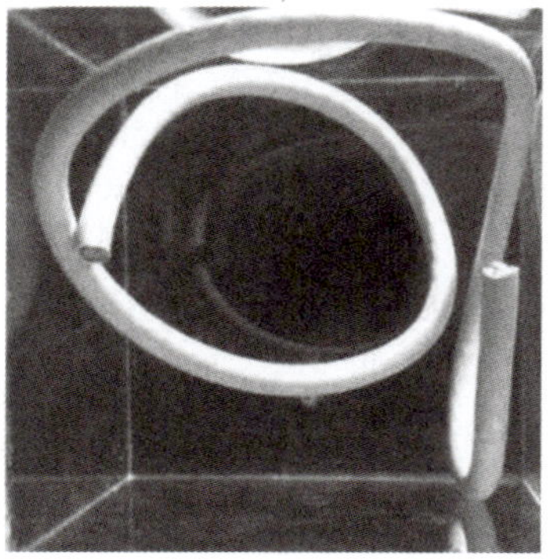

(A) : r
(B) : l
(C) : u
(D) : o
(E) : h

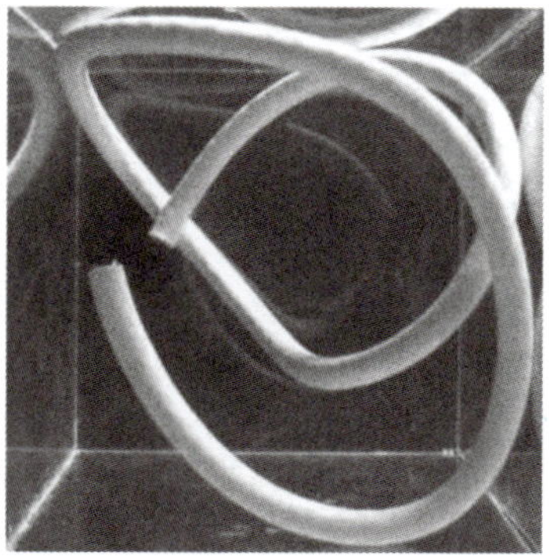

5.

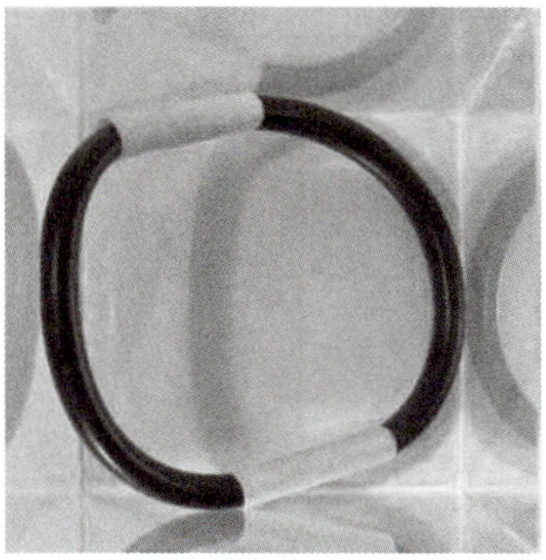

(A) : r
(B) : l
(C) : u
(D) : o
(E) : h

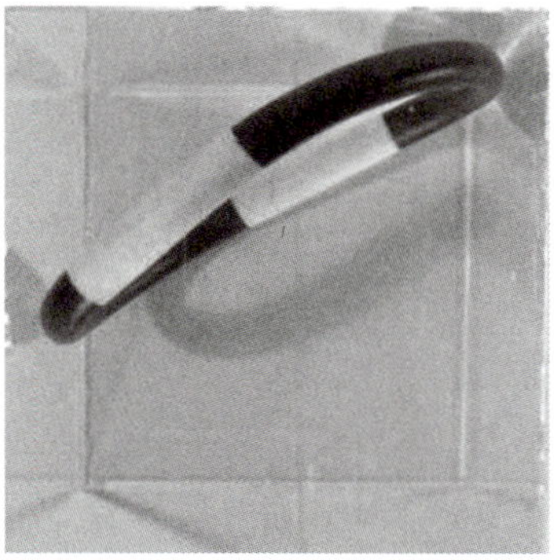

6.

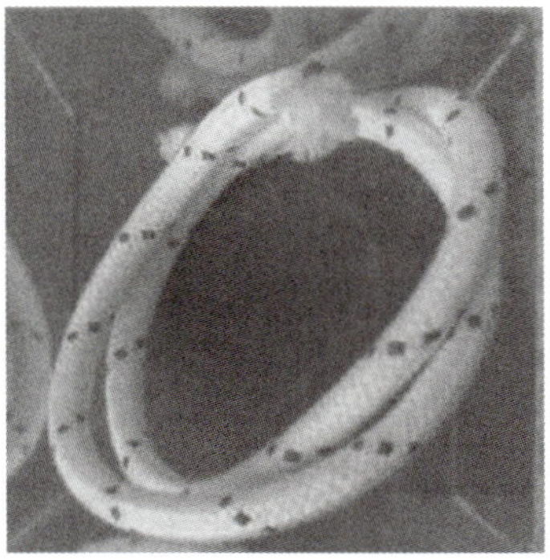

(A) : r
(B) : l
(C) : u
(D) : o
(E) : h

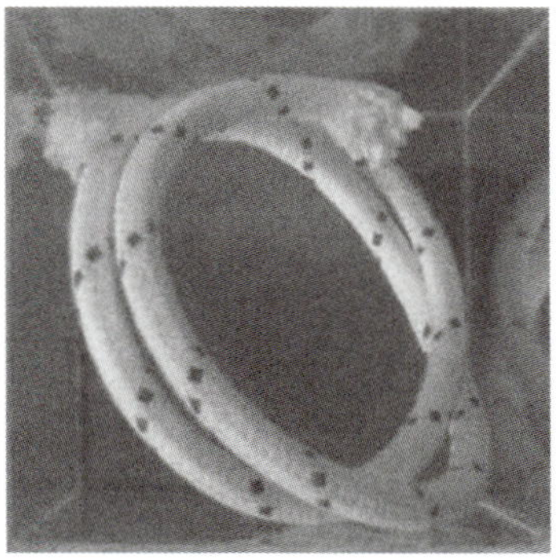

7.

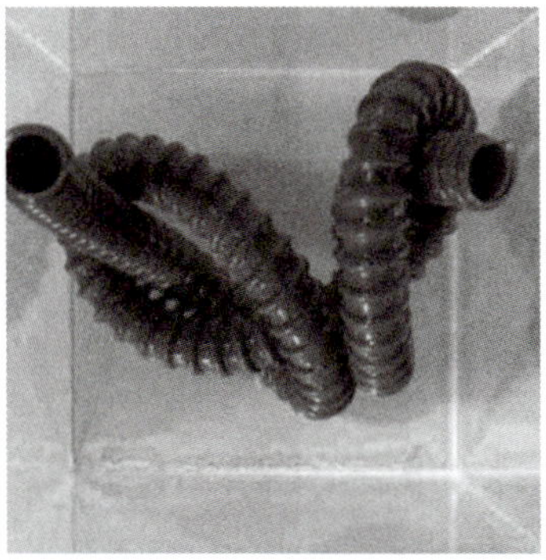

(A) : r
(B) : l
(C) : u
(D) : o
(E) : h

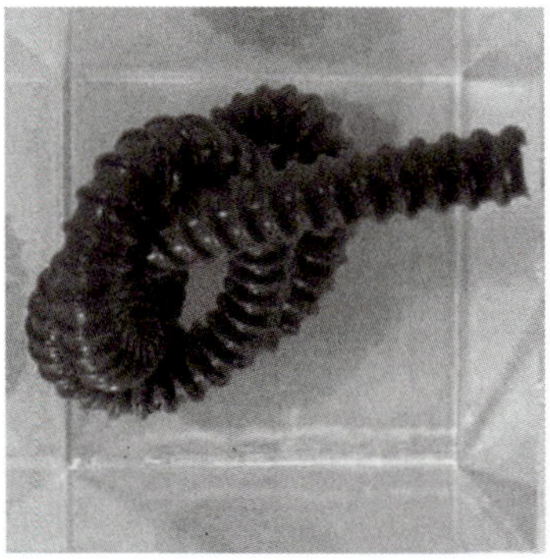

8.

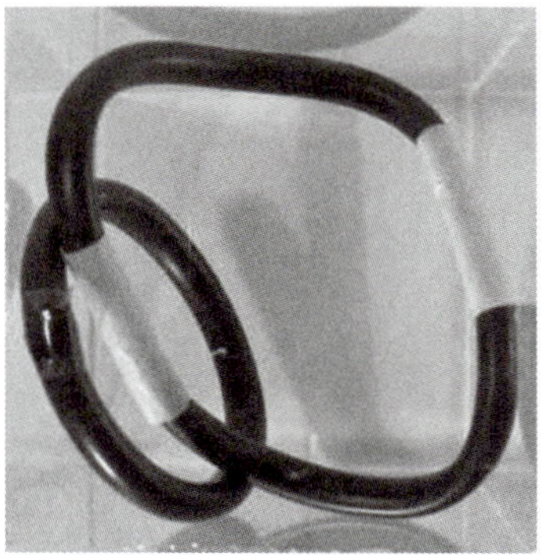

(A) : r
(B) : l
(C) : u
(D) : o
(E) : h

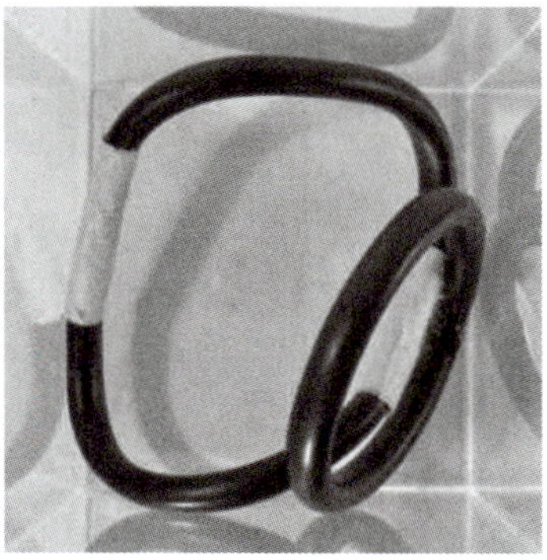

9.

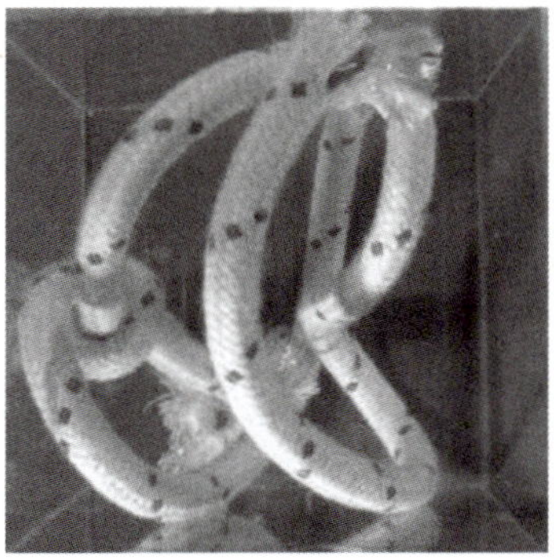

(A) : r
(B) : l
(C) : u
(D) : o
(E) : h

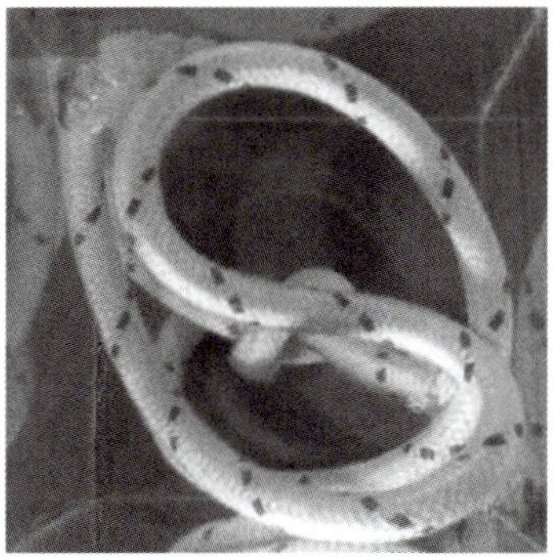

10.

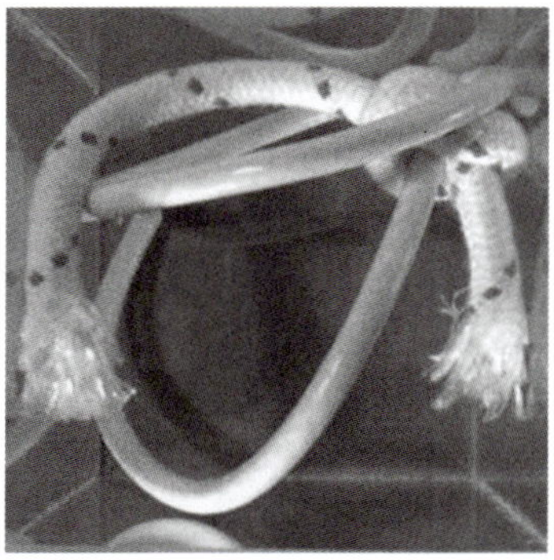

(A) : r
(B) : l
(C) : u
(D) : o
(E) : h

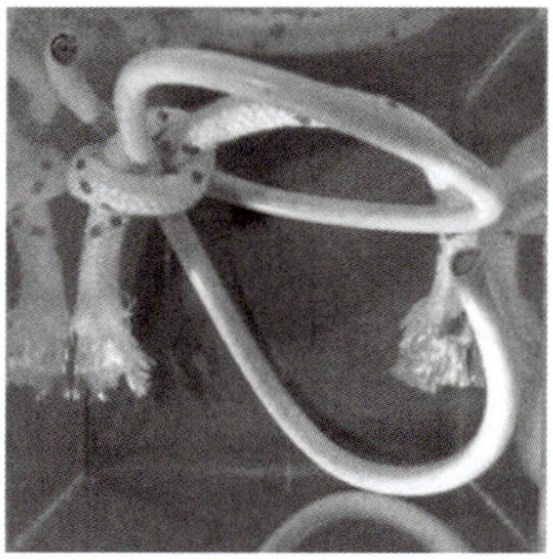

11.

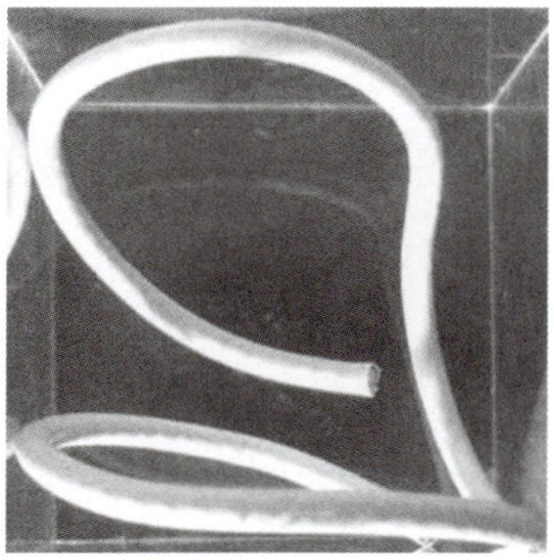

(A) : r
(B) : l
(C) : u
(D) : o
(E) : h

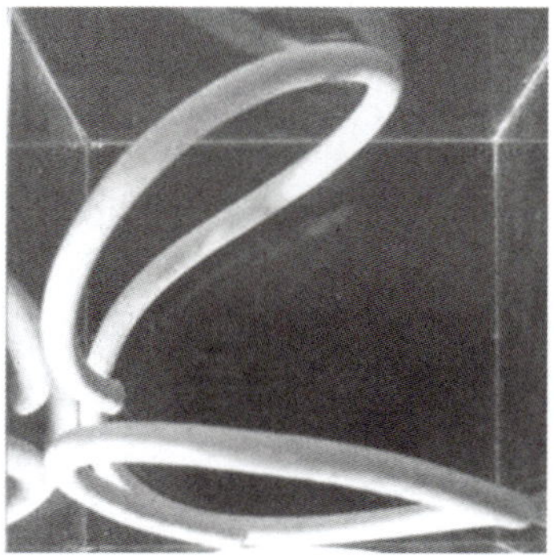

12.

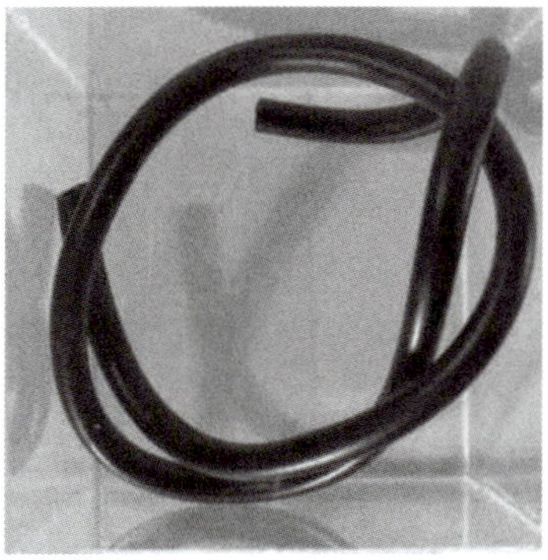

(A) : r
(B) : l
(C) : u
(D) : o
(E) : h

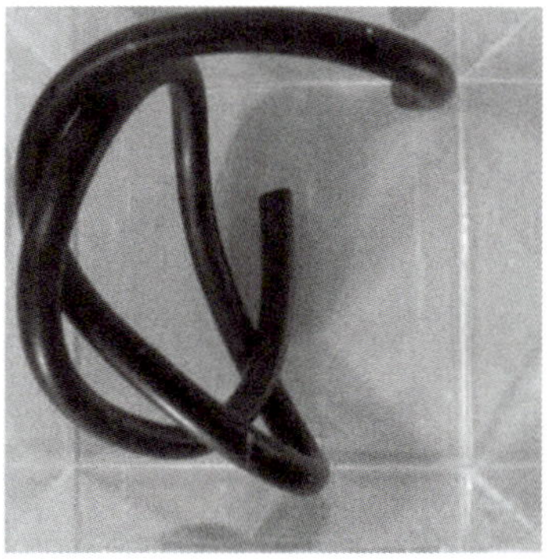

13.

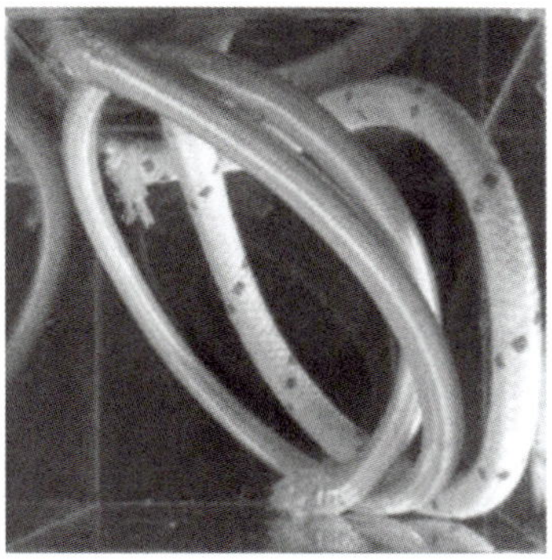

(A) : r
(B) : l
(C) : u
(D) : o
(E) : h

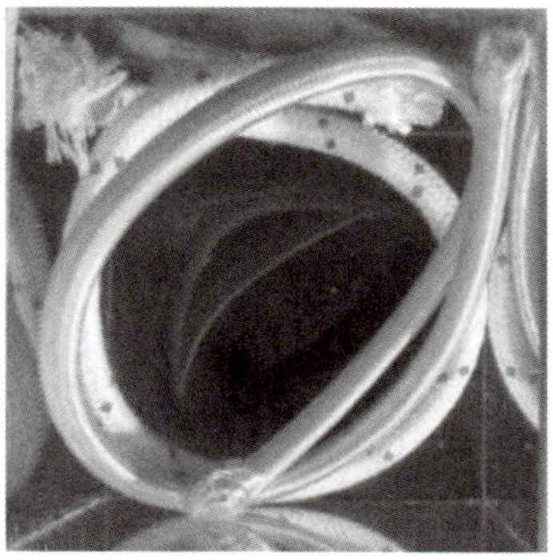

14.

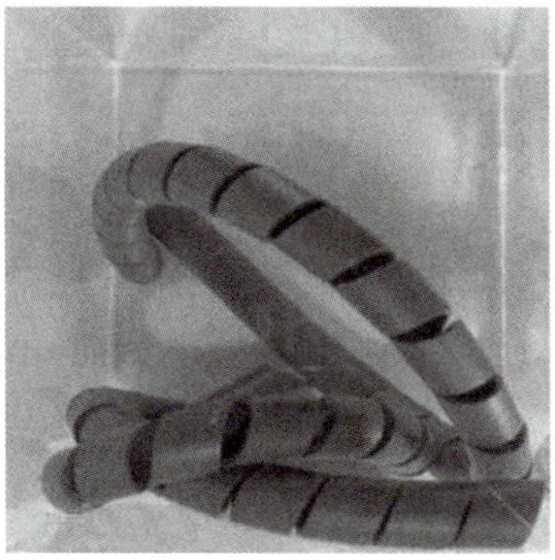

(A) : r
(B) : l
(C) : u
(D) : o
(E) : h

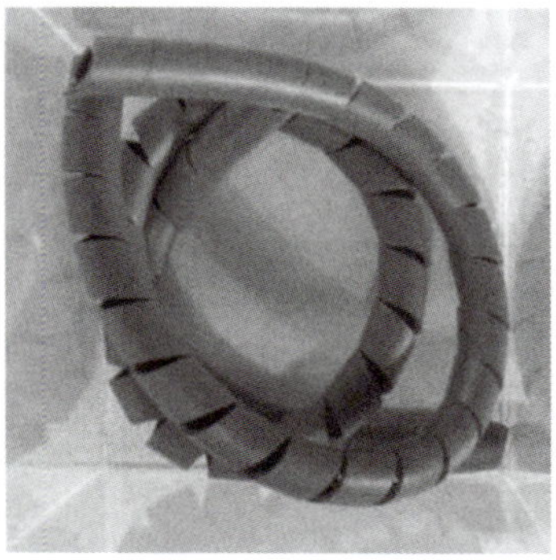

15.

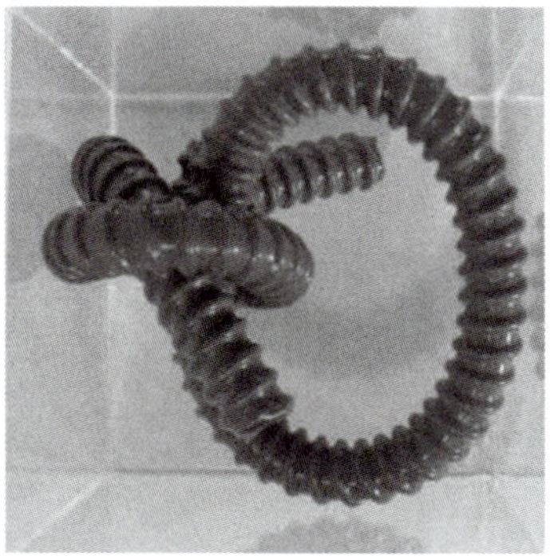

(A) : r
(B) : l
(C) : u
(D) : o
(E) : h

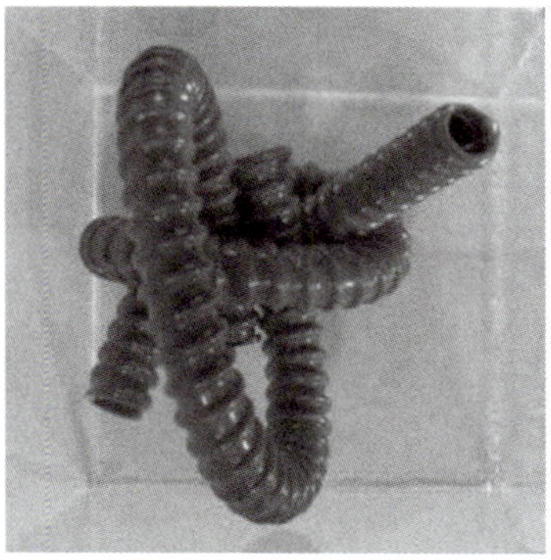

16.

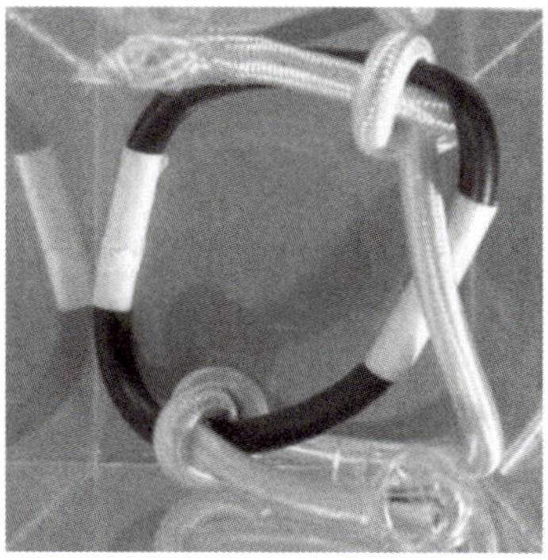

(A) : r
(B) : l
(C) : u
(D) : o
(E) : h

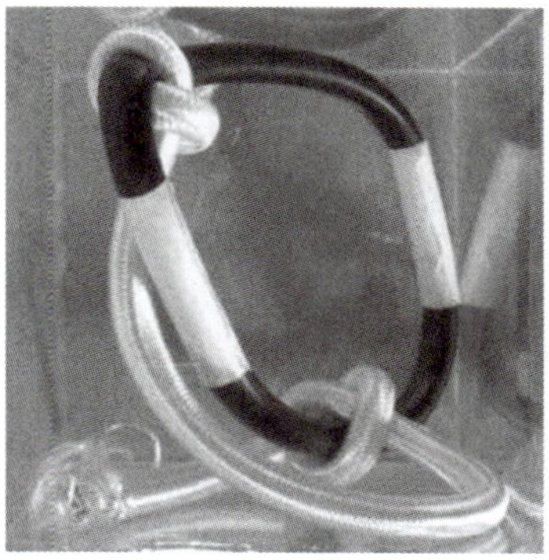

17.

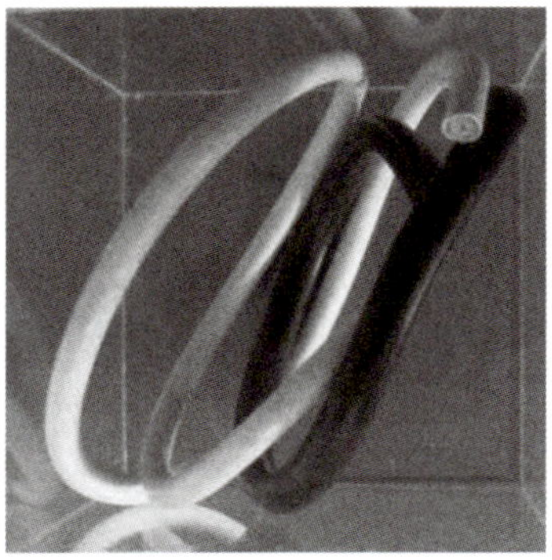

(A) : r
(B) : l
(C) : u
(D) : o
(E) : h

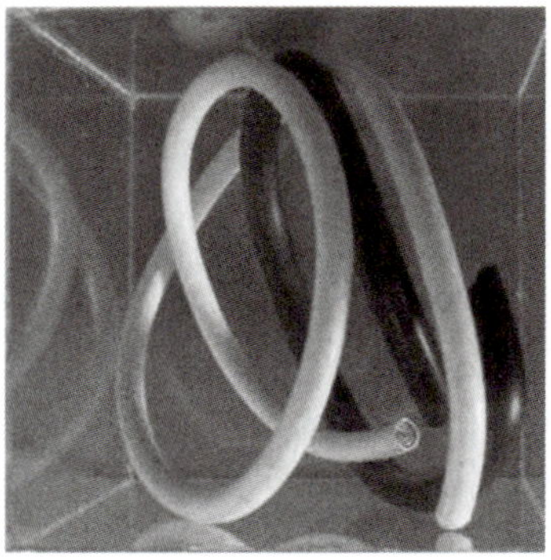

18.

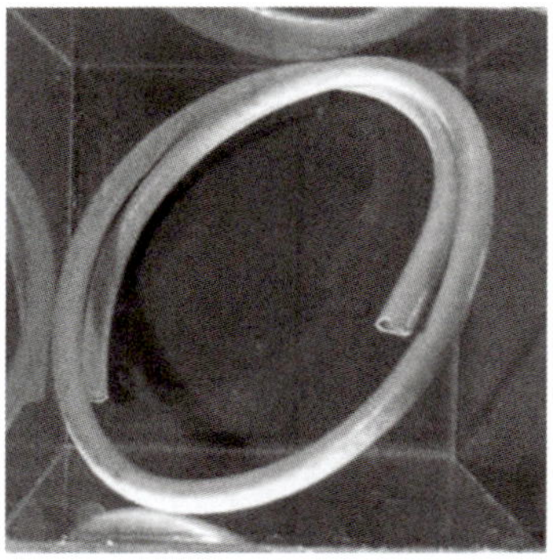

(A) : r
(B) : l
(C) : u
(D) : o
(E) : h

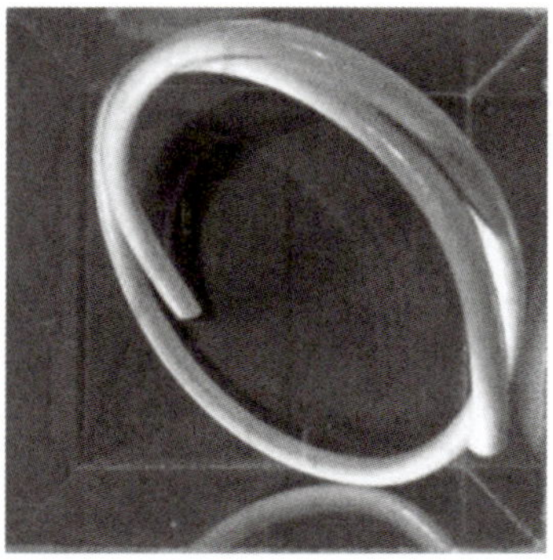

19.

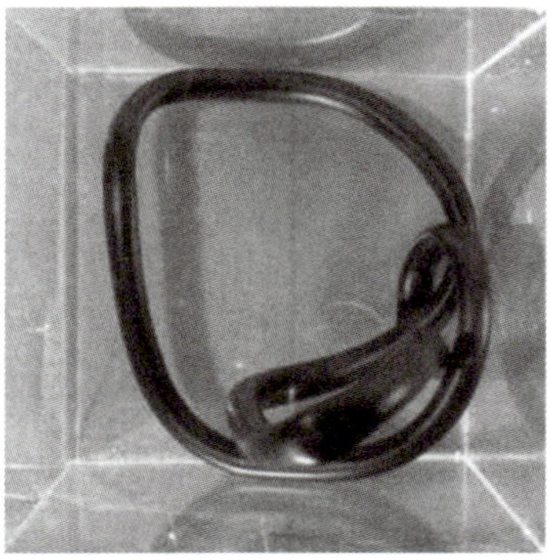

(A) : r
(B) : l
(C) : u
(D) : o
(E) : h

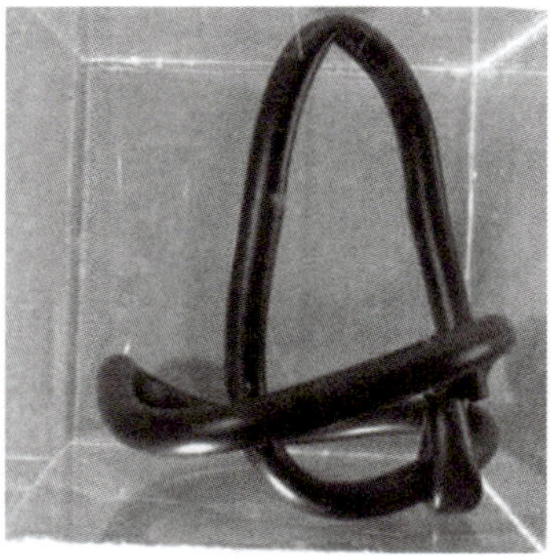

20.

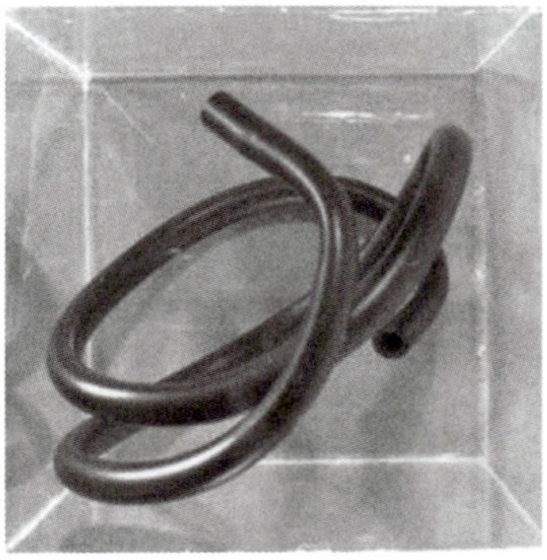

(A) : r
(B) : l
(C) : u
(D) : o
(E) : h

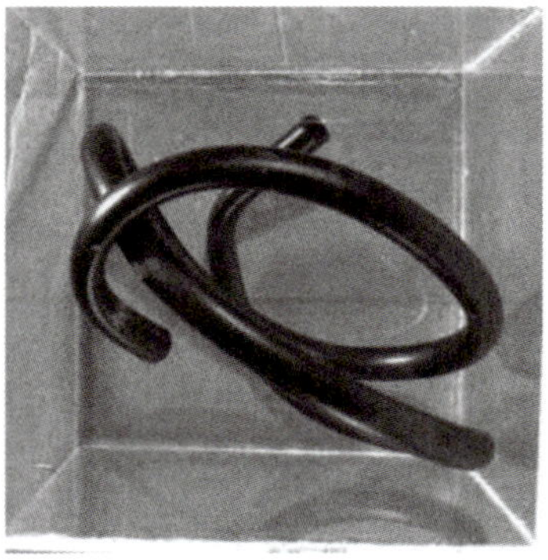

21.

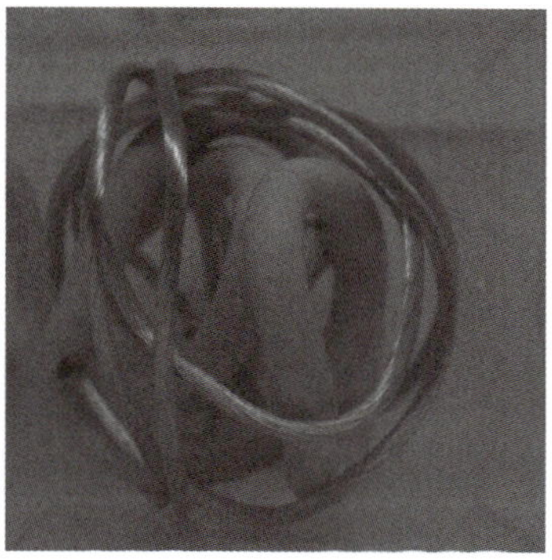

(A) : r
(B) : l
(C) : u
(D) : o
(E) : h

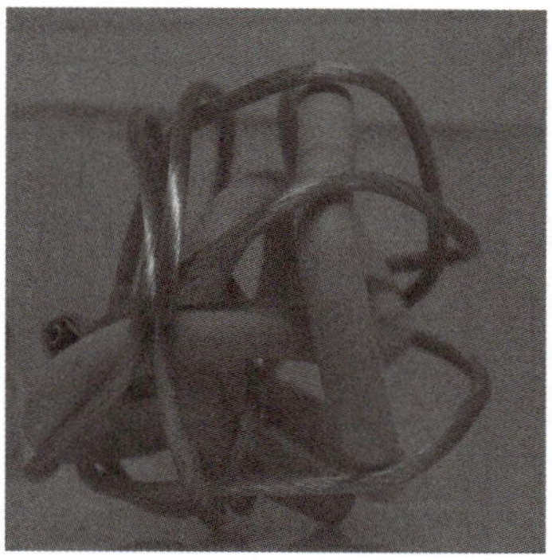

22.

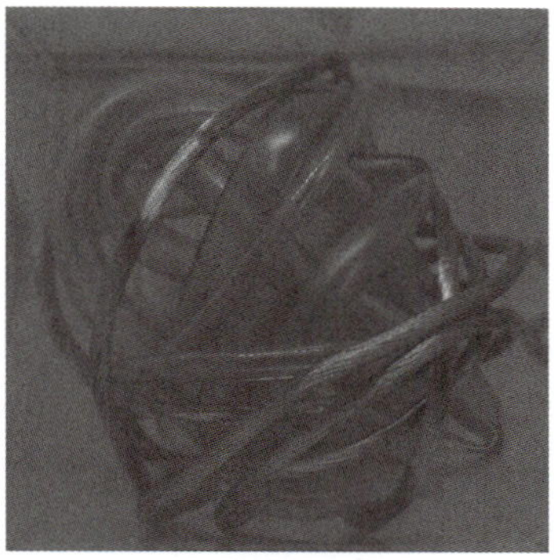

(A) : r
(B) : l
(C) : u
(D) : o
(E) : h

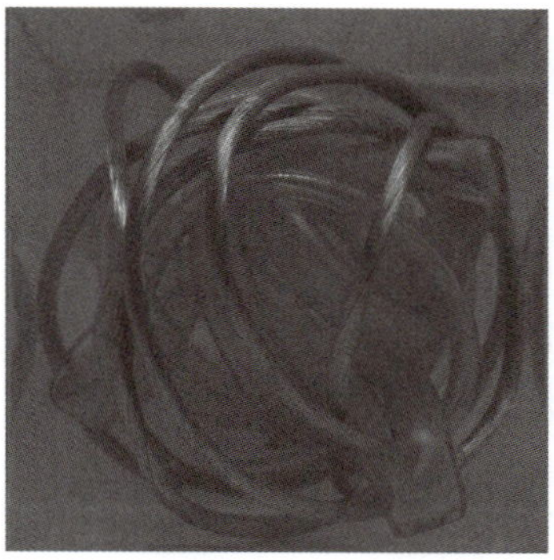

23.

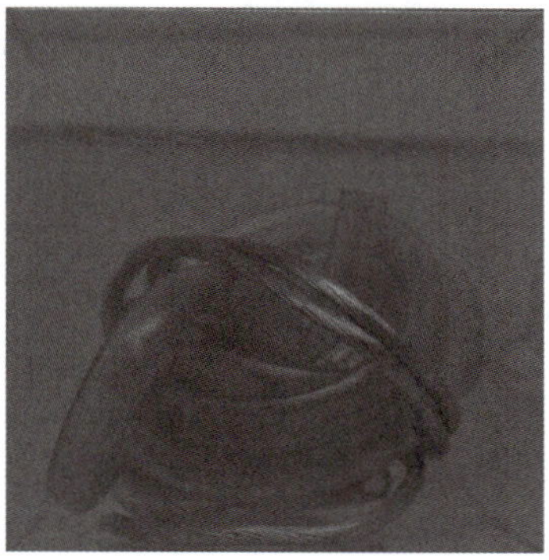

(A) : r
(B) : l
(C) : u
(D) : o
(E) : h

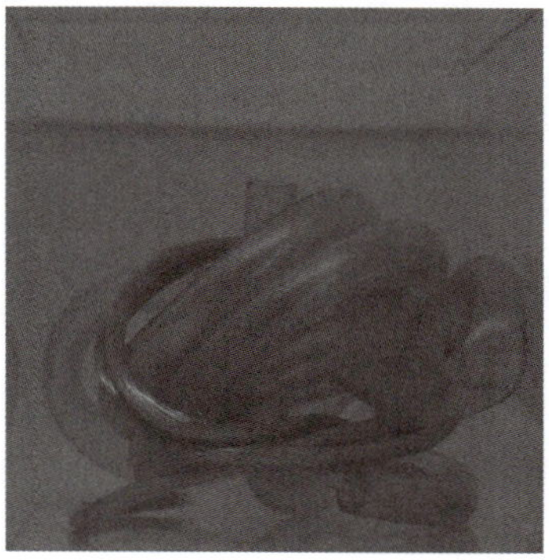

24.

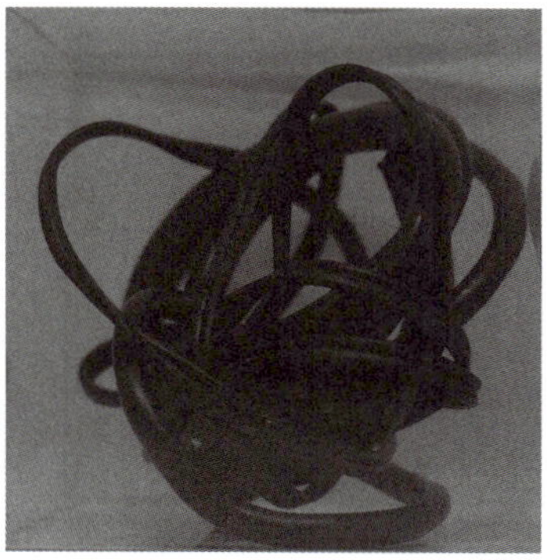

(A) : r
(B) : l
(C) : u
(D) : o
(E) : h

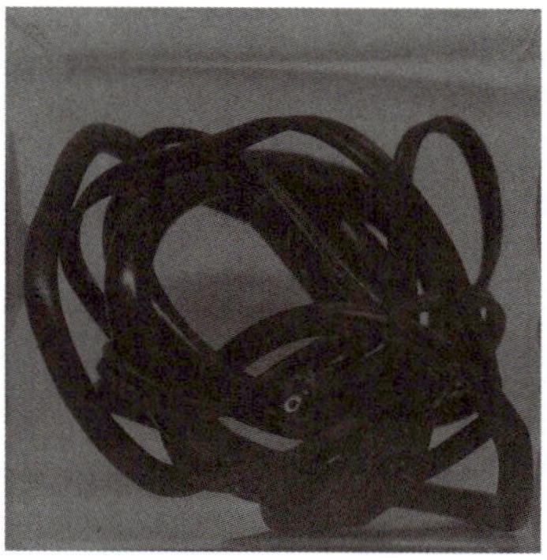

* TIPPS

* **BLUFF**
  Ansicht von hinten, obwohl erst im hinteren Teil der Übung, also bei den vermutlich schwierigen Aufgaben (15–20)! Wer diese Aufgabe richtig gemacht hat – **Gratulation!** – ist nicht auf einen der billigen Tricks hereingefallen.

* **08/15**
  Nicht nur auf die Schlauchenden achten. Bei jeder Aufgabe nach Schema F vorgehen und keinen Schritt überspringen.

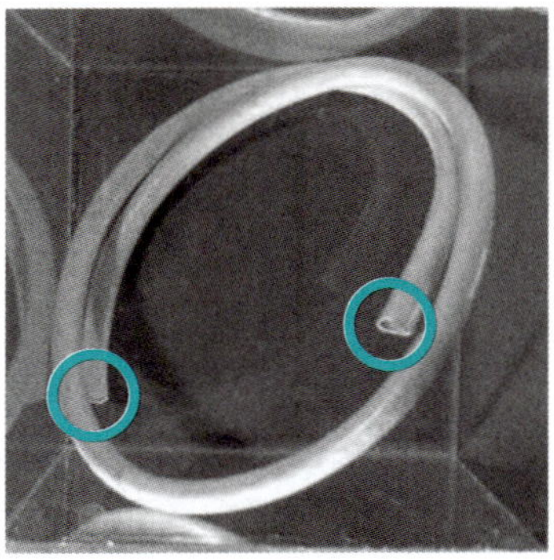

(A) : r
(B) : l
(C) : u
(D) : o
(E) : h

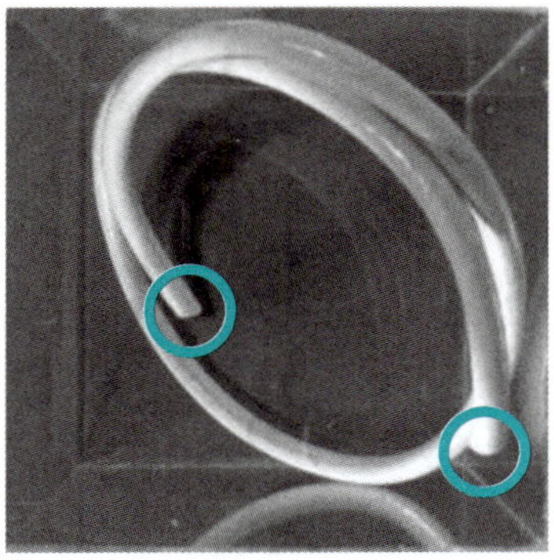

Lösungsansatz
Gespiegelt? Ja! So schnell kann man zur Lösung finden. Die Ansicht von oben wäre auch denkbar gewesen, wenn man nur auf die Schlauchenden achtet. Vor allem wenn man sich unsicher ist, hätte man vermutlich eher zur Ansicht von oben tendiert, da die Wahrscheinlichkeit für eine Antwort E bei schwereren Aufgaben geringer ist. Man sollte aber nicht nach Wahrscheinlichkeiten kreuzen. Wenn Du genug Zeit hast, kannst Du jede Ansicht eindeutig identifizieren.

5. SIMULATION 5

Bearbeitungszeit: 15 Minuten

1.

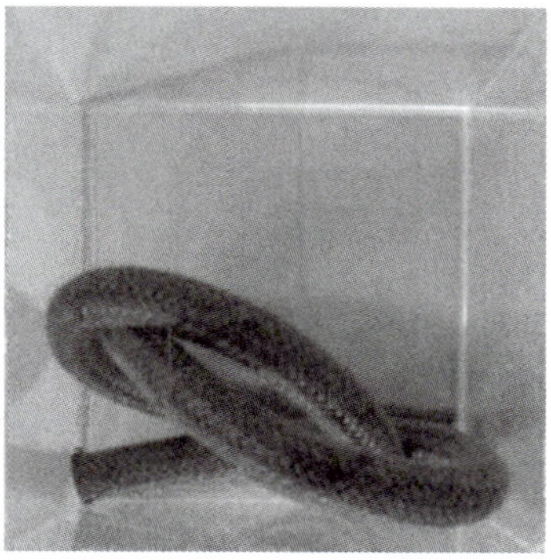

(A) : r
(B) : l
(C) : u
(D) : o
(E) : h

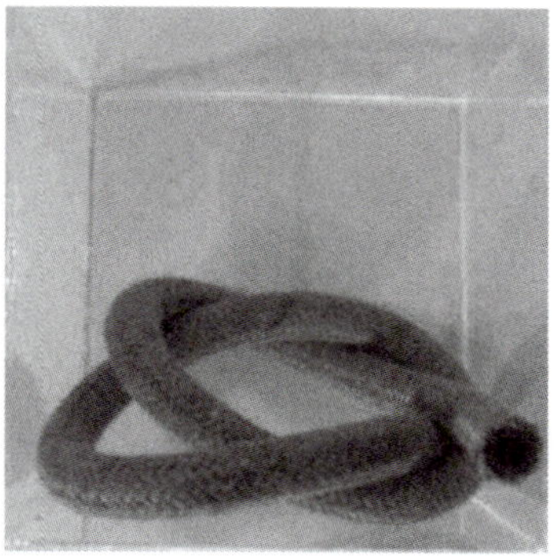

2.

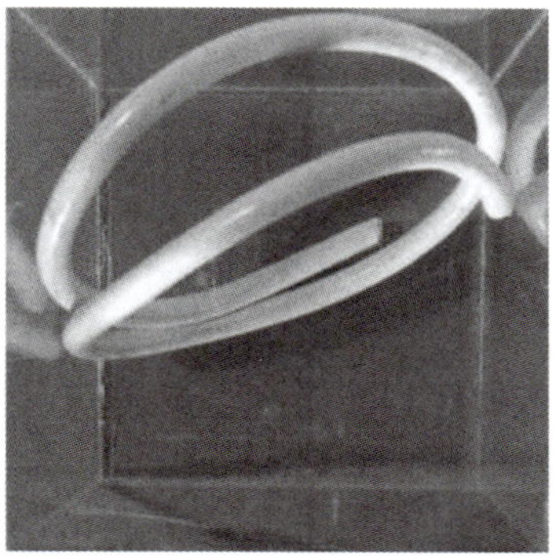

(A) : r
(B) : l
(C) : u
(D) : o
(E) : h

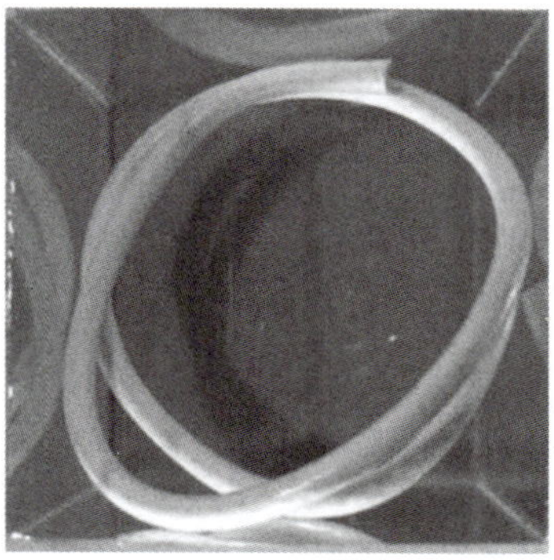

3.

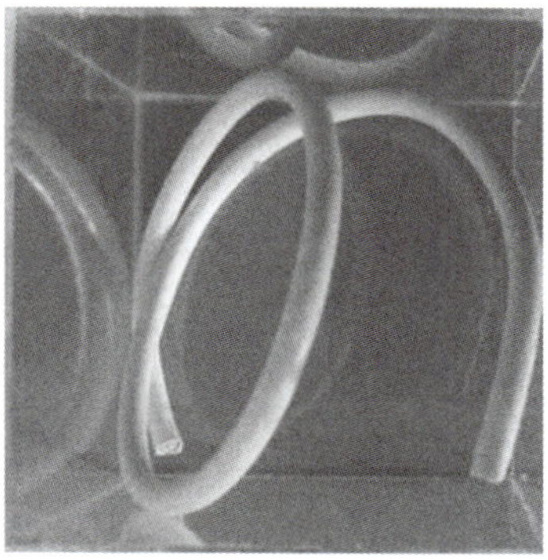

(A) : r
(B) : l
(C) : u
(D) : o
(E) : h

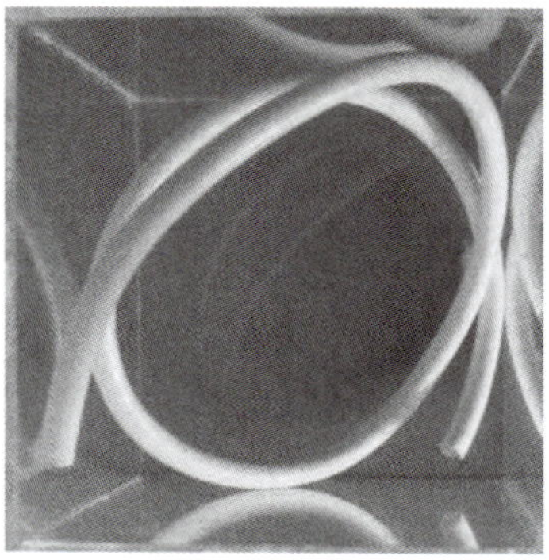

4.

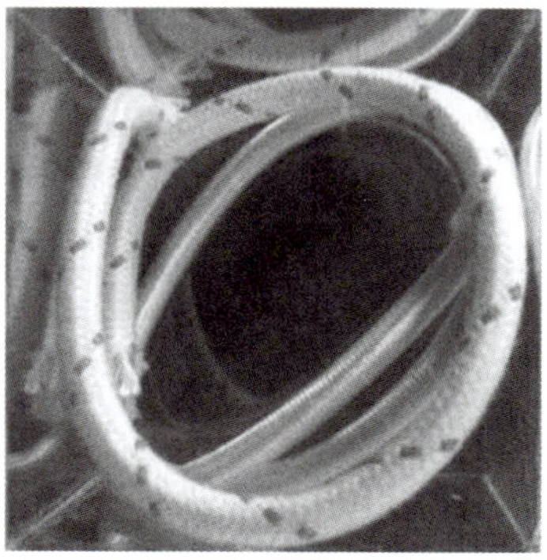

(A) : r
(B) : l
(C) : u
(D) : o
(E) : h

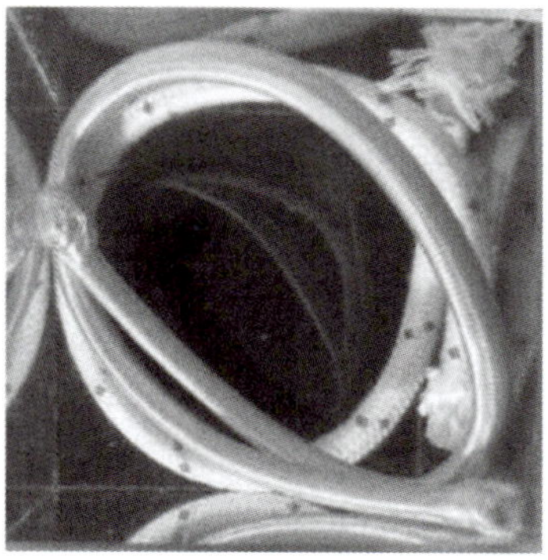

5.

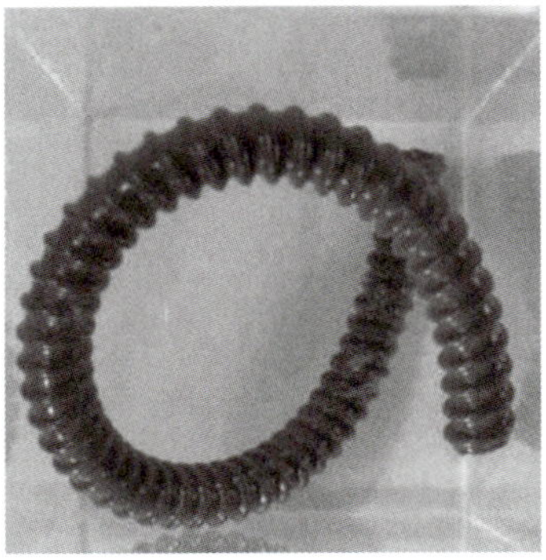

(A) : r
(B) : l
(C) : u
(D) : o
(E) : h

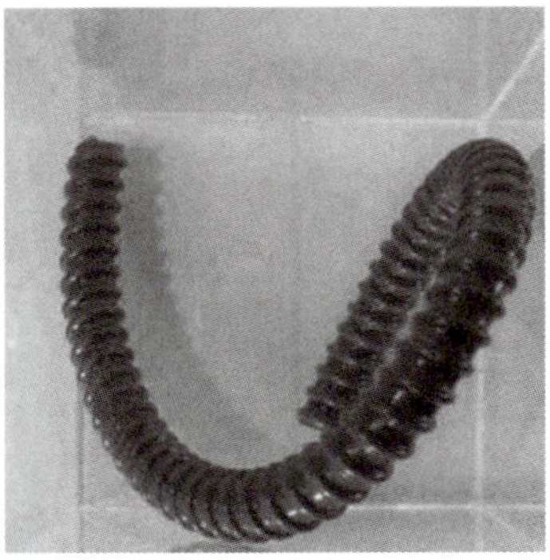

6.

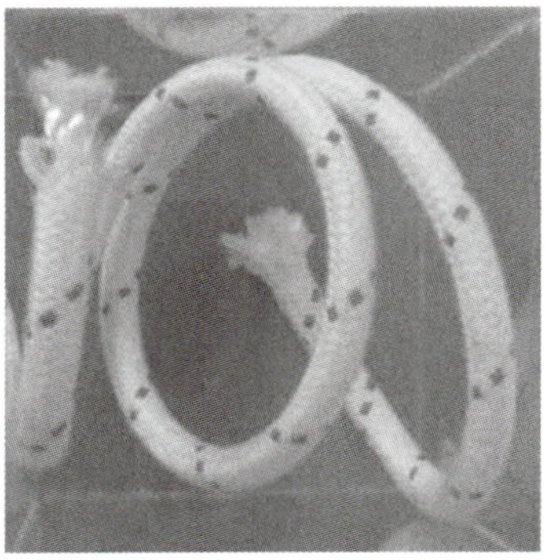

(A) : r
(B) : l
(C) : u
(D) : o
(E) : h

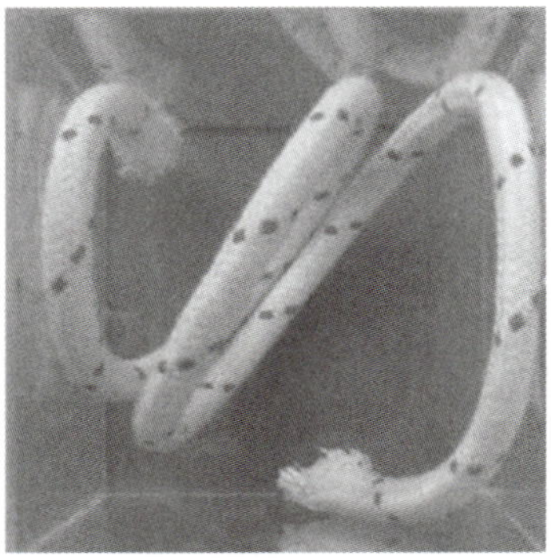

7.

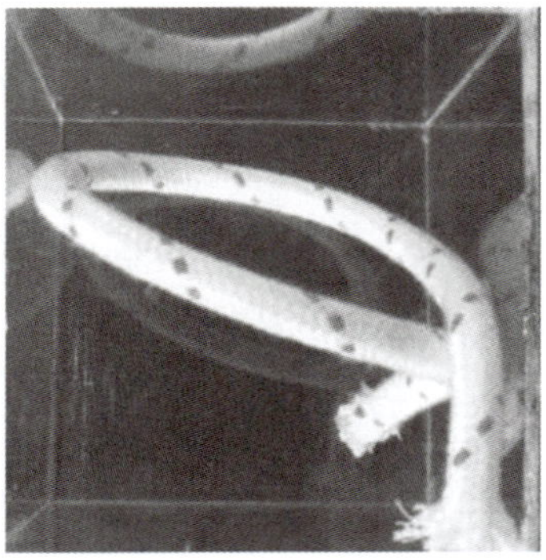

(A) : r
(B) : l
(C) : u
(D) : o
(E) : h

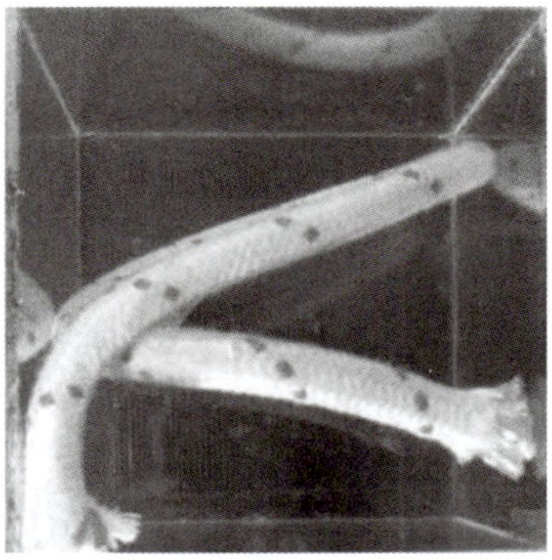

8.

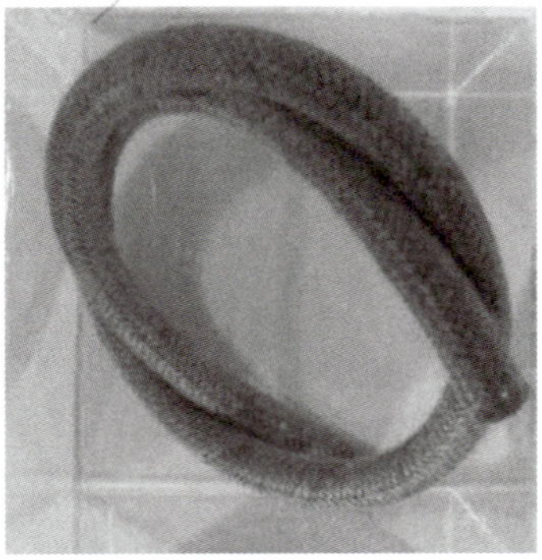

(A) : r
(B) : l
(C) : u
(D) : o
(E) : h

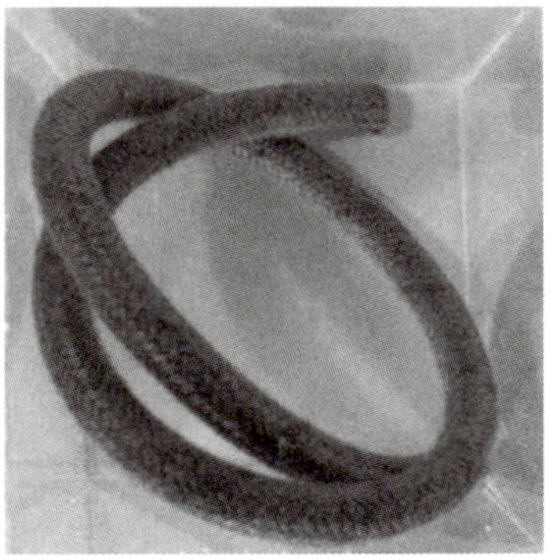

9.

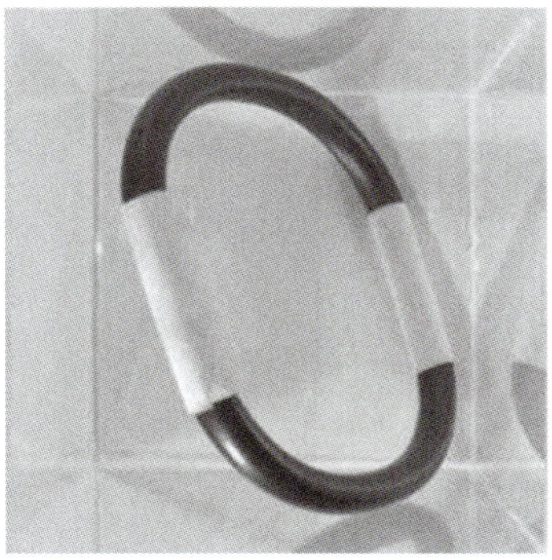

(A) : r
(B) : l
(C) : u
(D) : o
(E) : h

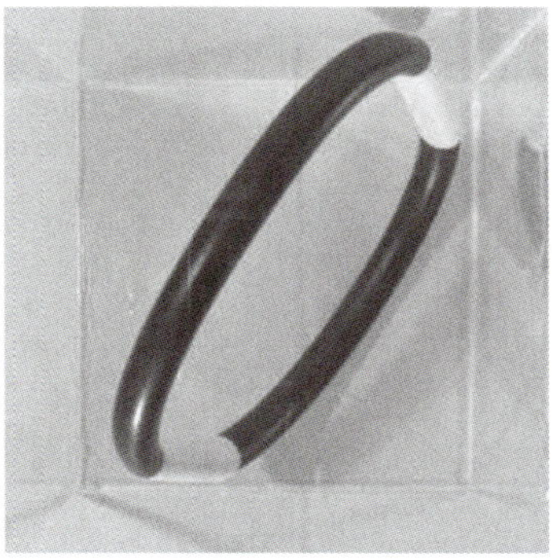

10.

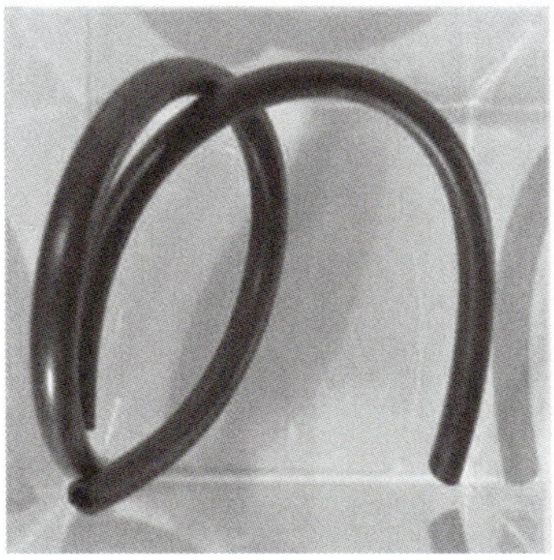

(A) : r
(B) : l
(C) : u
(D) : o
(E) : h

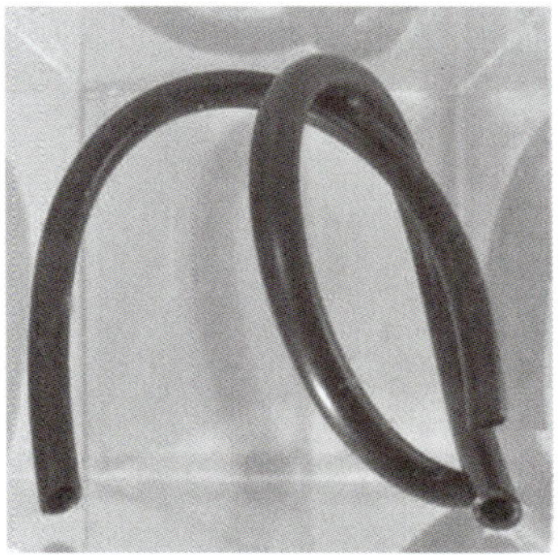

11.

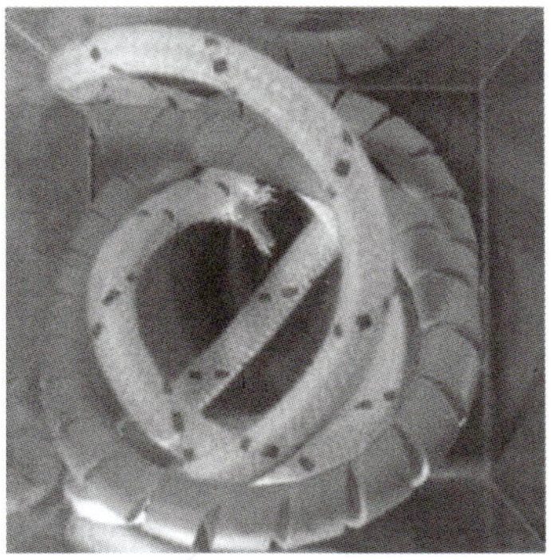

(A) : r
(B) : l
(C) : u
(D) : o
(E) : h

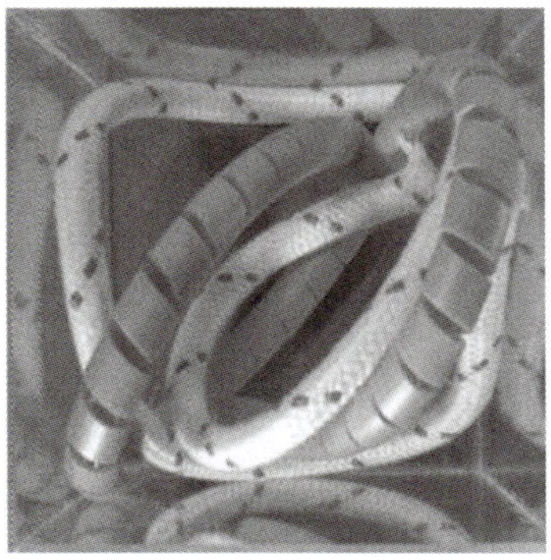

12.

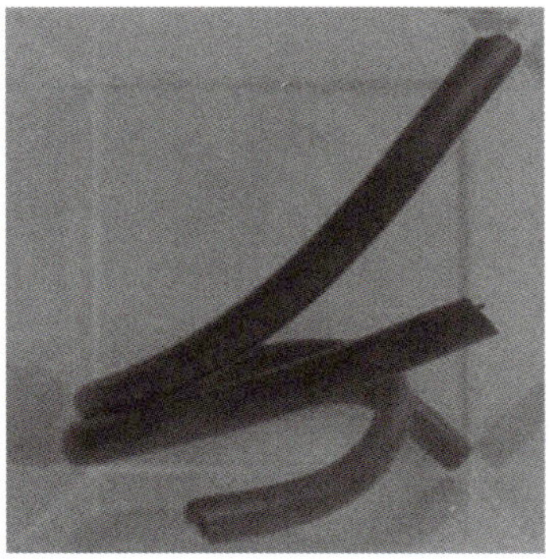

(A) : r
(B) : l
(C) : u
(D) : o
(E) : h

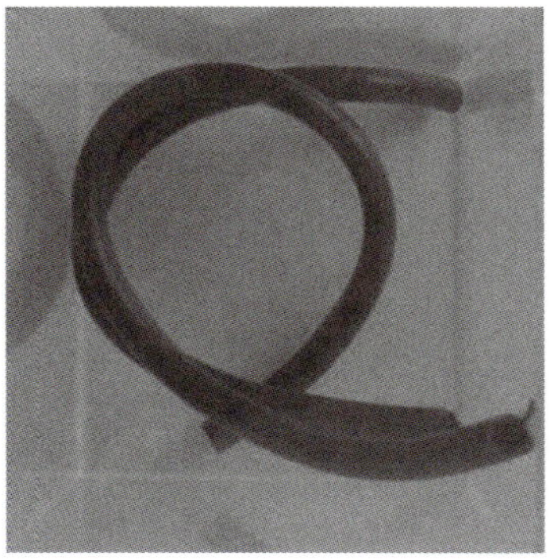

13.

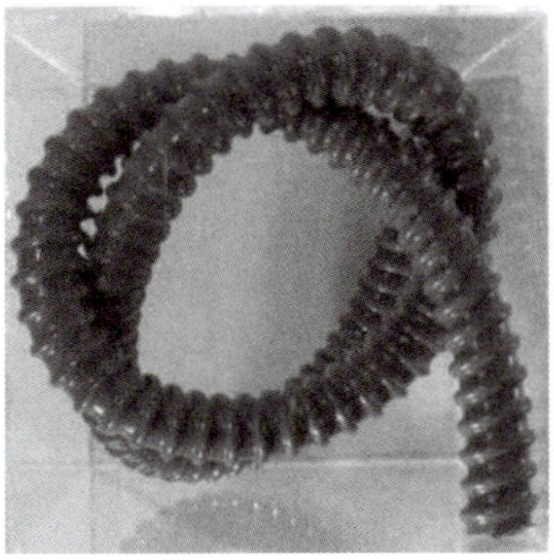

(A) : r
(B) : l
(C) : u
(D) : o
(E) : h

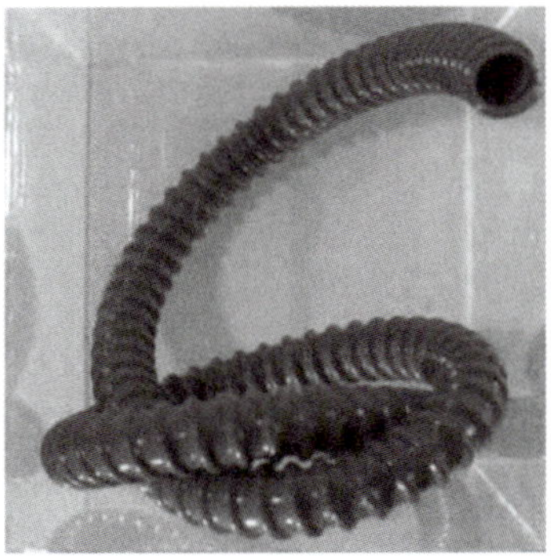

14.

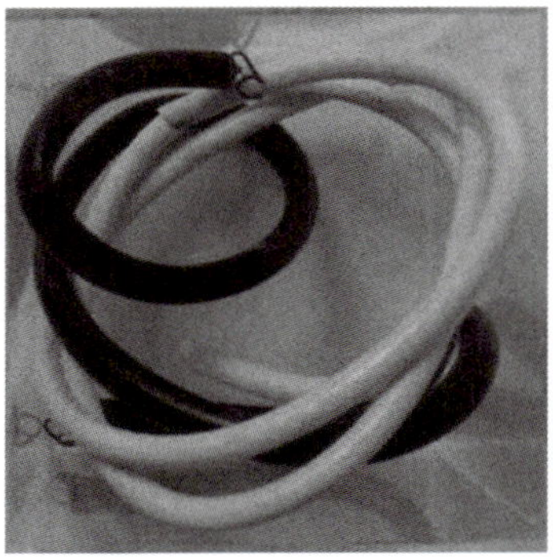

(A) : r
(B) : l
(C) : u
(D) : o
(E) : h

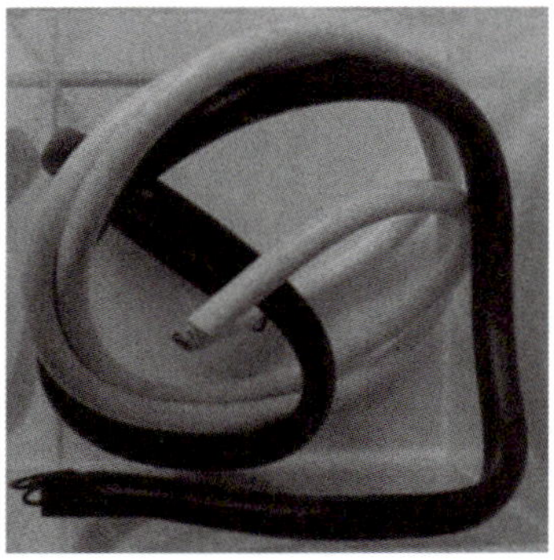

15.

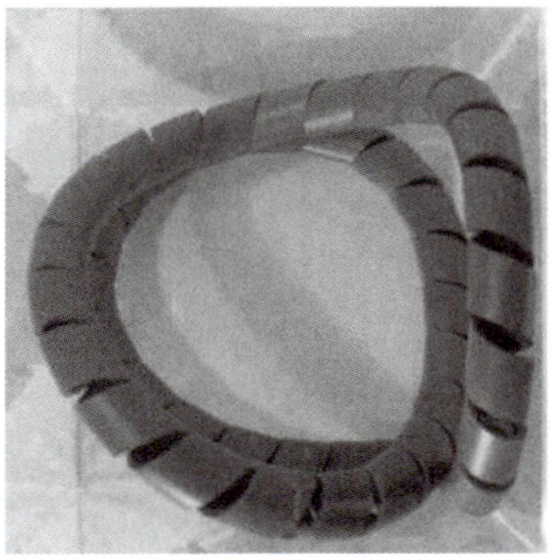

(A) : r
(B) : l
(C) : u
(D) : o
(E) : h

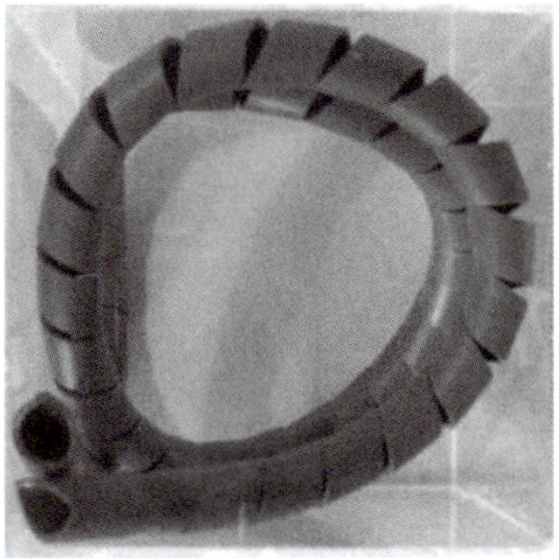

16.

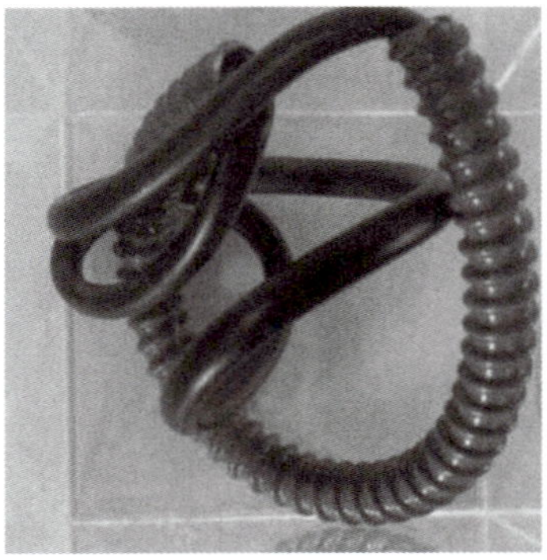

(A) : r
(B) : l
(C) : u
(D) : o
(E) : h

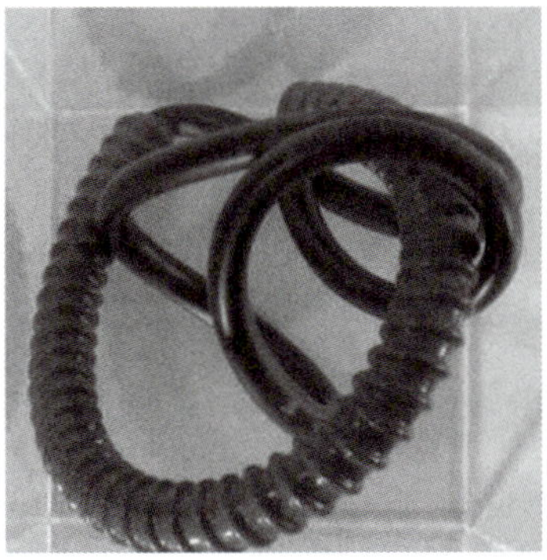

17.

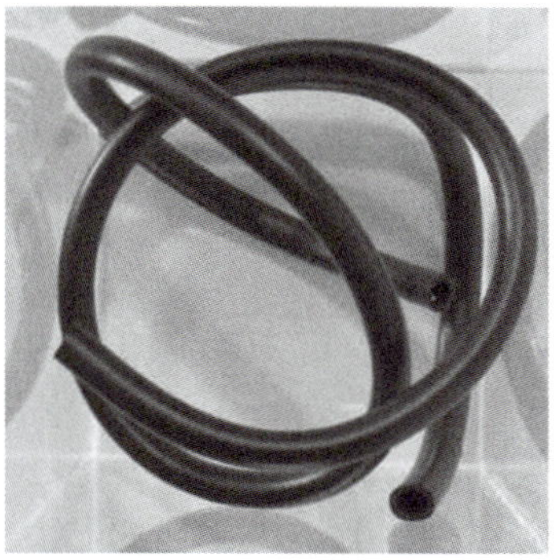

(A) : r
(B) : l
(C) : u
(D) : o
(E) : h

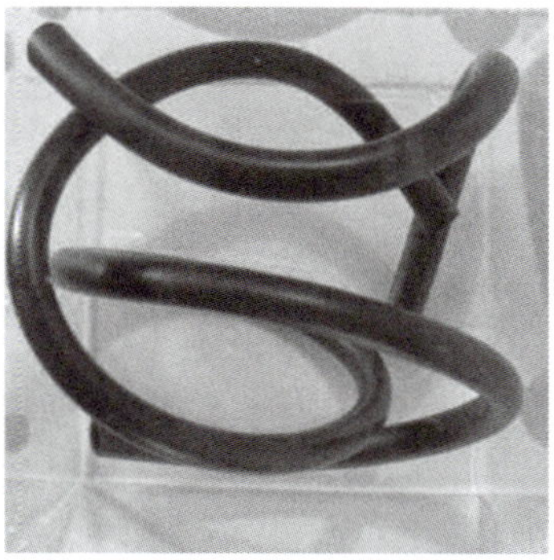

18.

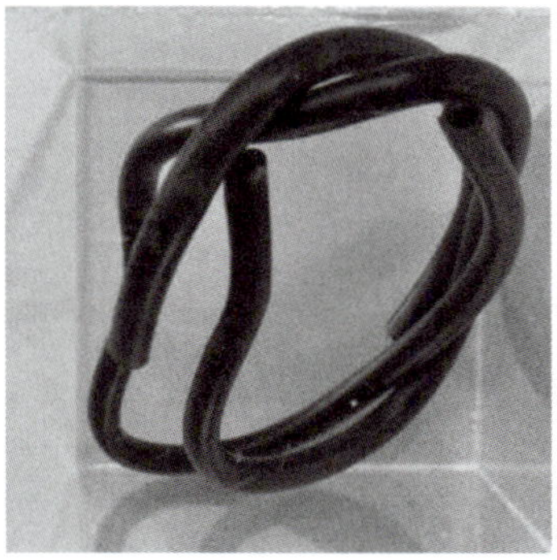

(A) : r
(B) : l
(C) : u
(D) : o
(E) : h

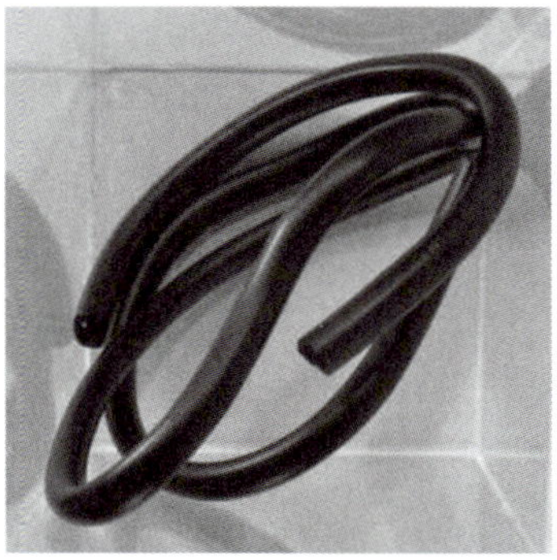

19.

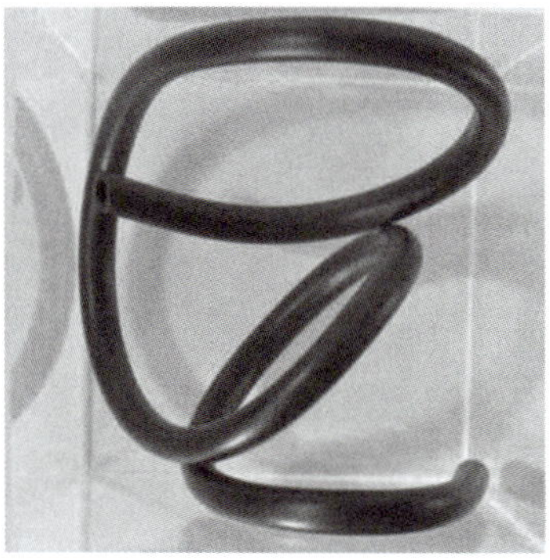

(A) : r
(B) : l
(C) : u
(D) : o
(E) : h

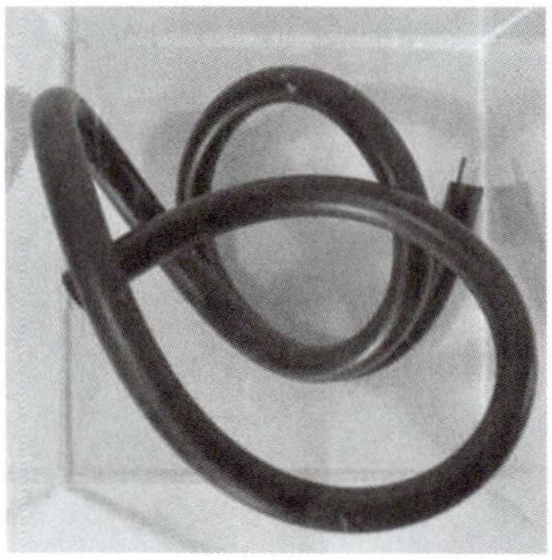

20.

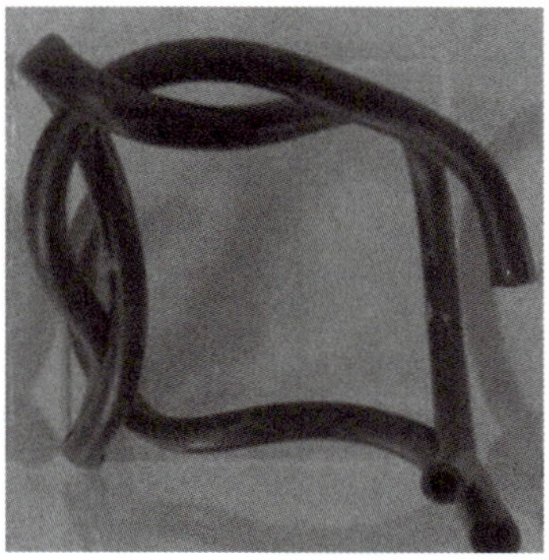

(A) : r
(B) : l
(C) : u
(D) : o
(E) : h

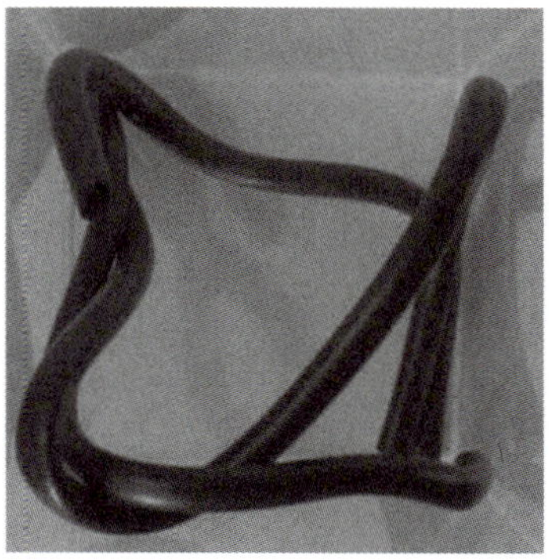

21.

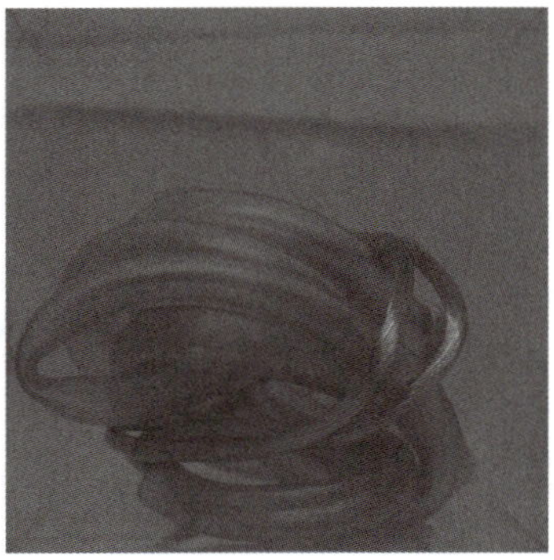

(A) : r
(B) : l
(C) : u
(D) : o
(E) : h

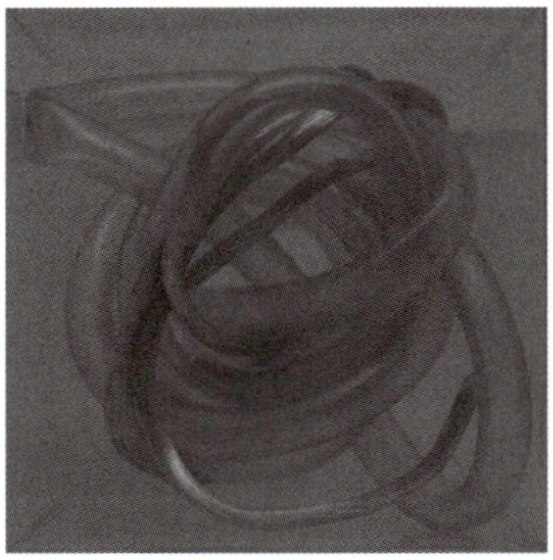

22.

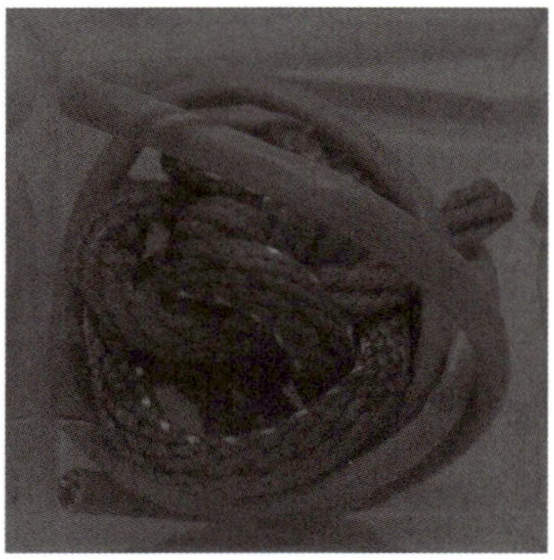

(A) : r
(B) : l
(C) : u
(D) : o
(E) : h

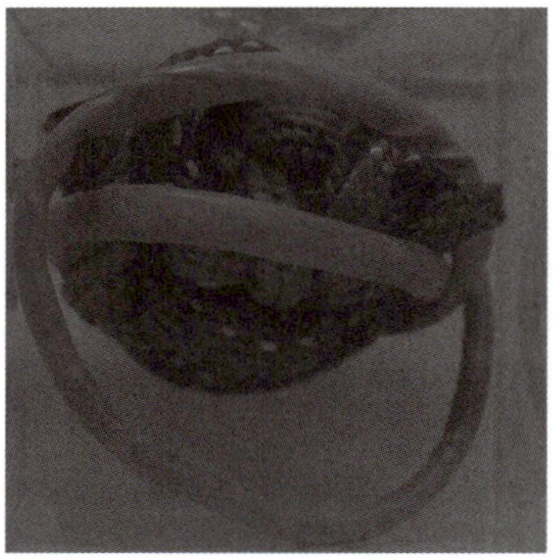

23.

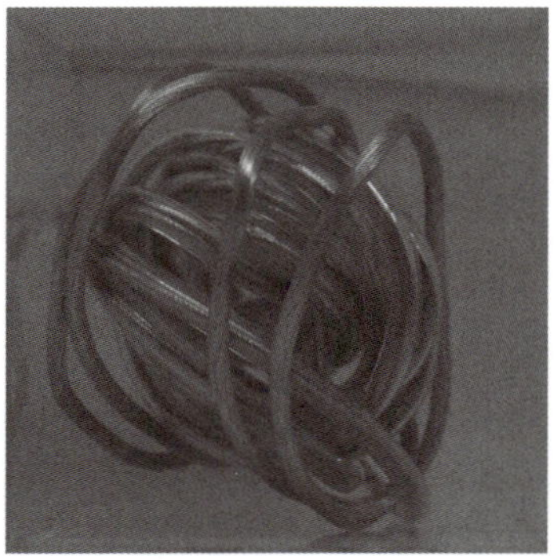

(A) : r
(B) : l
(C) : u
(D) : o
(E) : h

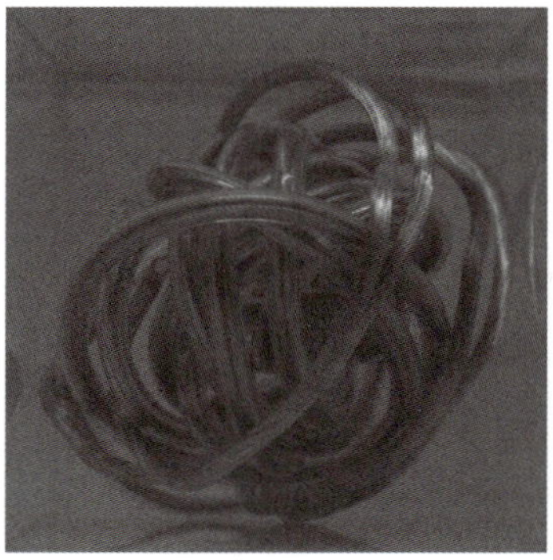

24.

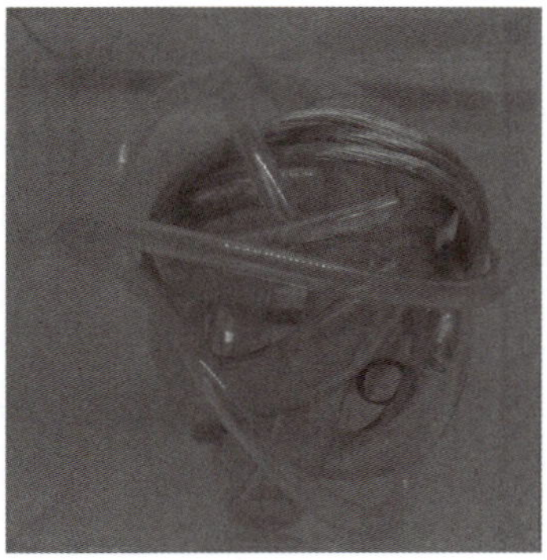

(A) : r
(B) : l
(C) : u
(D) : o
(E) : h

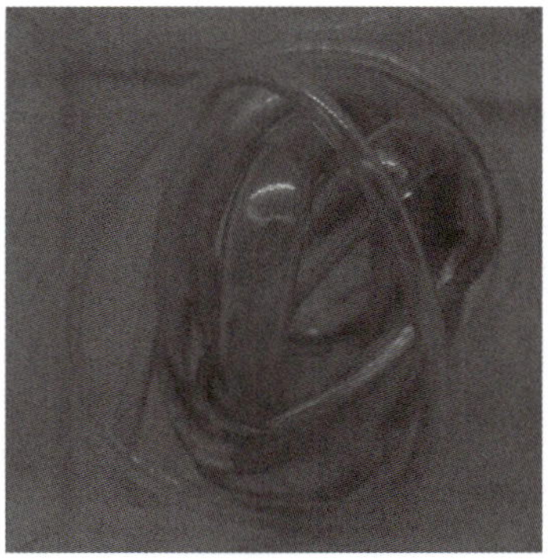

LÖSUNGSANSATZ ZU ÜBUNGSAUFGABE 13

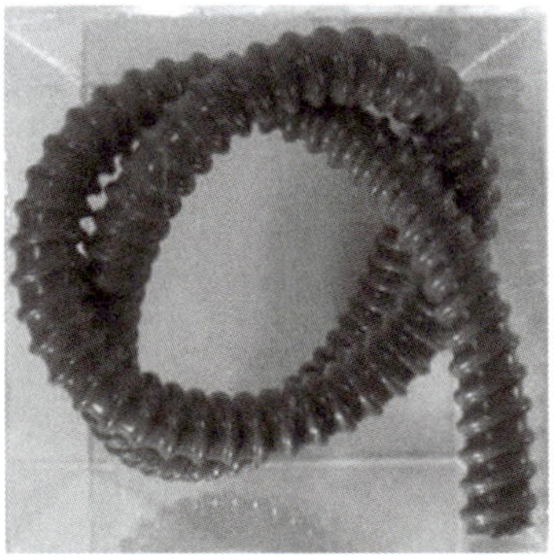

(A) : r
(B) : l
(C) : u
(D) : o
(E) : h

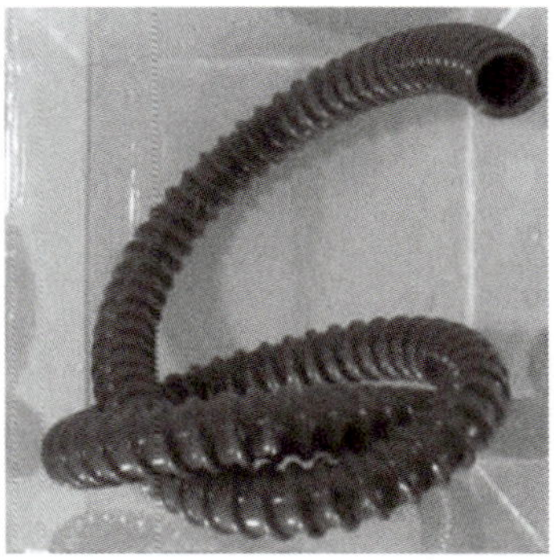

* TIPPS

* **50:50**
  Die Ansichten von oben und unten sind sich sehr ähnlich! Vermutlich hat jeder sofort erkannt, dass es sich bei dieser Aufgabe um eine Kippbewegung handelt. Die schwierige Entscheidung ist also, ob es sich um die Ansicht von oben oder um die Ansicht von unten handelt!

* **MY PRECIOUS**
  Schau genau hin! Wo schneidet der Schlauch den Ring.

Lösungsansatz
Dass es sich um eine Kippbewegung handelt, haben wahrscheinlich die Meisten richtig erkannt. Die Schwierigkeit liegt auch hier in der Entscheidung zwischen der Ansicht von oben und unten. Auf dem linken Bild oben ist das Schlauchende relativ kurz und schneidet den Ring gleich im oberen Teil. Auf dem zweiten Foto ist das Schlauchende eher lang und schneidet den Ring im linken Teil des Würfels. Es muss sich also um das andere Ende handeln. Welches auf dem linken Foto im Hintergrund und verdeckt zu erahnen ist. Es handelt sich demnach um die Ansicht von oben.

Vergleiche zum Verständnis die beiden folgenden Fotos.

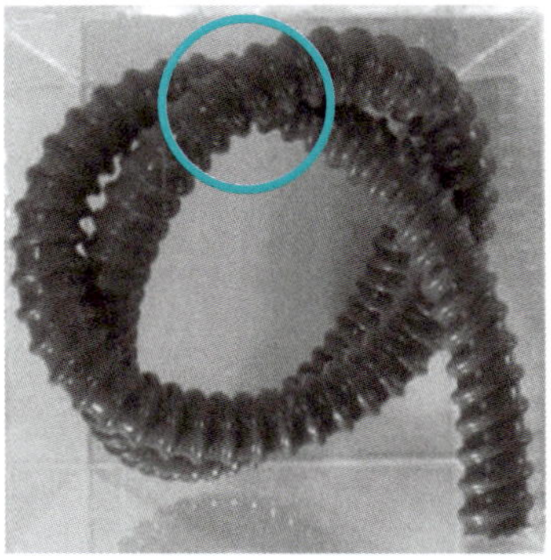

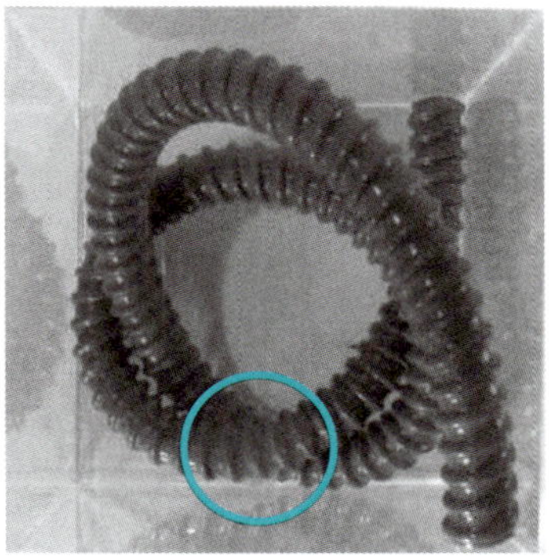

6. SIMULATION 6

Bearbeitungszeit: 15 Minuten

1.

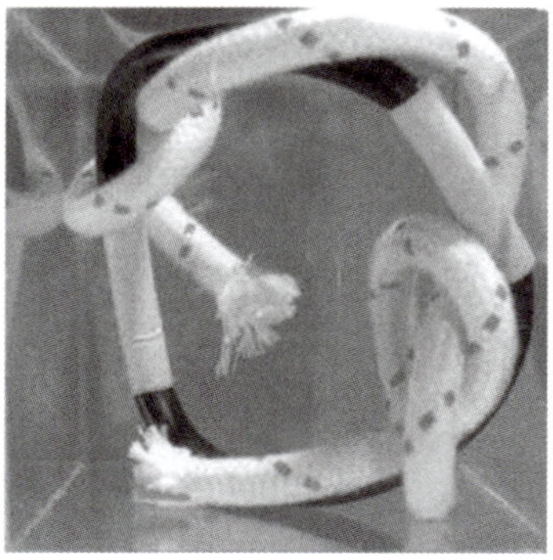

(A) : r
(B) : l
(C) : u
(D) : o
(E) : h

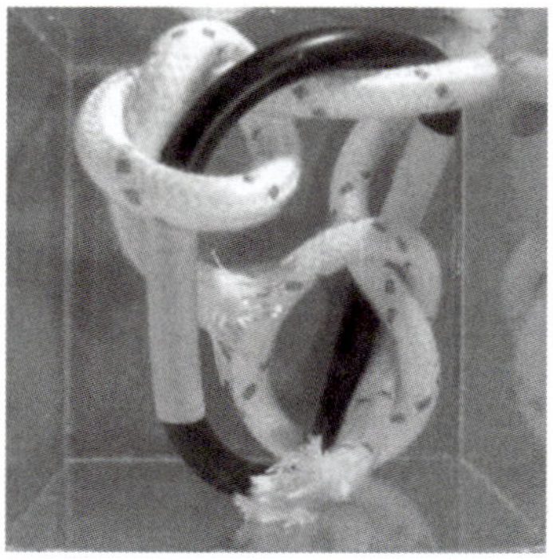

2.

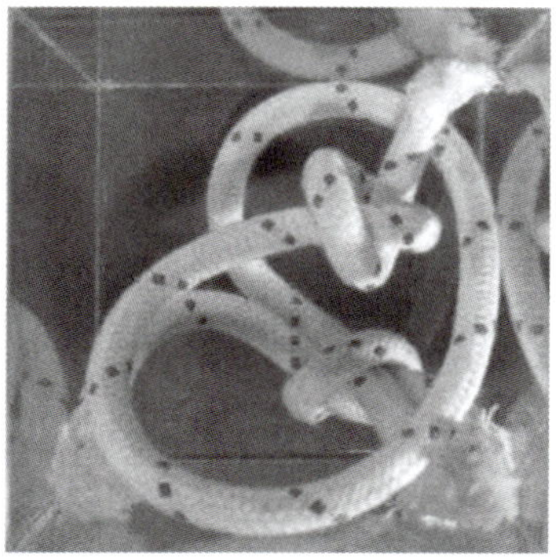

(A) : r
(B) : l
(C) : u
(D) : o
(E) : h

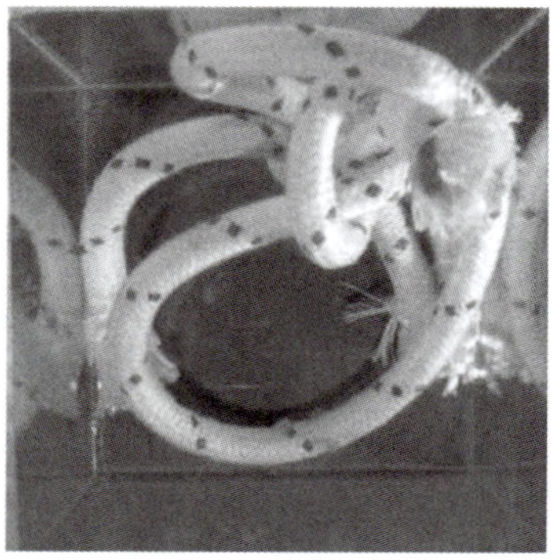

3.

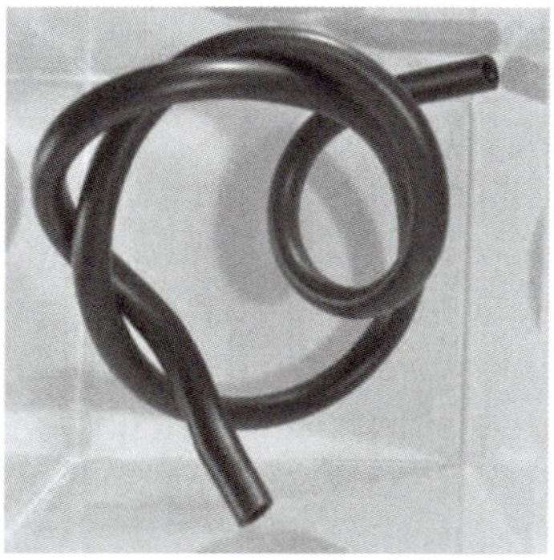

(A) : r
(B) : l
(C) : u
(D) : o
(E) : h

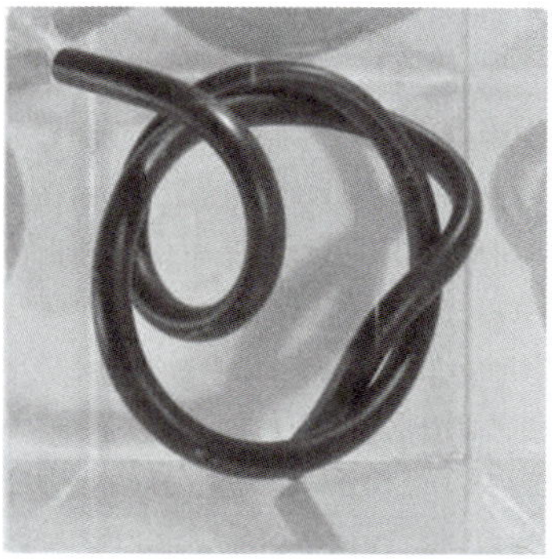

4.

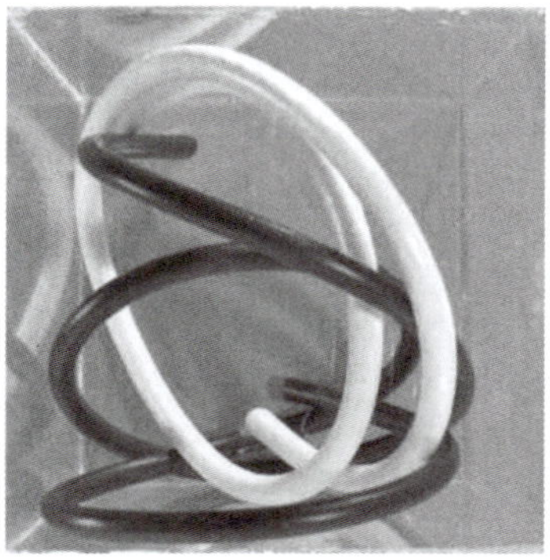

(A) : r
(B) : l
(C) : u
(D) : o
(E) : h

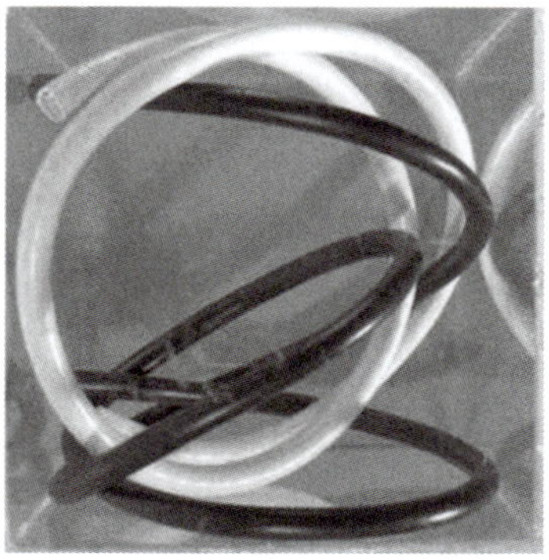

5.

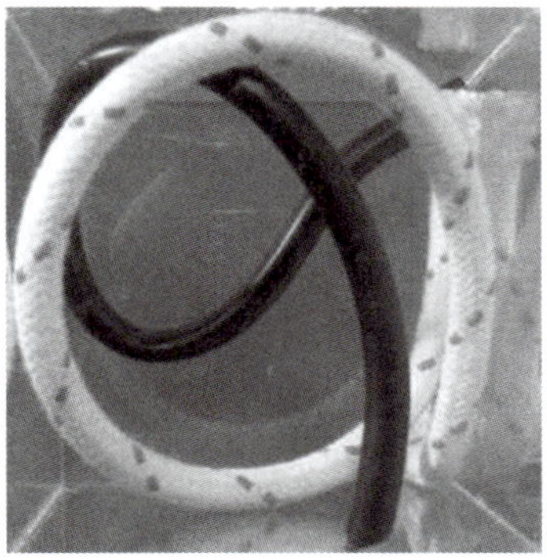

(A) : r
(B) : l
(C) : u
(D) : o
(E) : h

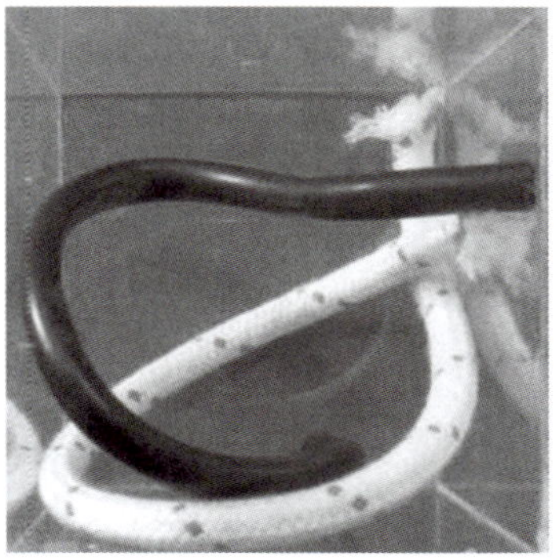

6.

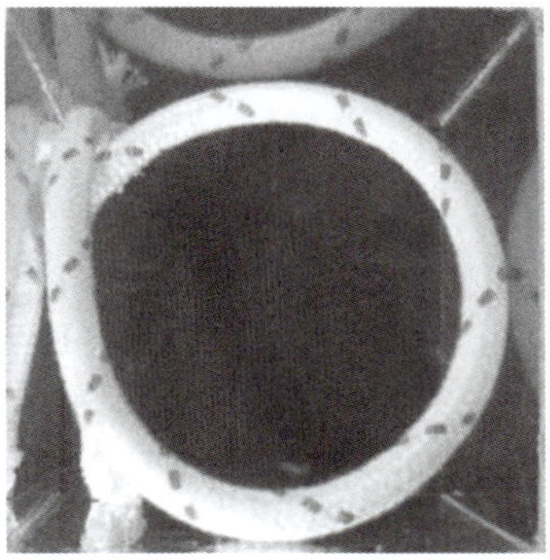

(A) : r
(B) : l
(C) : u
(D) : o
(E) : h

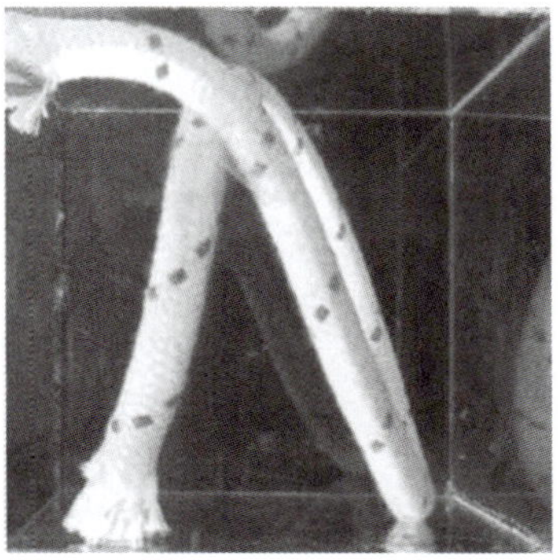

7.

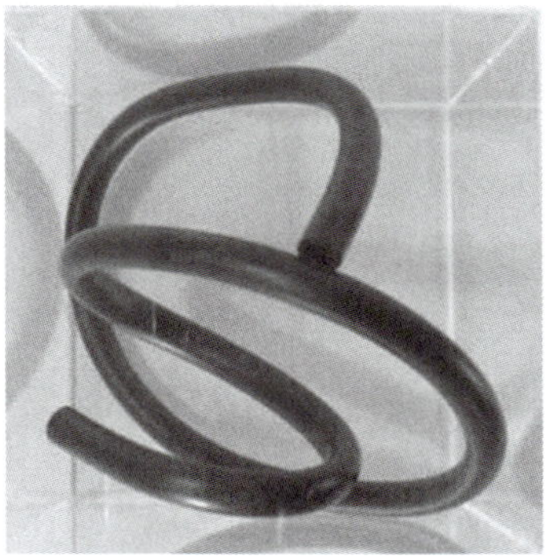

(A) : r
(B) : l
(C) : u
(D) : o
(E) : h

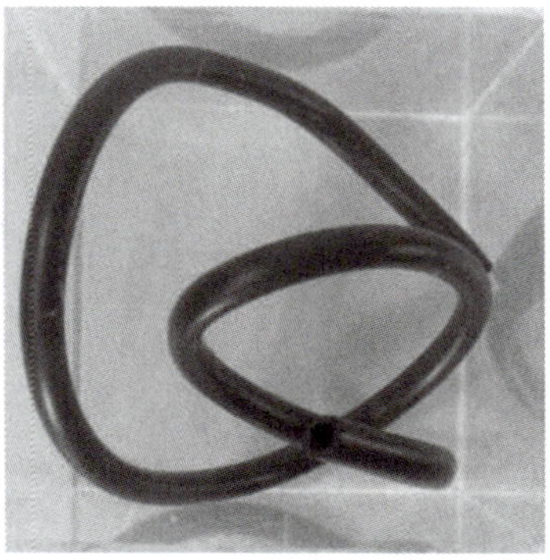

8.

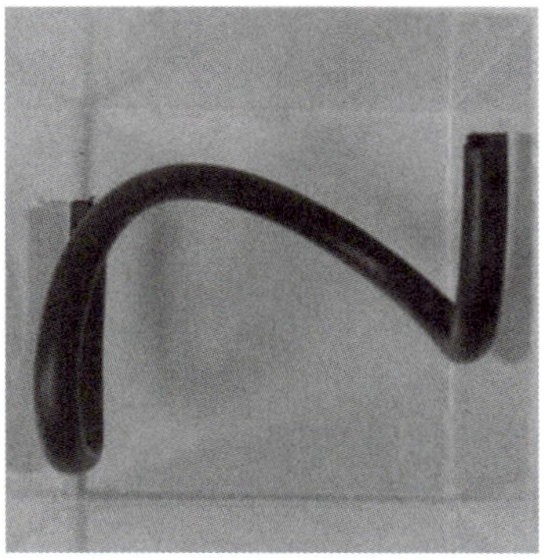

(A) : r
(B) : l
(C) : u
(D) : o
(E) : h

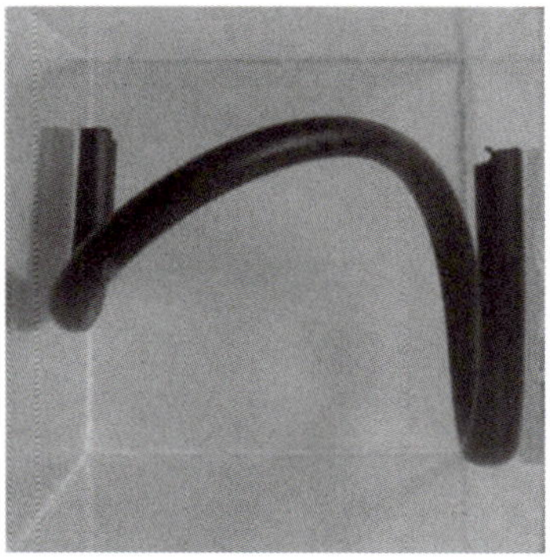

9.

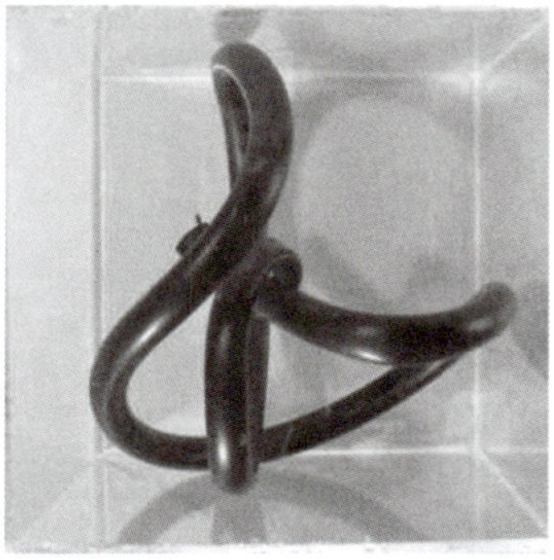

(A) : r
(B) : l
(C) : u
(D) : o
(E) : h

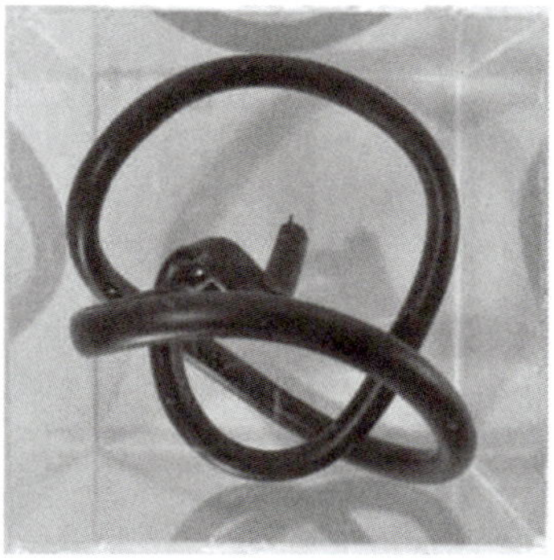

10.

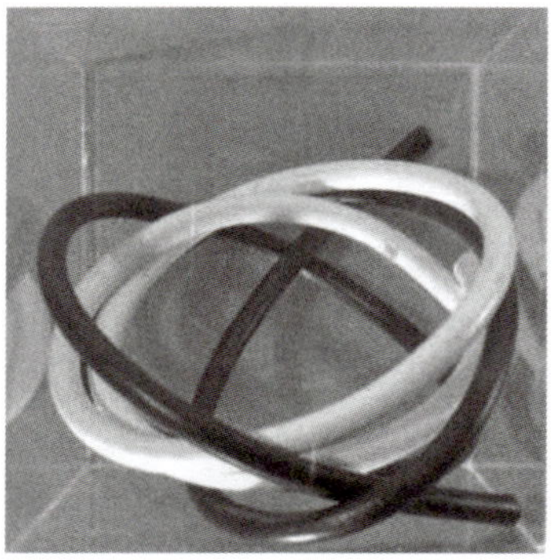

(A) : r
(B) : l
(C) : u
(D) : o
(E) : h

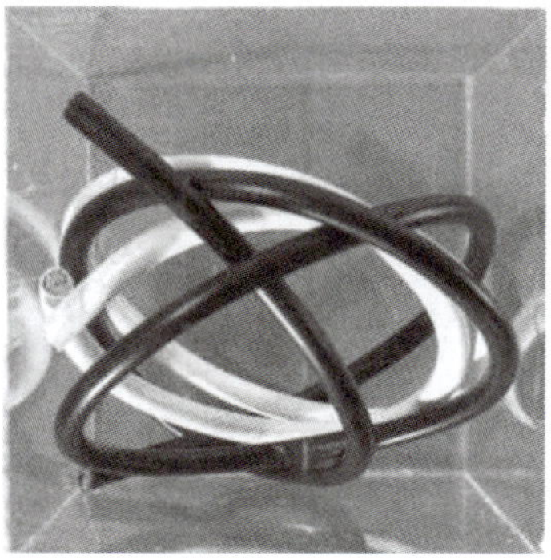

11.

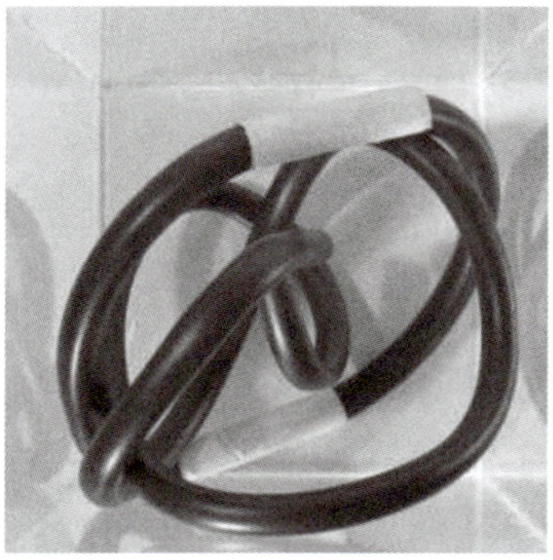

(A) : r
(B) : l
(C) : u
(D) : o
(E) : h

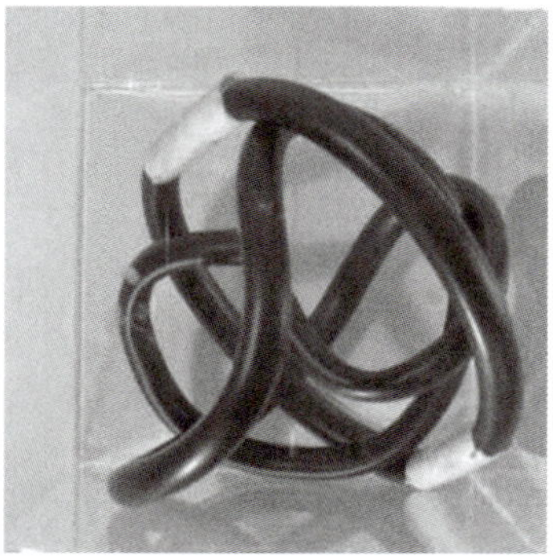

12.

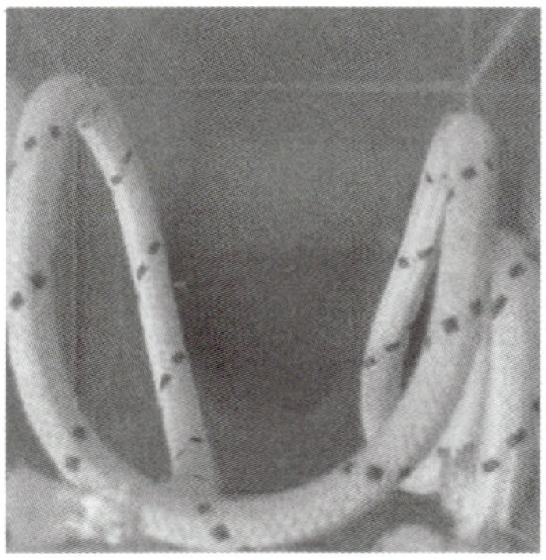

(A) : r
(B) : l
(C) : u
(D) : o
(E) : h

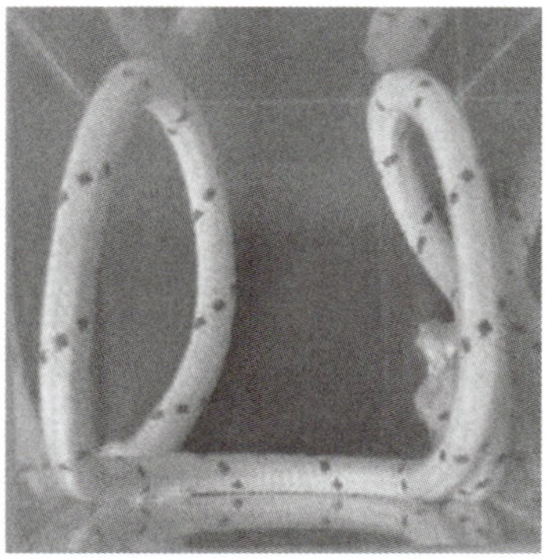

13.

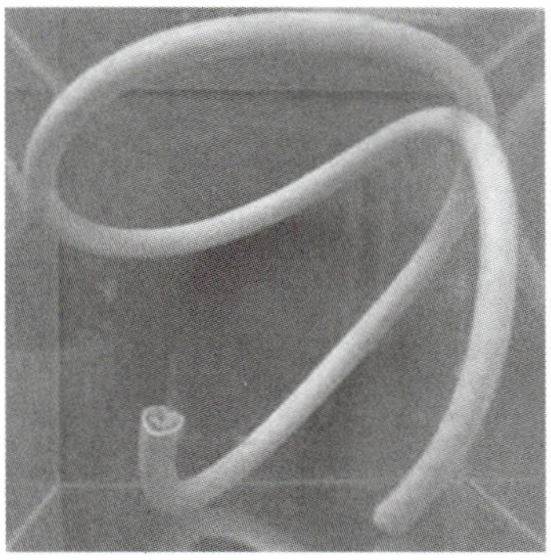

(A) : r
(B) : l
(C) : u
(D) : o
(E) : h

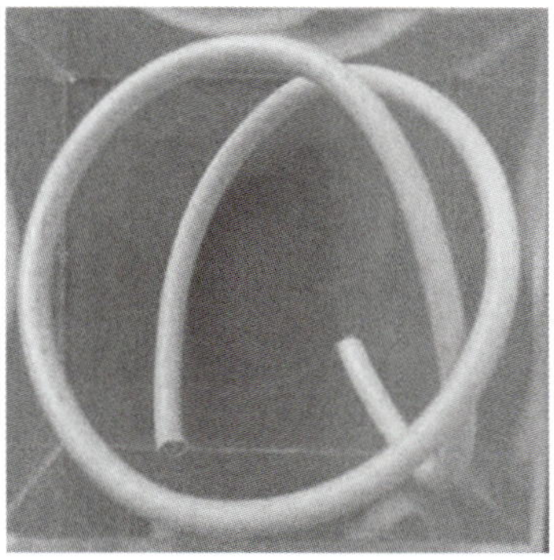

14.

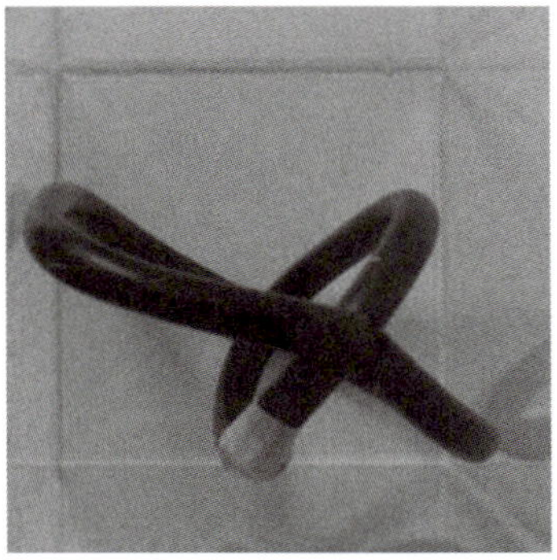

(A) : r
(B) : l
(C) : u
(D) : o
(E) : h

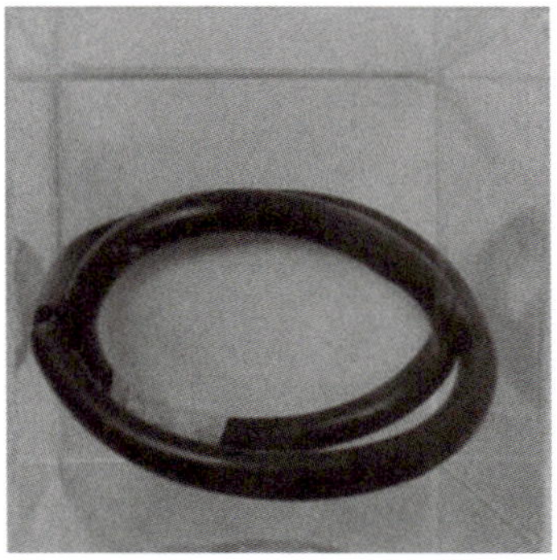

15.

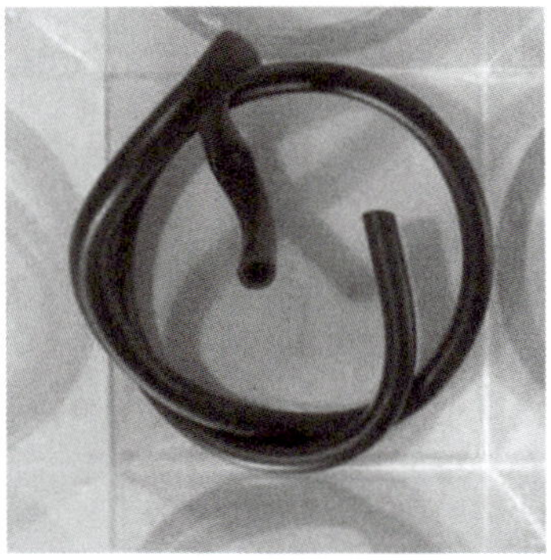

(A) : r
(B) : l
(C) : u
(D) : o
(E) : h

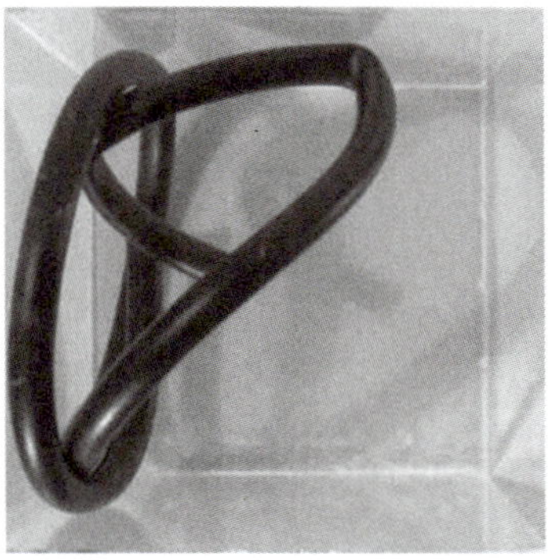

16.

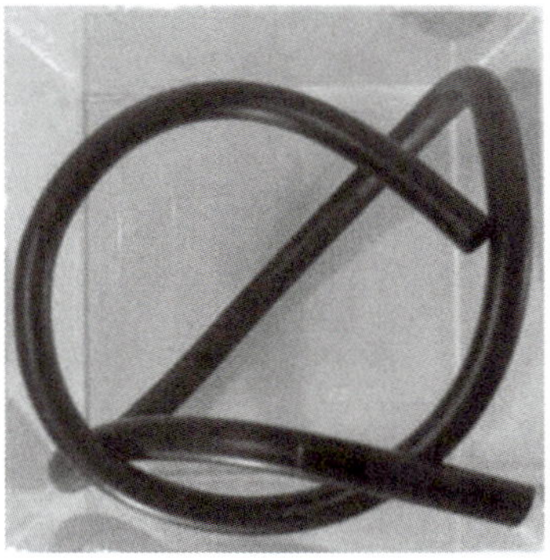

(A) : r
(B) : l
(C) : u
(D) : o
(E) : h

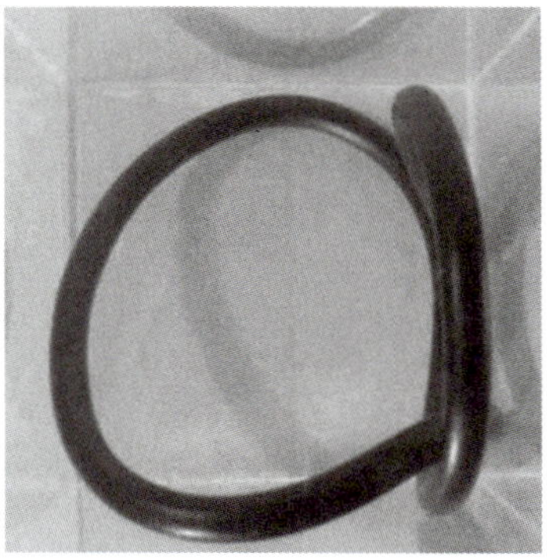

17.

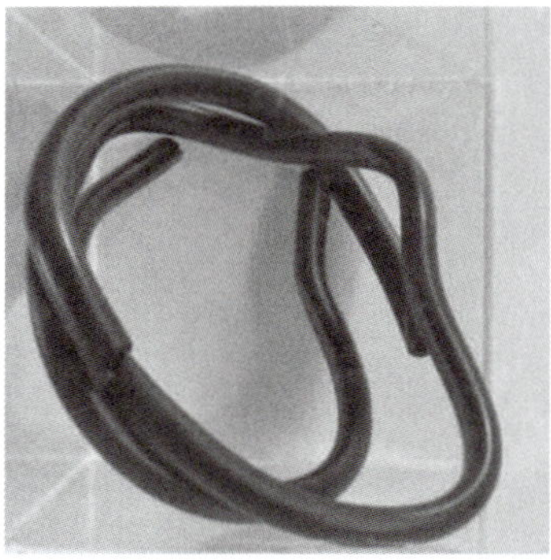

(A) : r
(B) : l
(C) : u
(D) : o
(E) : h

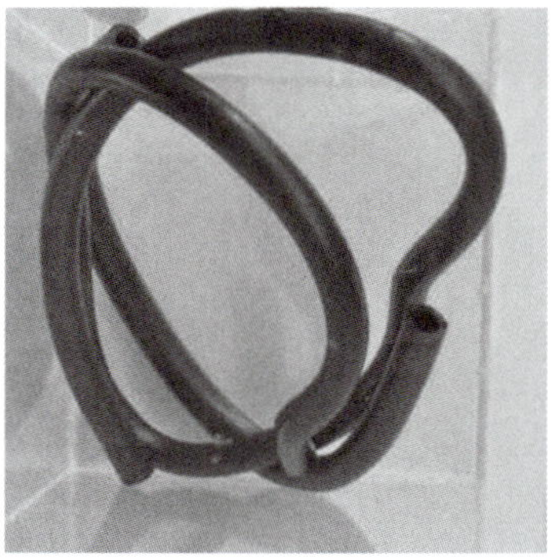

18.

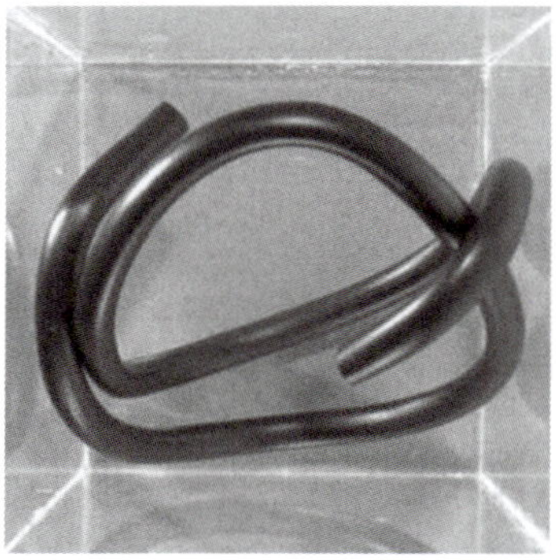

(A) : r
(B) : l
(C) : u
(D) : o
(E) : h

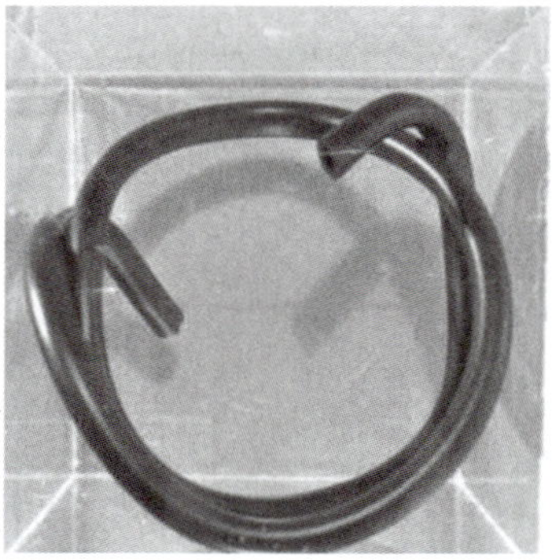

19.

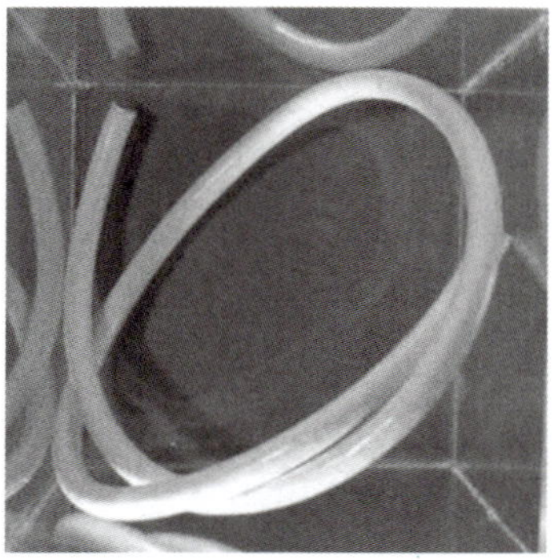

(A) : r
(B) : l
(C) : u
(D) : o
(E) : h

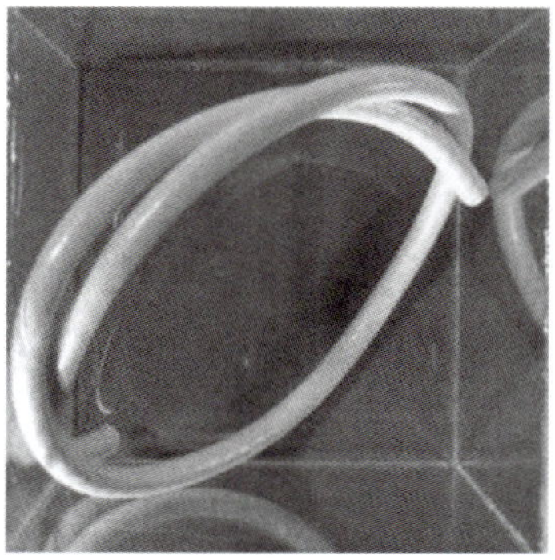

20.

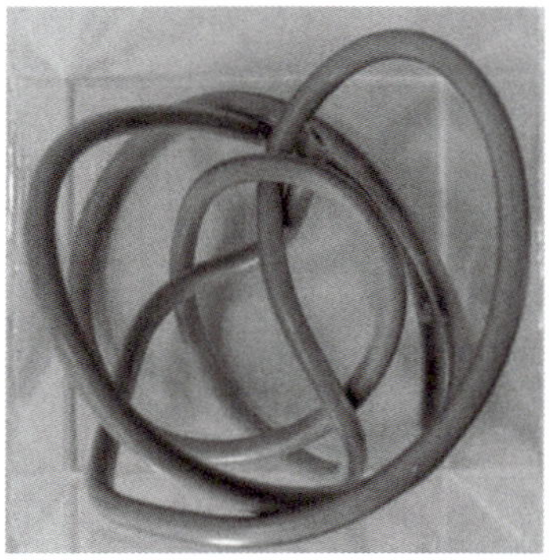

(A) : r
(B) : l
(C) : u
(D) : o
(E) : h

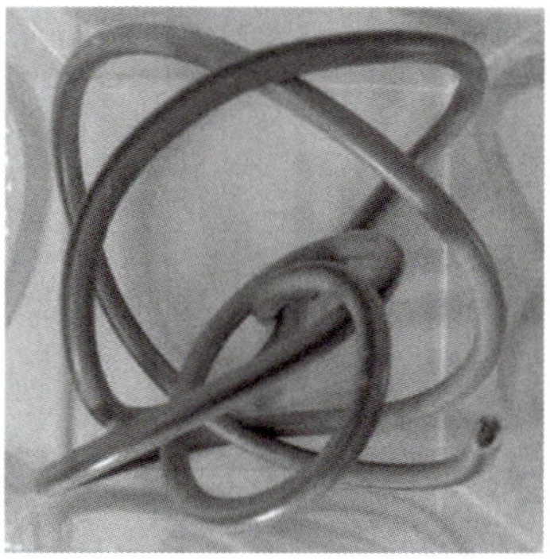

21.

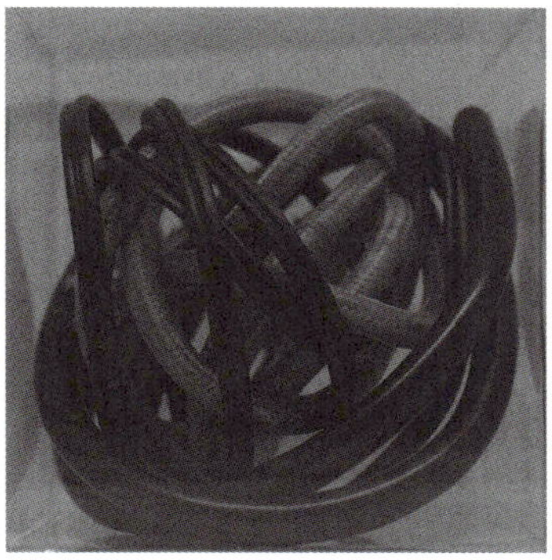

(A) : r
(B) : l
(C) : u
(D) : o
(E) : h

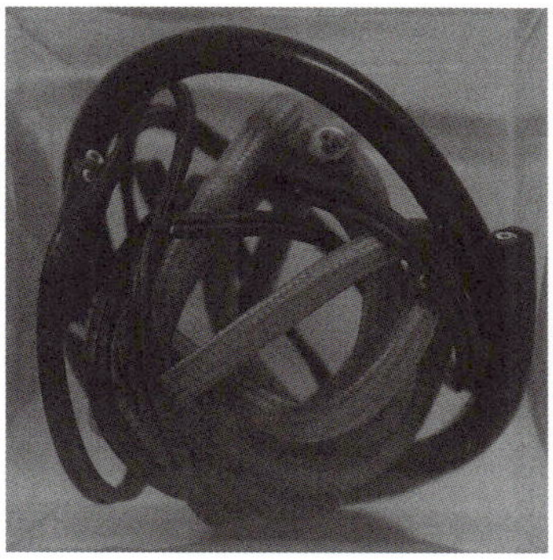

22.

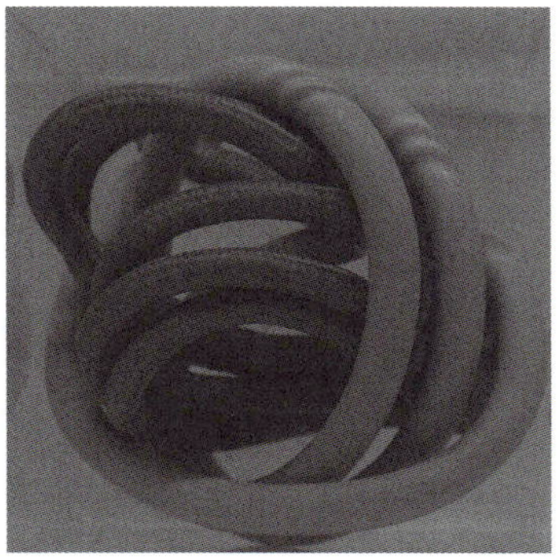

(A) : r
(B) : l
(C) : u
(D) : o
(E) : h

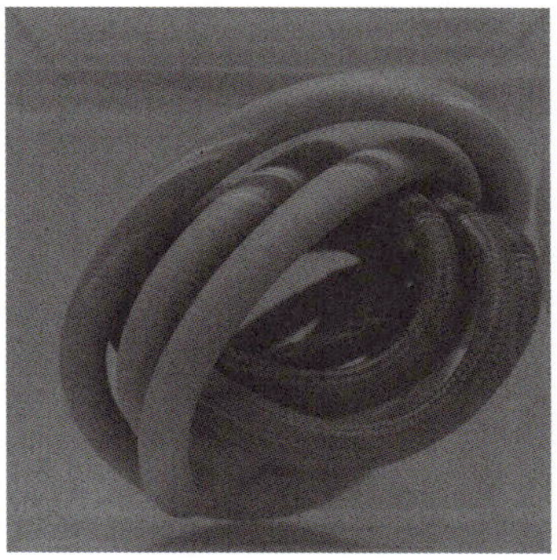

23.

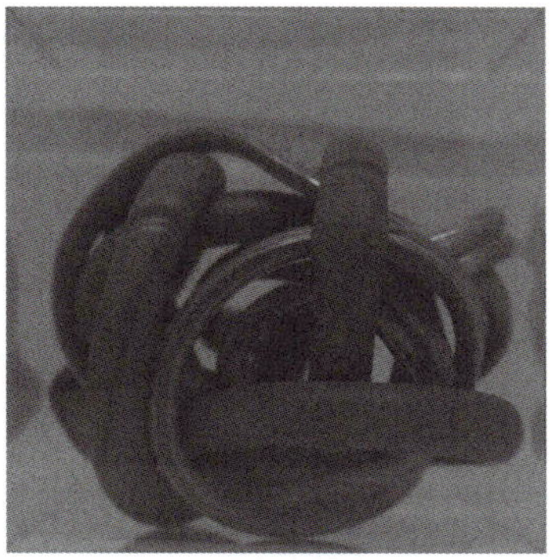

(A) : r
(B) : l
(C) : u
(D) : o
(E) : h

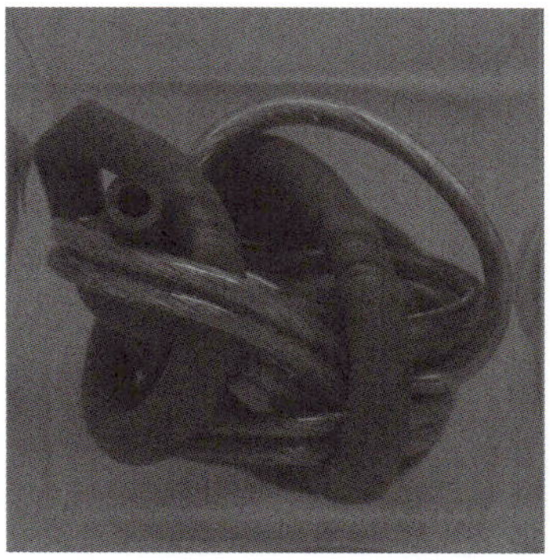

24.

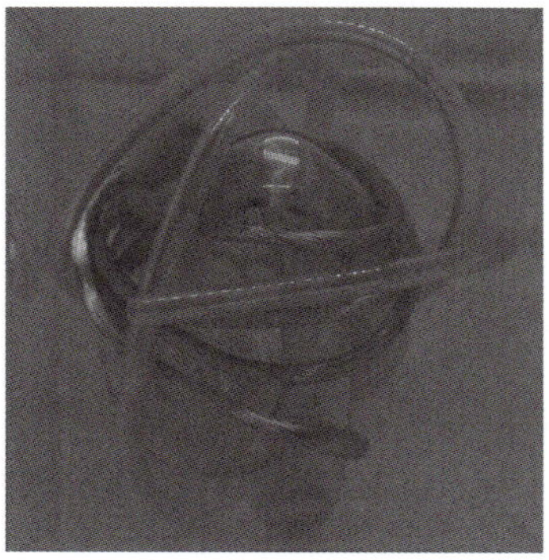

(A) : r
(B) : l
(C) : u
(D) : o
(E) : h

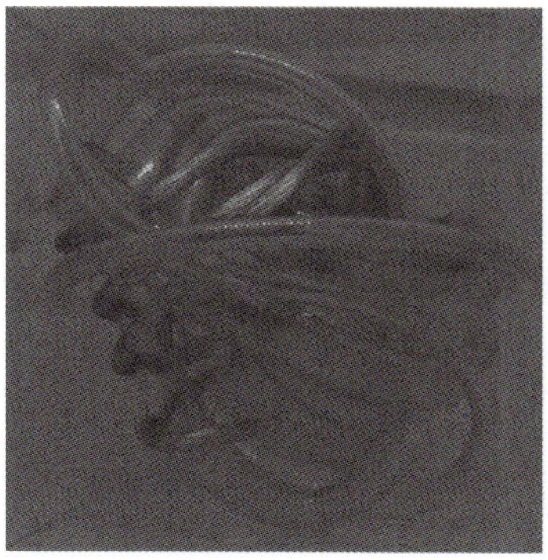

LÖSUNGSANSATZ ZU ÜBUNGSAUFGABE 20

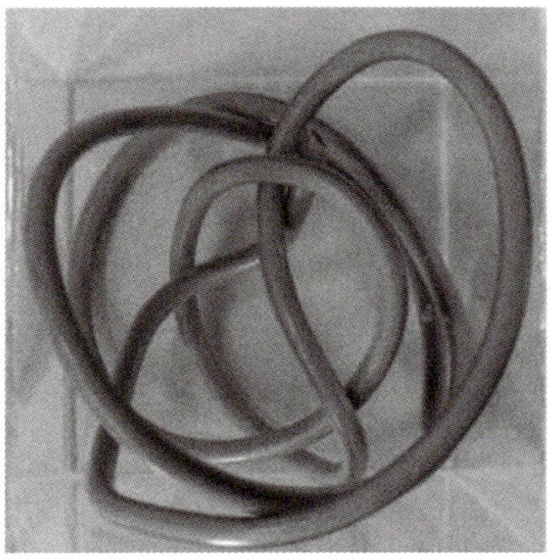

(A) : r
(B) : l
(C) : u
(D) : o
(E) : h

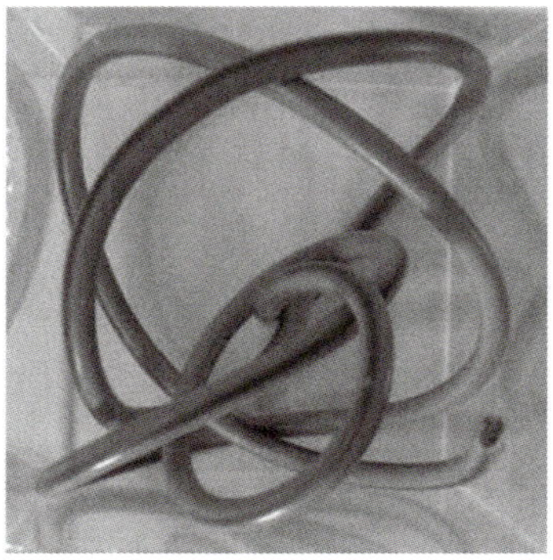

TIPPS

MASSE MACHT KLASSE
Die Testhersteller verwenden gerne viele Schläuche bzw. ein ganzes Schlauchknäuel um für Verwirrung und so für mehr Schwierigkeit zu sorgen.

COOL BLEIBEN
Kühlen Kopf bewahren – suche auffällige, eindeutig identifizierbare Strukturen auf beiden Fotos!

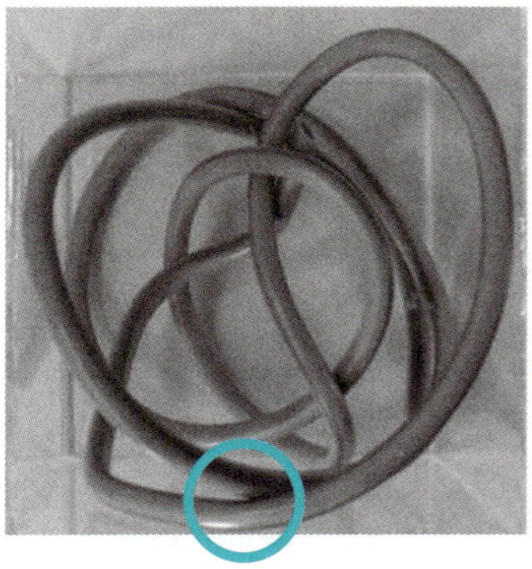

(A) : r
(B) : l
(C) : u
(D) : o
(E) : h

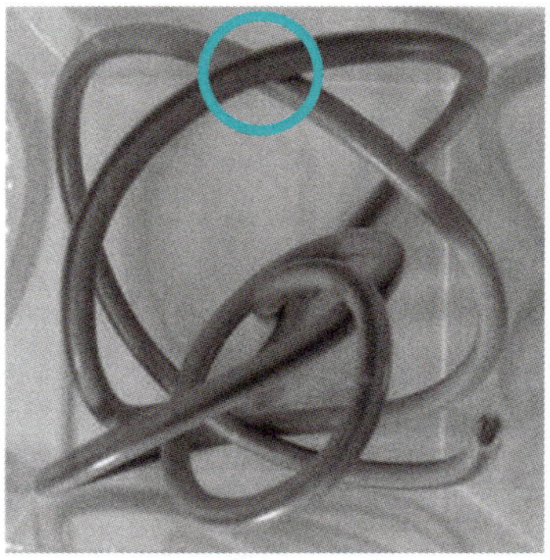

Lösungsansatz
Im rechten Foto fällt die Kreuzung der beiden Schläuche auf. Außer diesen beiden Schläuchen befindet sich im rechten Foto nichts im oberen Teil des Würfels. Auf dem linken Foto hingegen sieht man mehrere Schläuche und ein Schlauchende. Die Höhe bleibt also nicht gleich, Kippbewegung! Wenn auf dem ersten Foto die Kreuzung unten vorne ist und auf dem zweiten vorne oben, muss es sich um die Ansicht von unten handeln!

7. SIMULATION 7

Bearbeitungszeit: 15 Minuten

1.

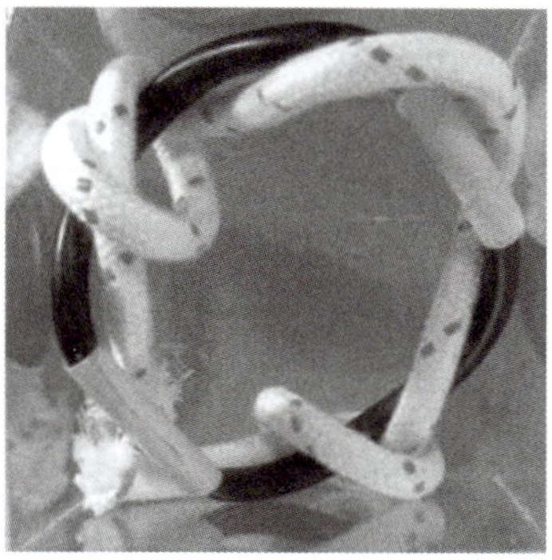

(A) : r
(B) : l
(C) : u
(D) : o
(E) : h

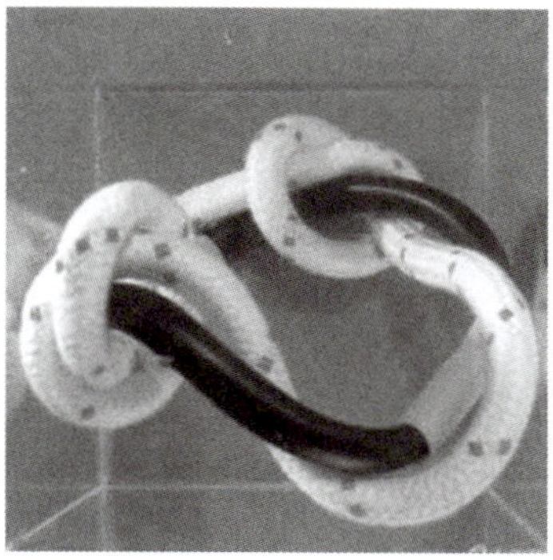

2.

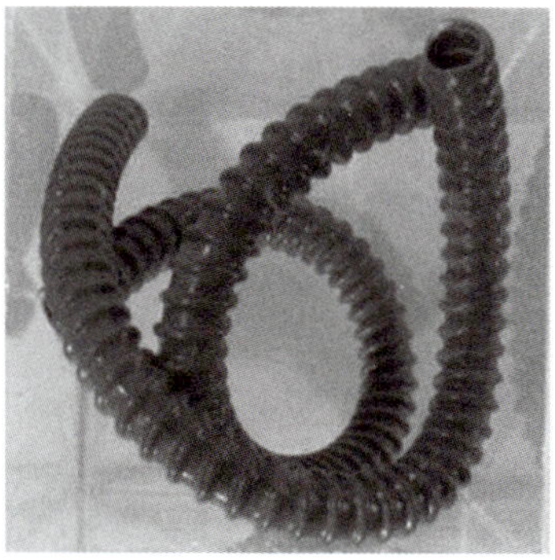

(A) : r
(B) : l
(C) : u
(D) : o
(E) : h

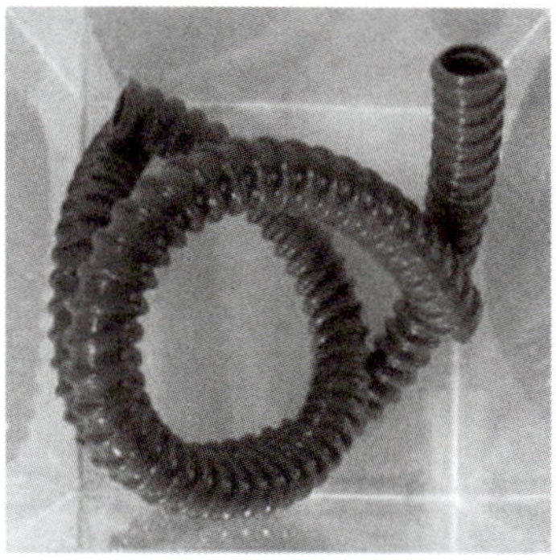

3.

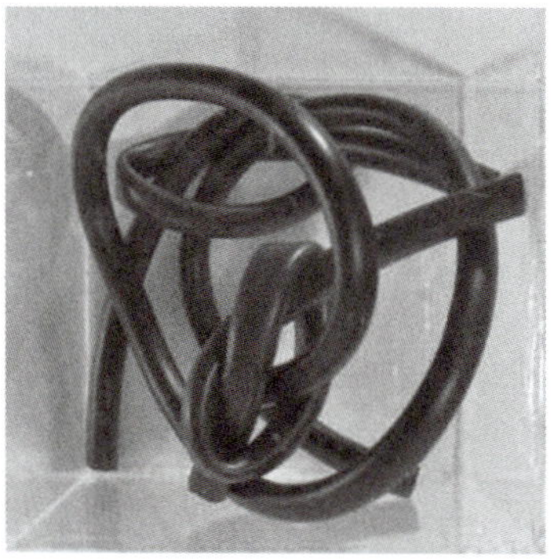

(A) : r
(B) : l
(C) : u
(D) : o
(E) : h

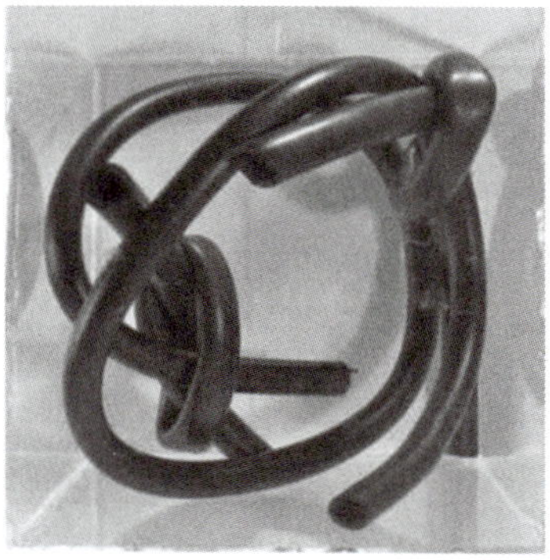

4.

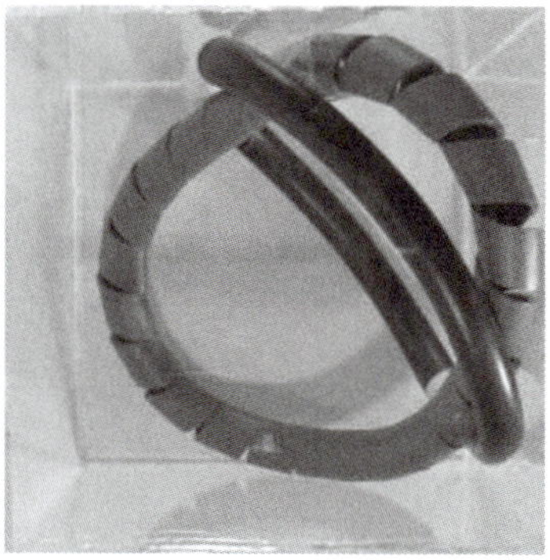

(A) : r
(B) : l
(C) : u
(D) : o
(E) : h

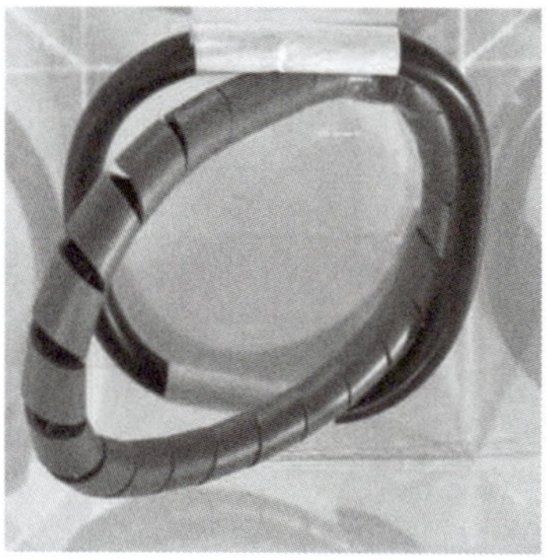

5.

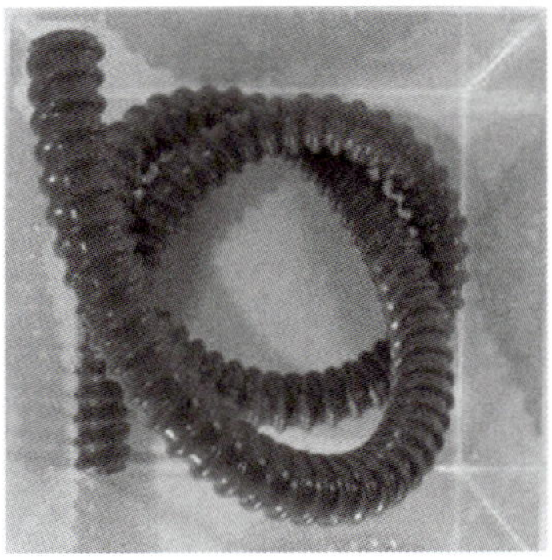

(A) : r
(B) : l
(C) : u
(D) : o
(E) : h

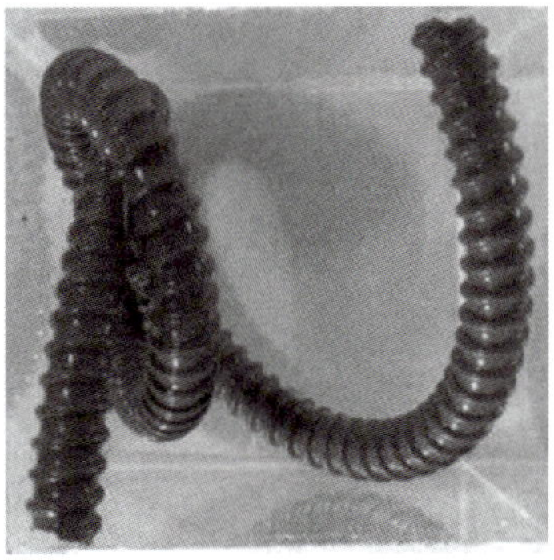

6.

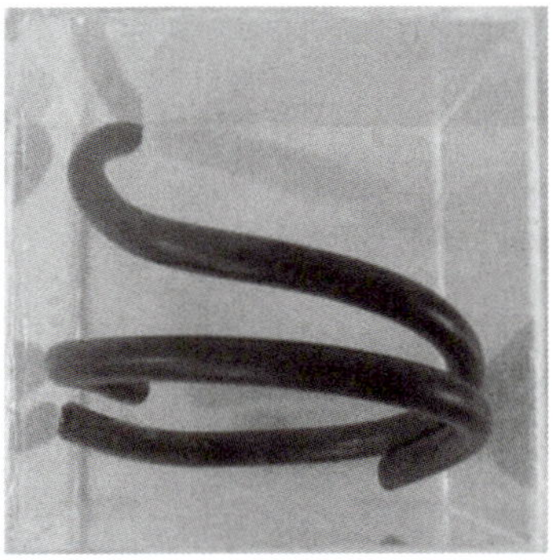

(A) : r
(B) : l
(C) : u
(D) : o
(E) : h

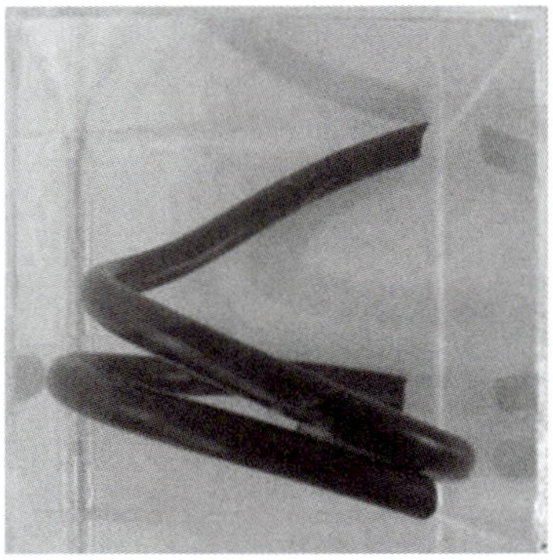

7.

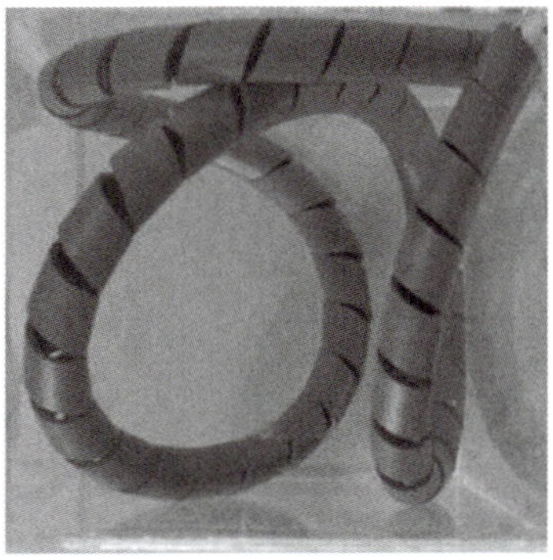

(A) : r
(B) : l
(C) : u
(D) : o
(E) : h

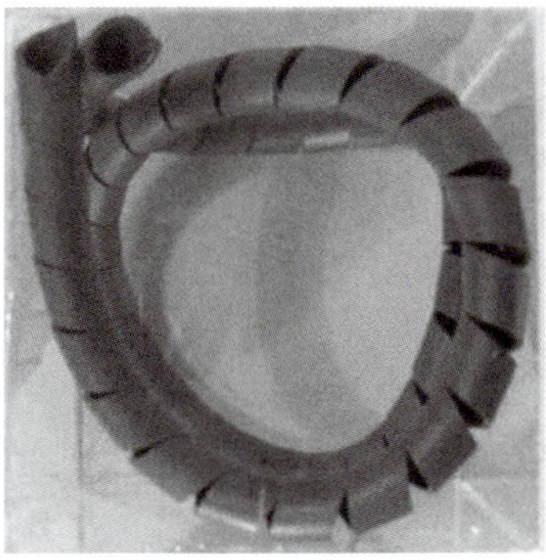

8.

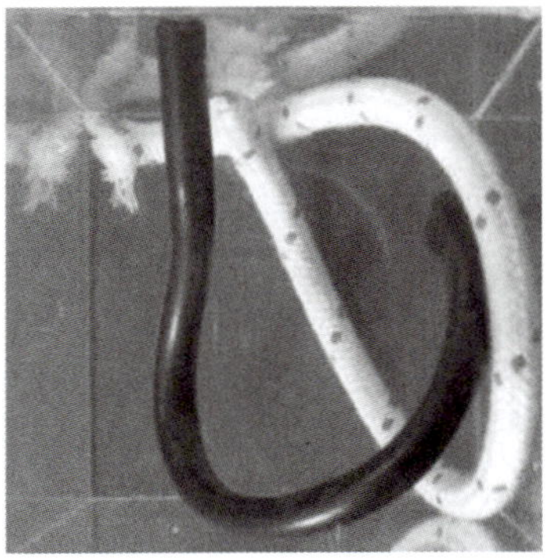

(A) : r
(B) : l
(C) : u
(D) : o
(E) : h

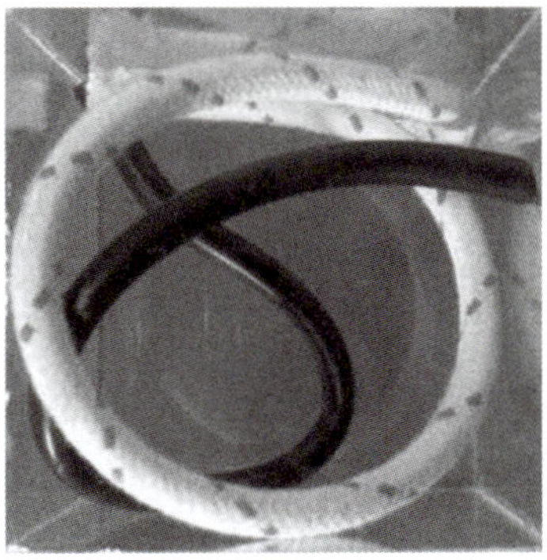

9.

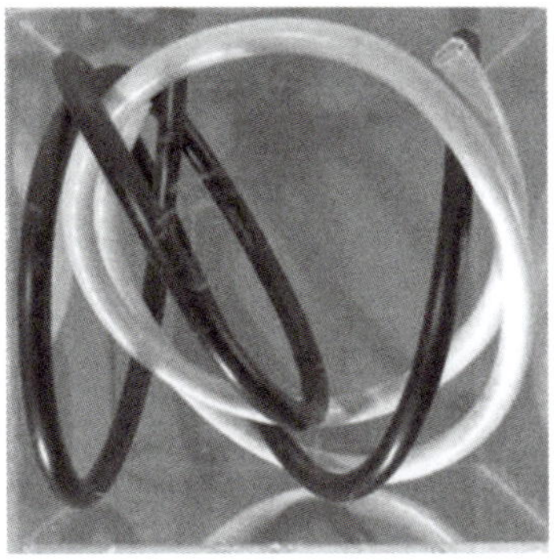

(A) : r
(B) : l
(C) : u
(D) : o
(E) : h

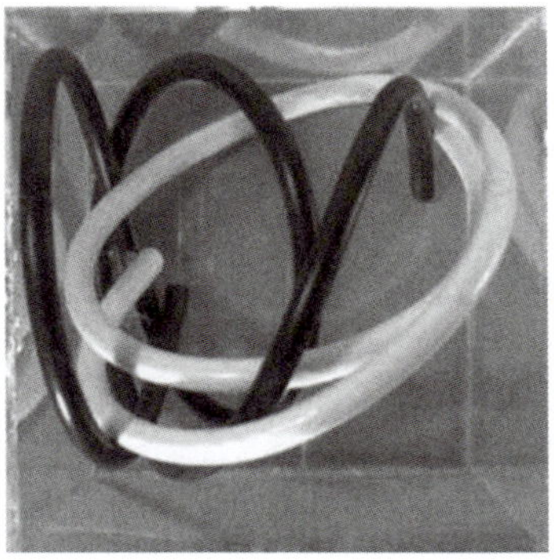

10.

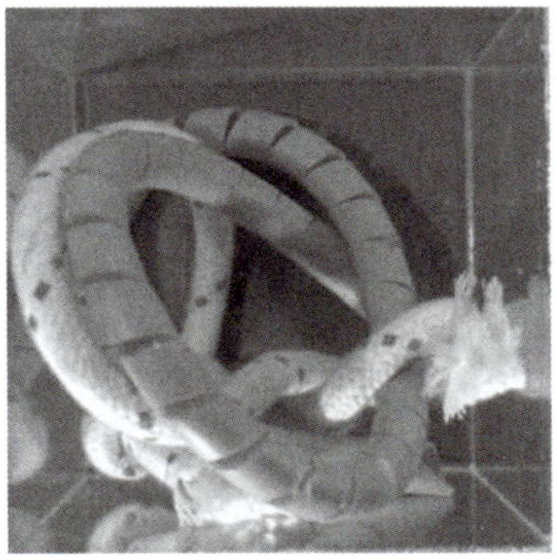

(A) : r
(B) : l
(C) : u
(D) : o
(E) : h

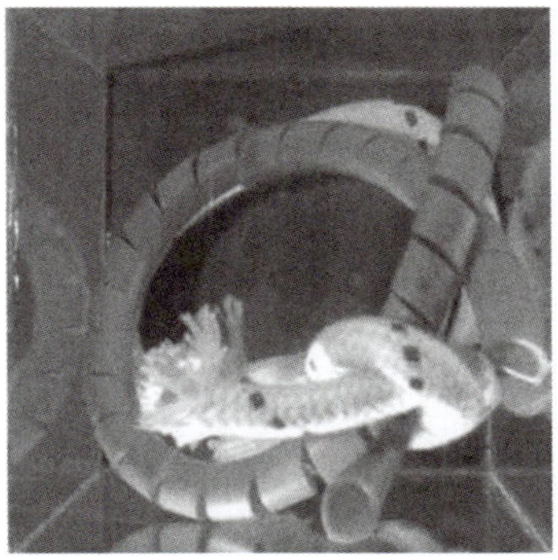

11.

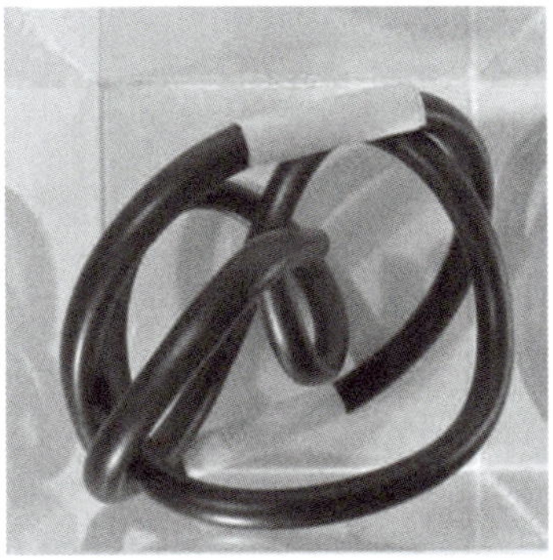

(A) : r
(B) : l
(C) : u
(D) : o
(E) : h

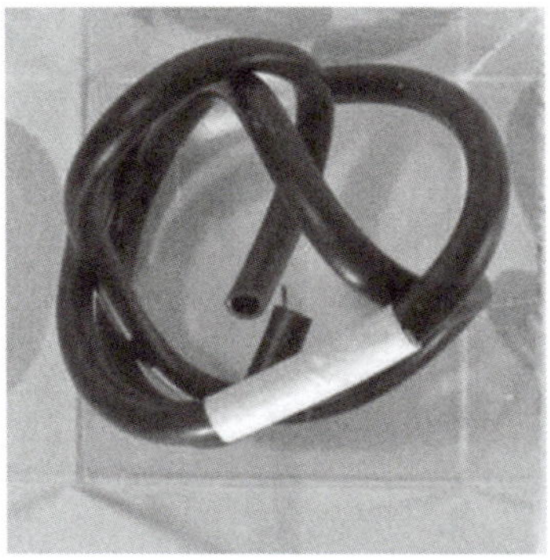

12.

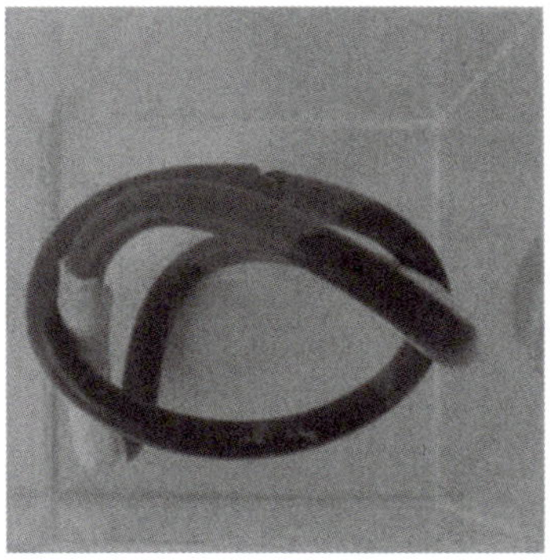

(A) : r
(B) : l
(C) : u
(D) : o
(E) : h

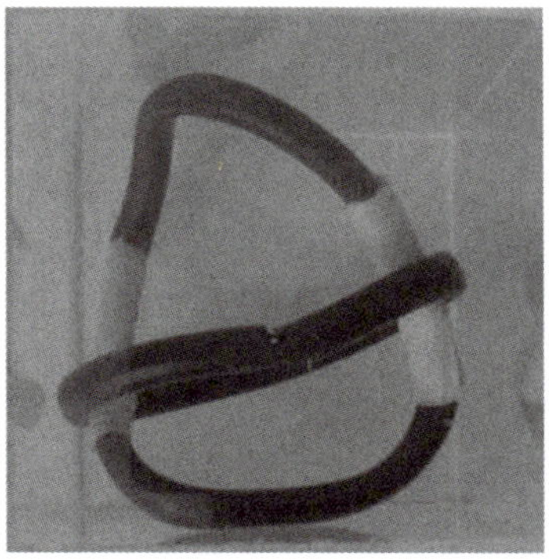

13.

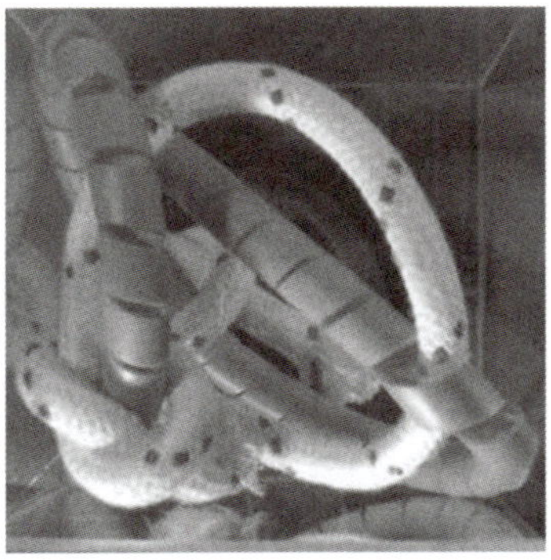

(A) : r
(B) : l
(C) : u
(D) : o
(E) : h

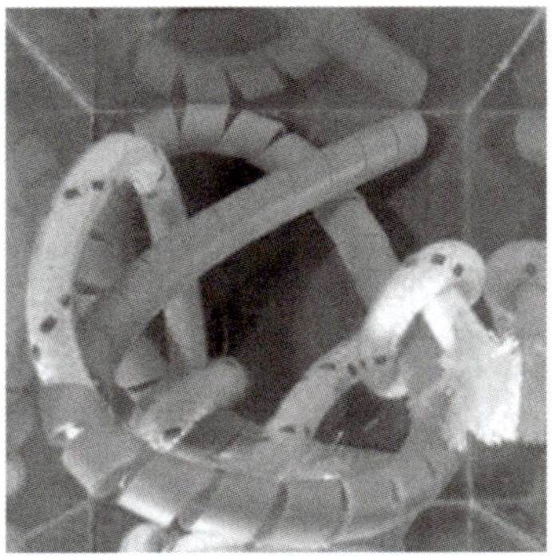

14.

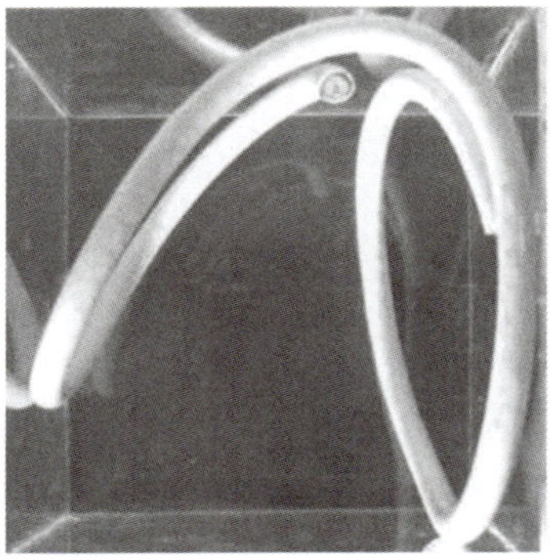

(A) : r
(B) : l
(C) : u
(D) : o
(E) : h

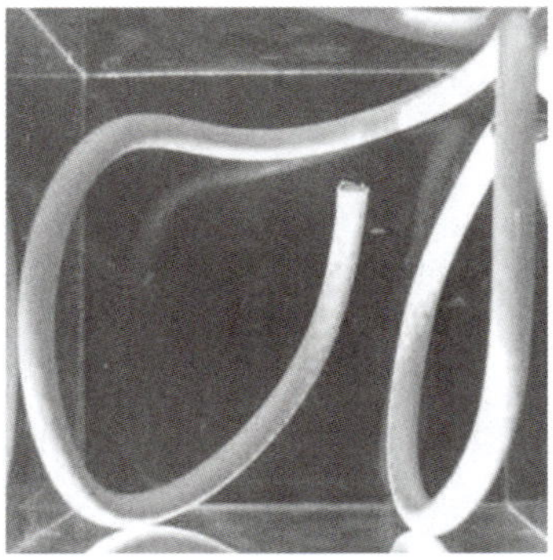

15.

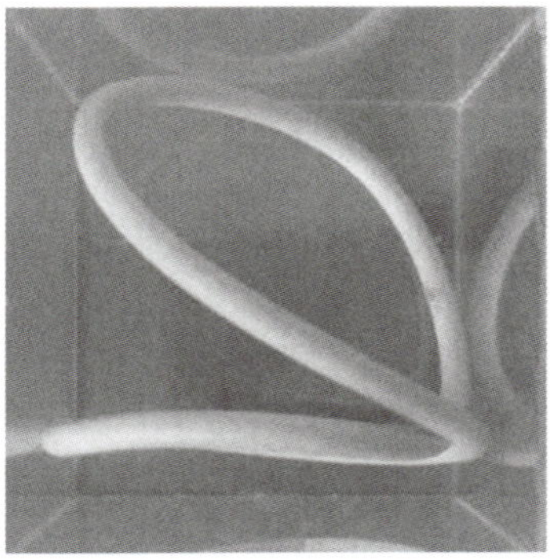

(A) : r
(B) : l
(C) : u
(D) : o
(E) : h

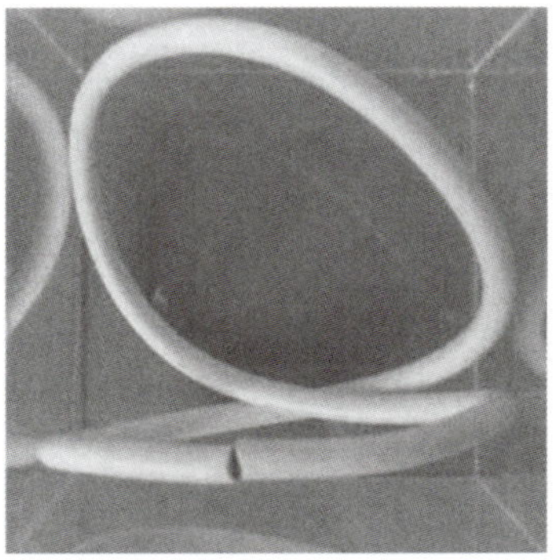

16.

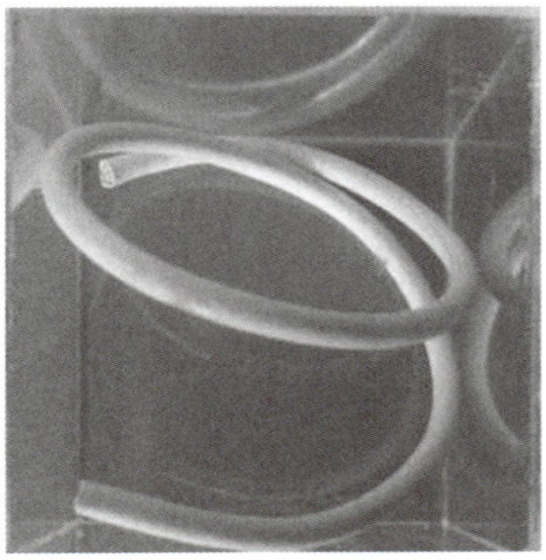

(A) : r
(B) : l
(C) : u
(D) : o
(E) : h

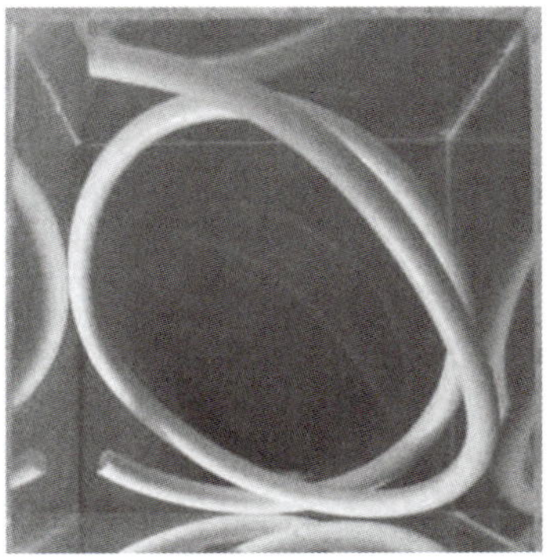

17.

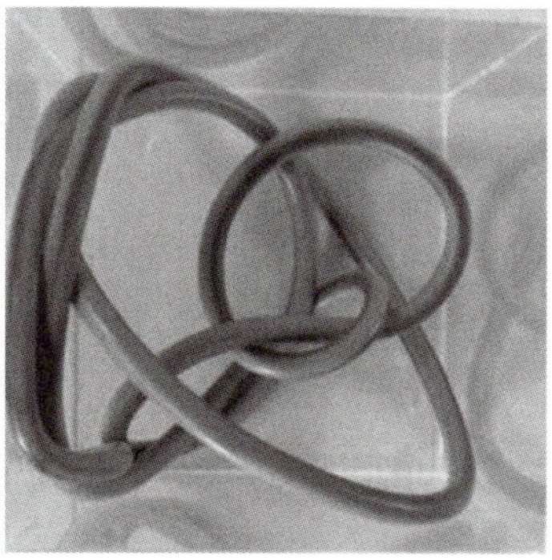

(A) : r
(B) : l
(C) : u
(D) : o
(E) : h

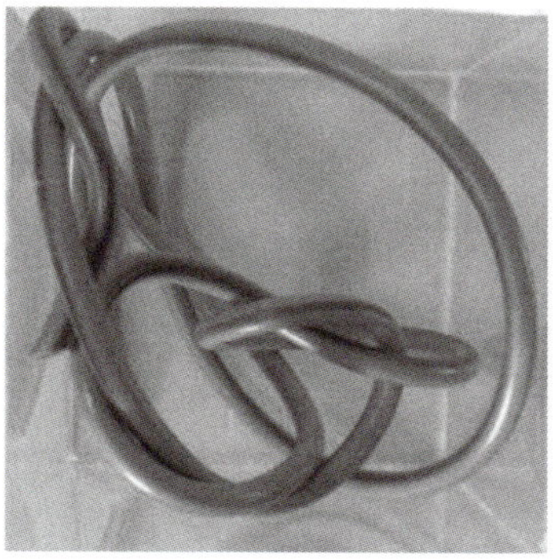

18.

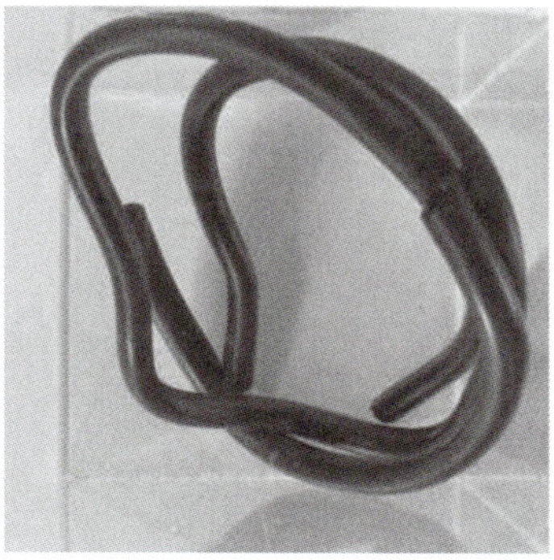

(A) : r
(B) : l
(C) : u
(D) : o
(E) : h

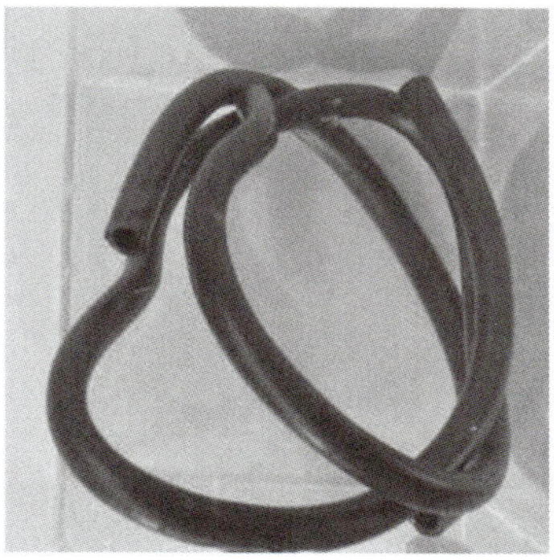

19.

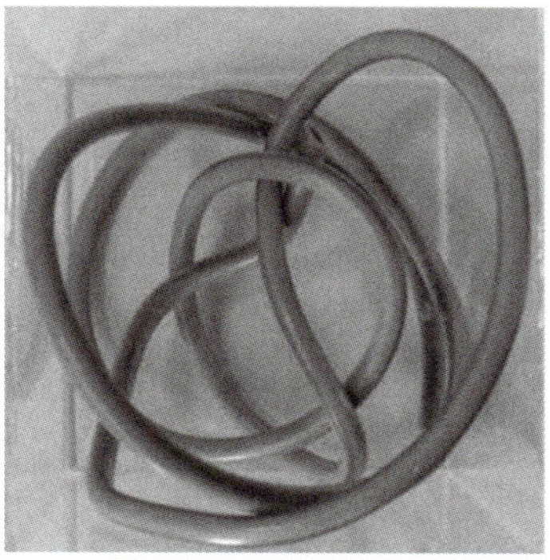

(A) : r
(B) : l
(C) : u
(D) : o
(E) : h

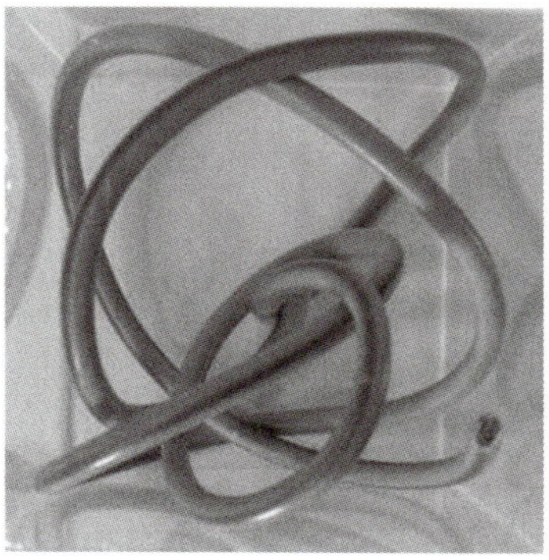

20.

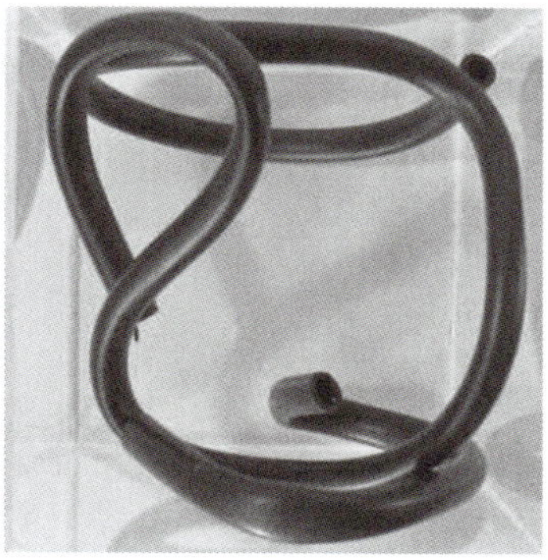

(A) : r
(B) : l
(C) : u
(D) : o
(E) : h

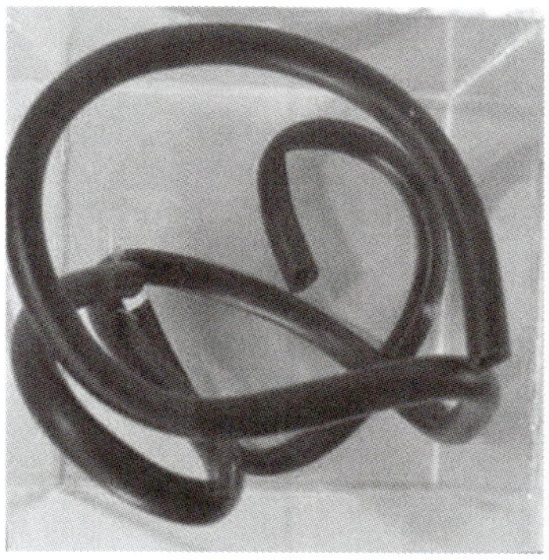

21.

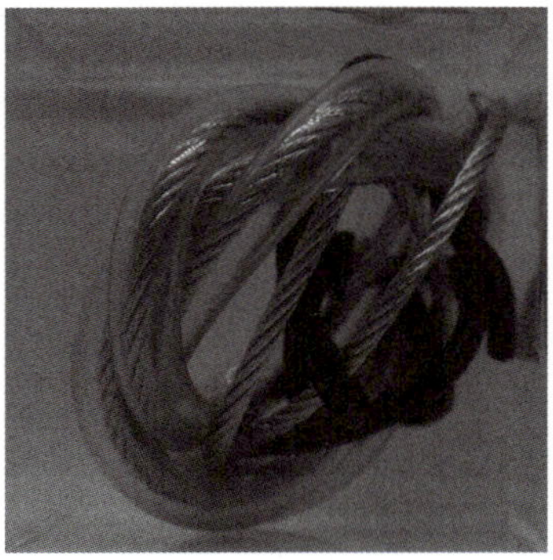

(A) : r
(B) : l
(C) : u
(D) : o
(E) : h

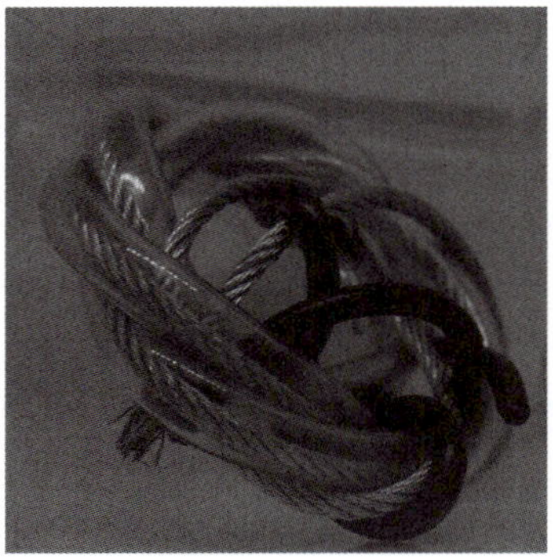

22.

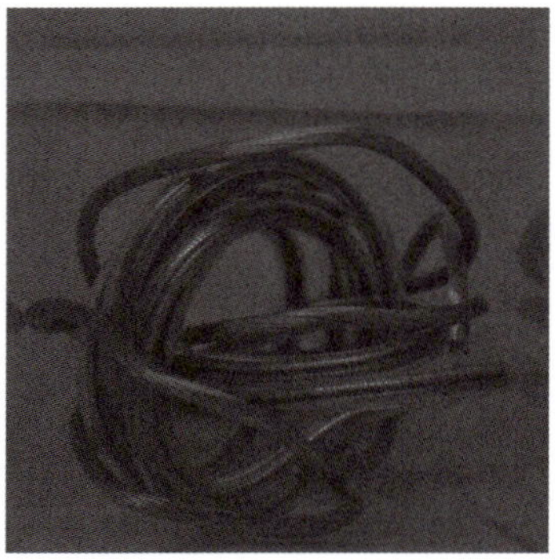

(A) : r
(B) : l
(C) : u
(D) : o
(E) : h

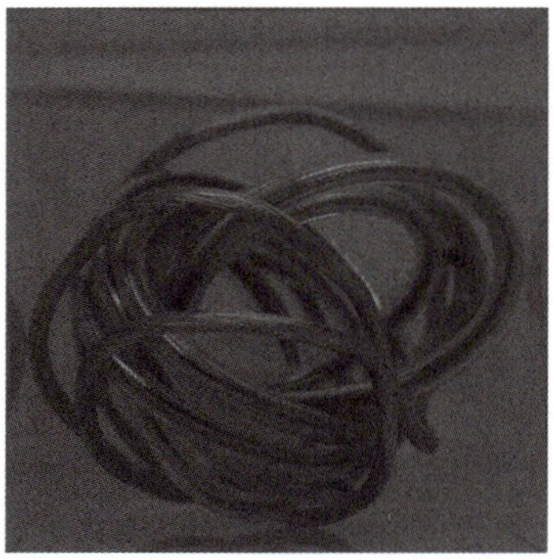

23.

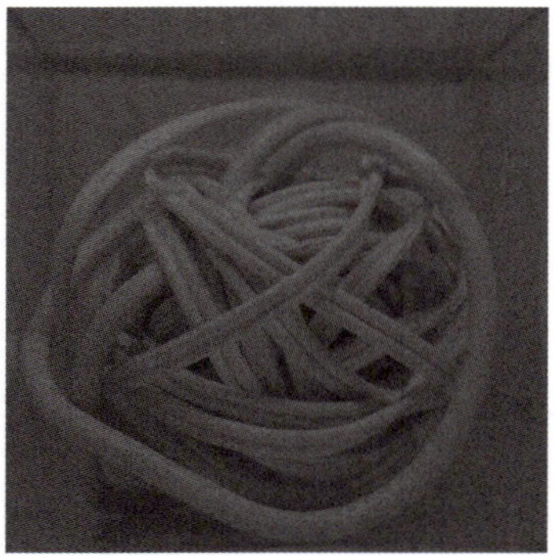

(A) : r
(B) : l
(C) : u
(D) : o
(E) : h

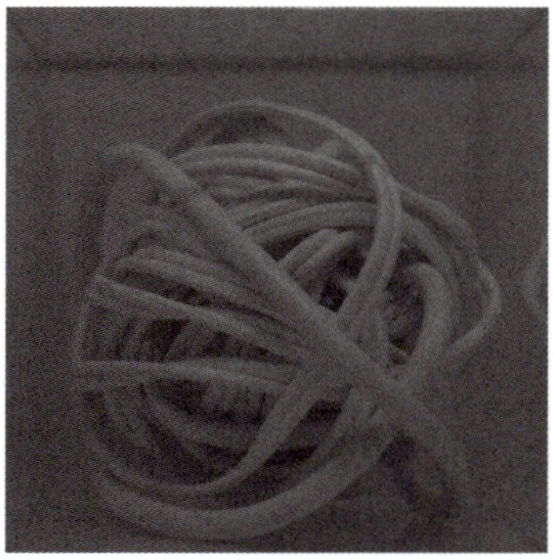

24.

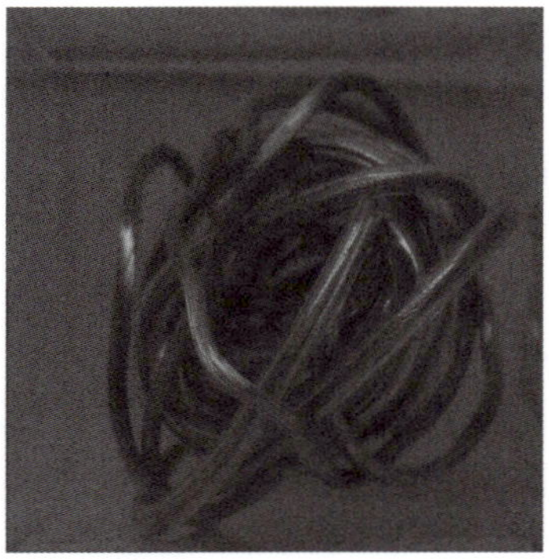

(A) : r
(B) : l
(C) : u
(D) : o
(E) : h

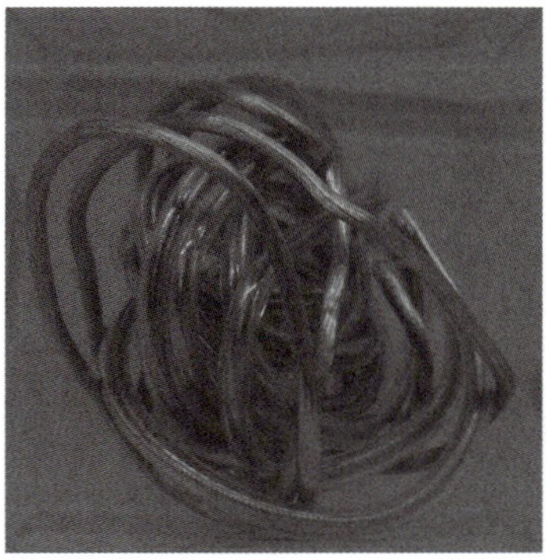

LÖSUNGSANSATZ ZU ÜBUNGSAUFGABE 12

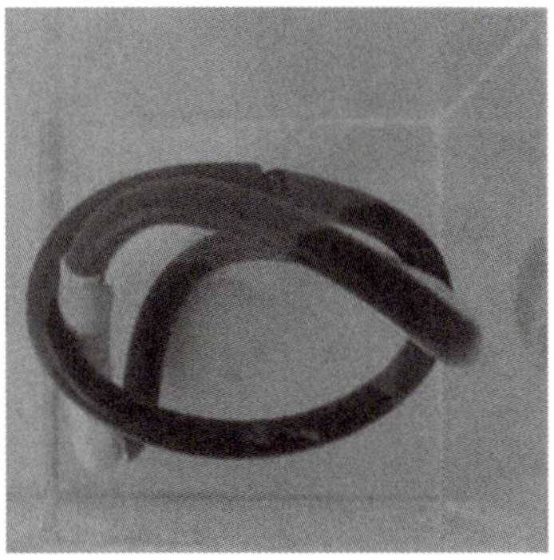

(A) : r
(B) : l
(C) : u
(D) : o
(E) : h

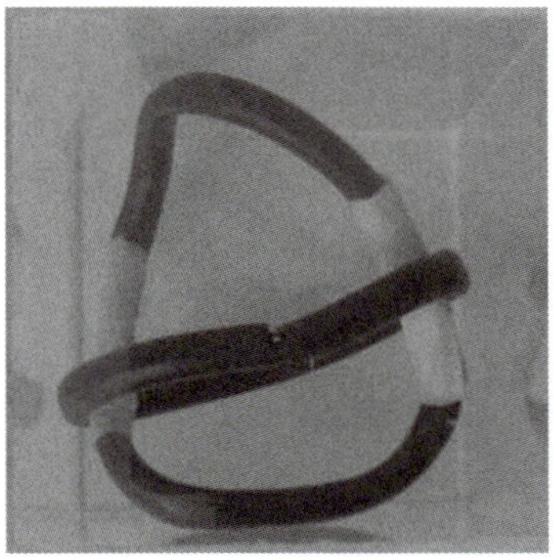

TIPPS

CRACK
Nicht auf die Schlauchenden versteifen!
Orientiere Dich an anderen Strukturen.

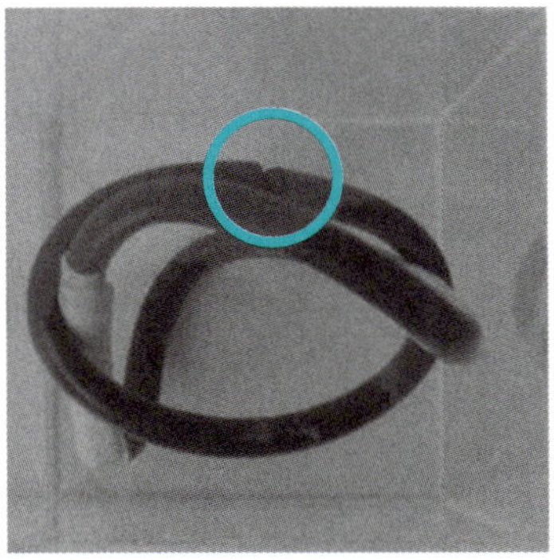

(A) : r
(B) : l
(C) : u
(D) : o
(E) : h

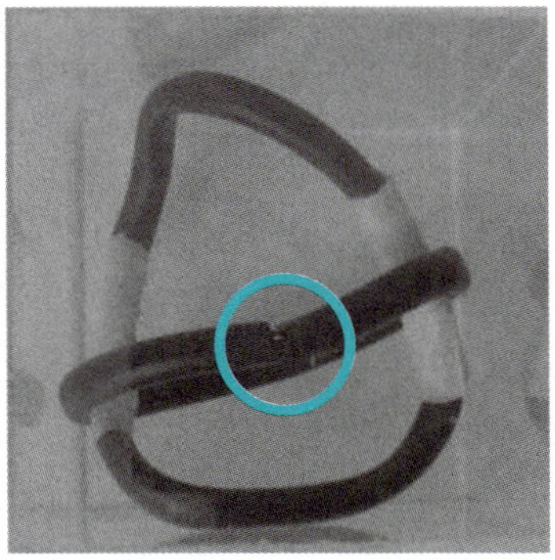

Lösungsansatz
Wieder einmal ist schnell klar, dass es sich um eine Kippbewegung handelt. Die Meisten werden sofort die Unterbrechung des Rings erkannt haben und instinktiv die richtige Antwort D angekreuzt haben. Dies ist aber nur möglich, wenn man die Unterbrechung auf dem ersten Foto erkannt und auf dem zweiten Foto wieder richtig zuordnen konnte. Sie liegt auf dem zweiten Foto vor dem eierförmigen Ring (zur Hilfe haben wir die Enden einfärben lassen). Bei solchen fiesen Details passiert es oft, dass wenn man sie zu lange betrachtet, einen sog. optischen Hänger bekommt und gar nichts mehr versteht. Falls das passiert, markiere die Aufgabe am Rand und schreite zur Nächsten. Sollte am Ende noch Zeit sein, kannst Du Dich nochmal mit der Aufgabe befassen. Verschwende nicht zu viel Zeit mit einer Aufgabe! Jede ist nur einen Punkt wert!

8. SIMULATION 8

Bearbeitungszeit: 15 Minuten

1.

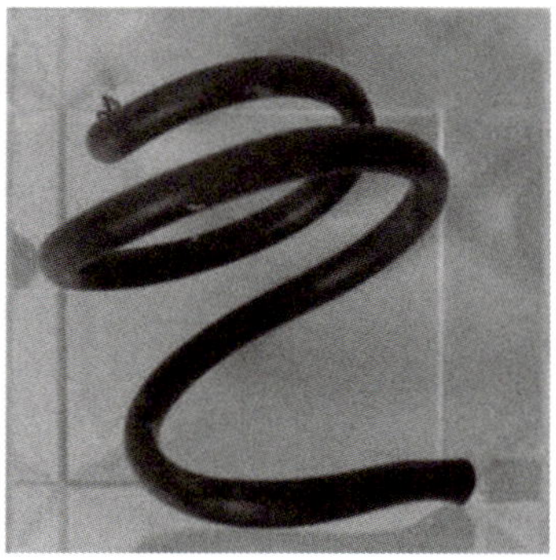

(A) : r
(B) : l
(C) : u
(D) : o
(E) : h

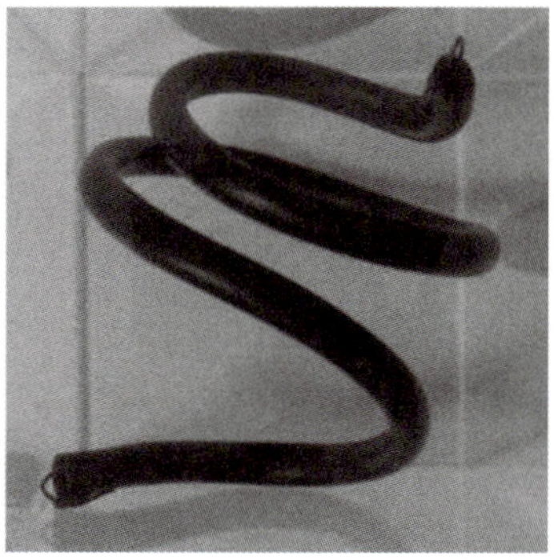

2.

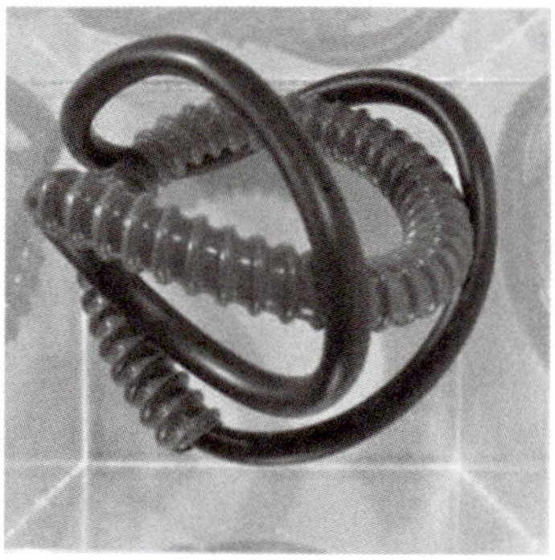

(A) : r
(B) : l
(C) : u
(D) : o
(E) : h

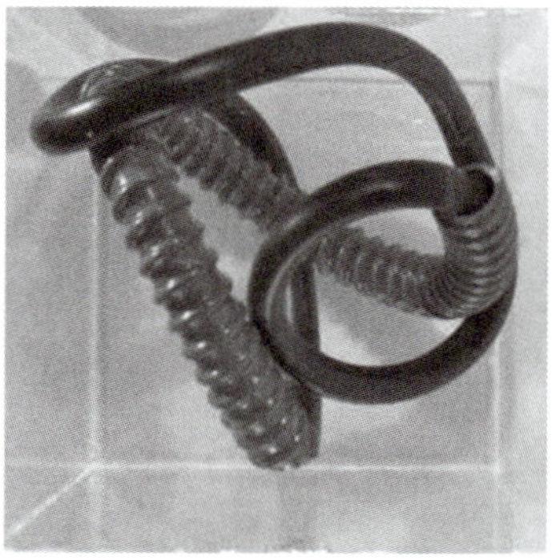

3.

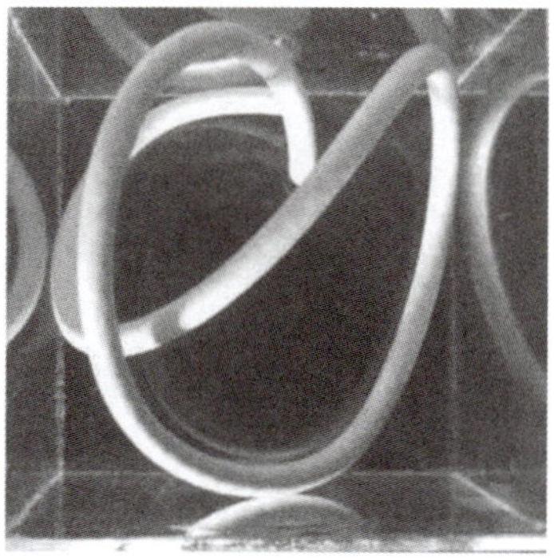

(A) : r
(B) : l
(C) : u
(D) : o
(E) : h

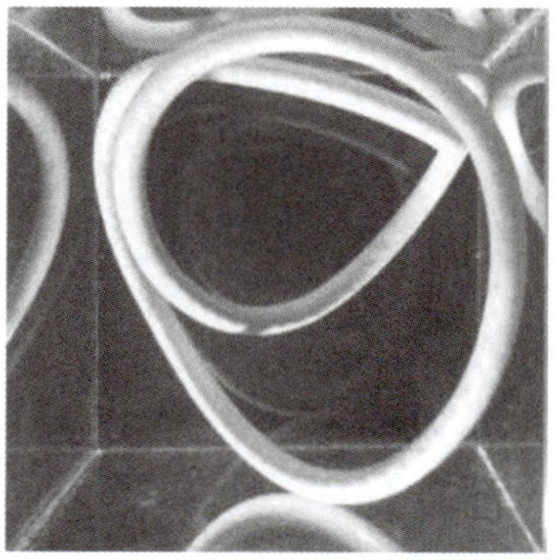

4.

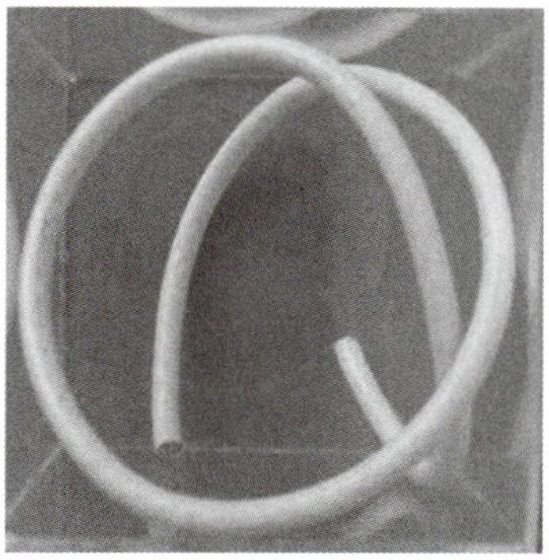

(A) : r
(B) : l
(C) : u
(D) : o
(E) : h

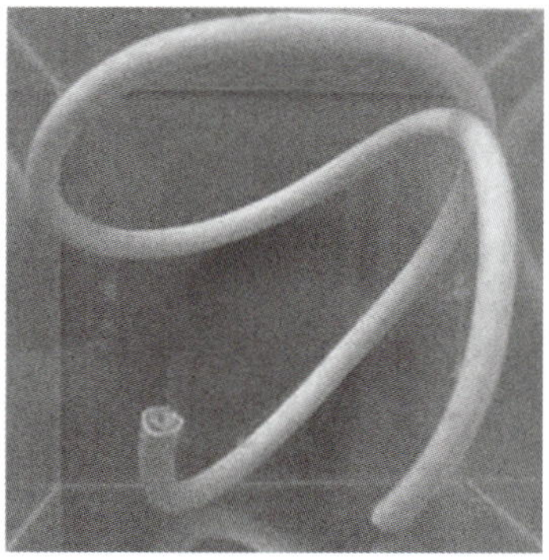

5.

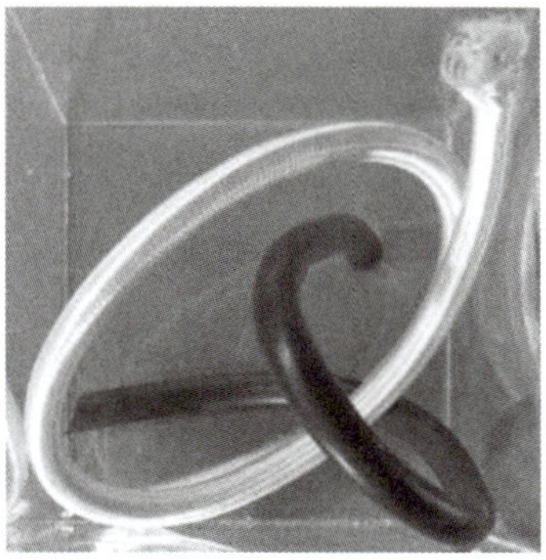

(A) : r
(B) : l
(C) : u
(D) : o
(E) : h

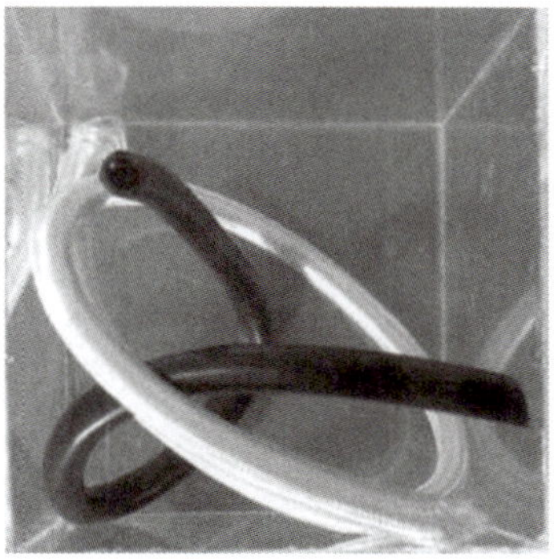

6.

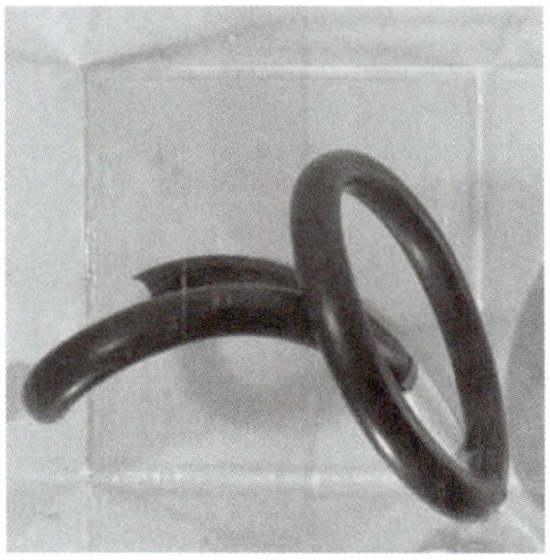

(A) : r
(B) : l
(C) : u
(D) : o
(E) : h

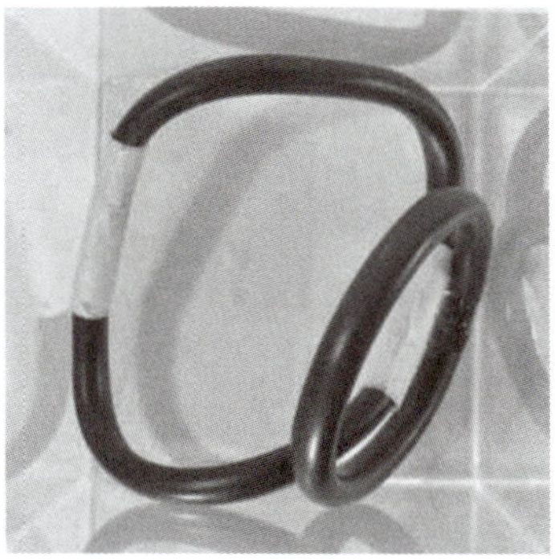

7.

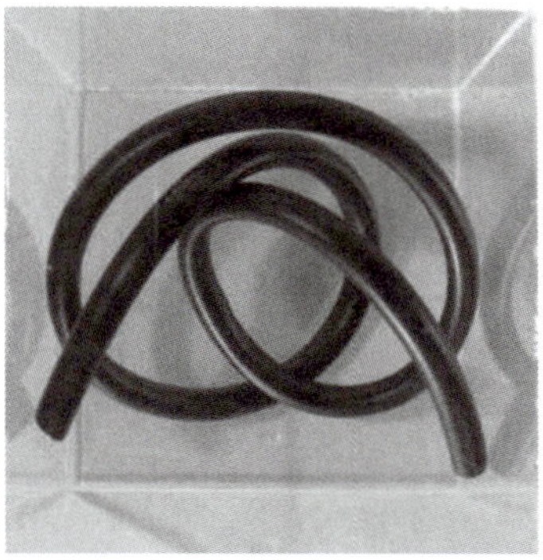

(A) : r
(B) : l
(C) : u
(D) : o
(E) : h

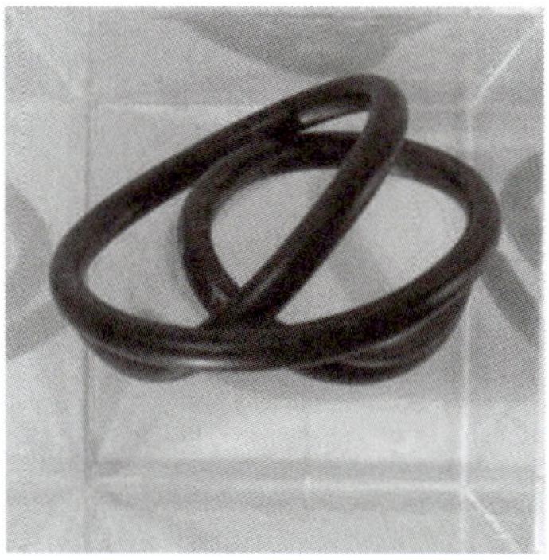

8.

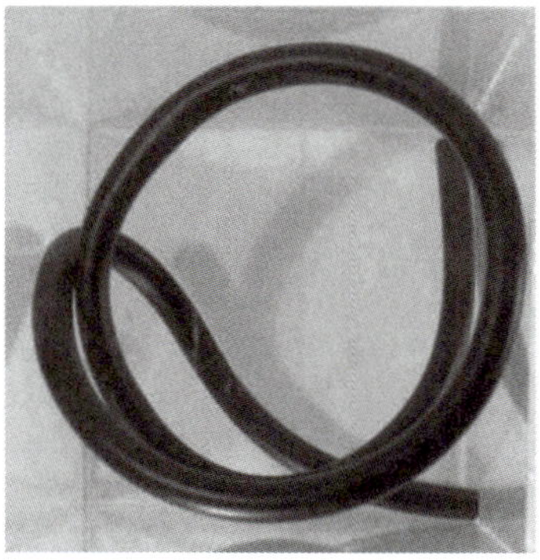

(A) : r
(B) : l
(C) : u
(D) : o
(E) : h

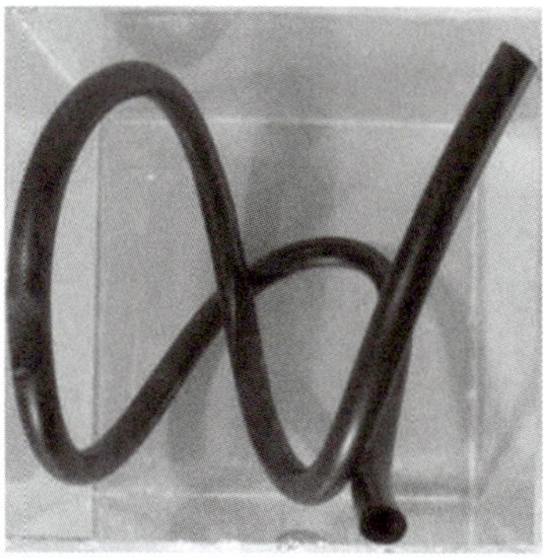

9.

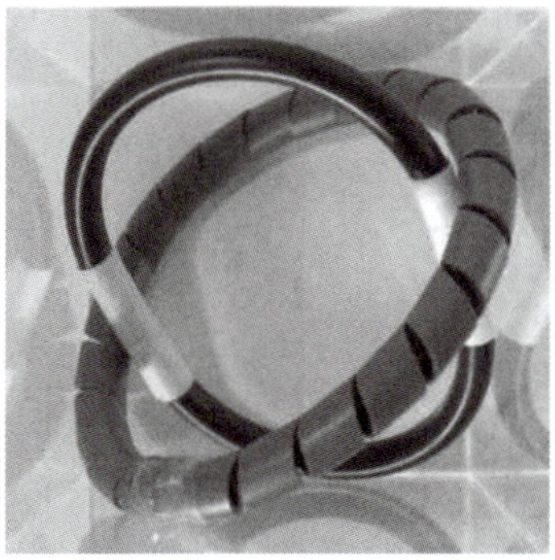

(A) : r
(B) : l
(C) : u
(D) : o
(E) : h

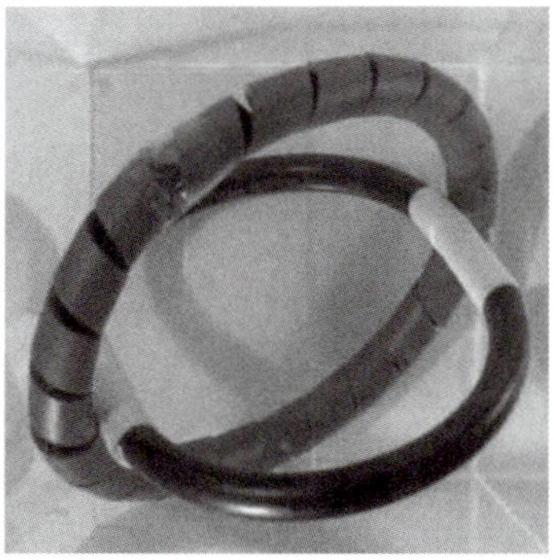

10.

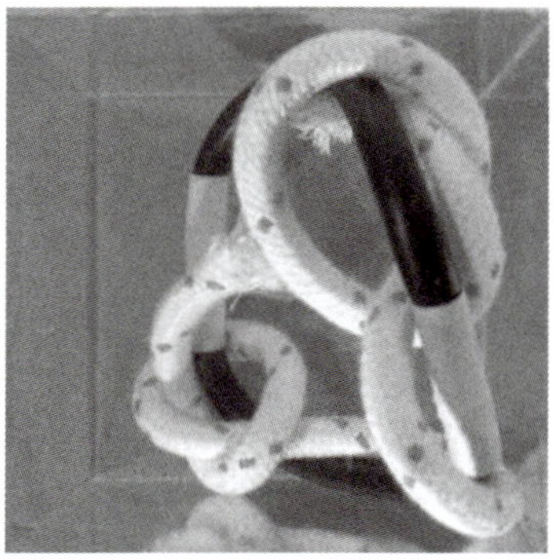

(A) : r
(B) : l
(C) : u
(D) : o
(E) : h

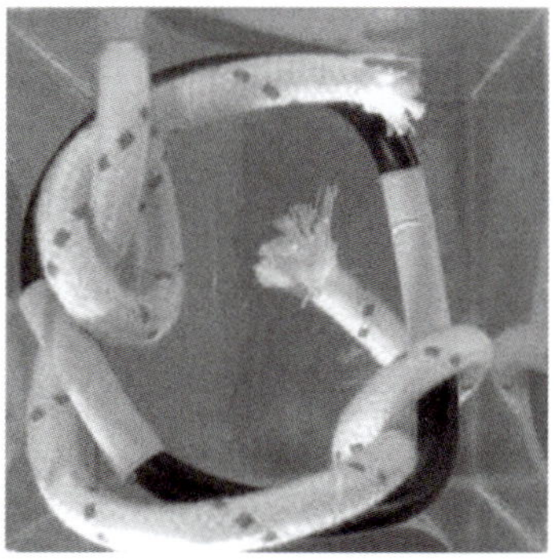

11.

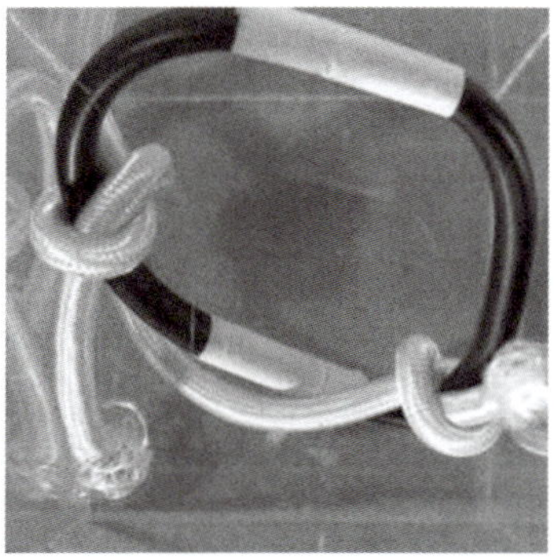

(A) : r
(B) : l
(C) : u
(D) : o
(E) : h

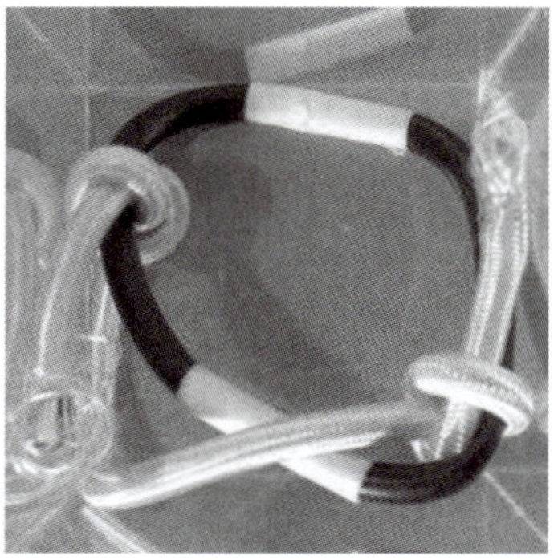

12.

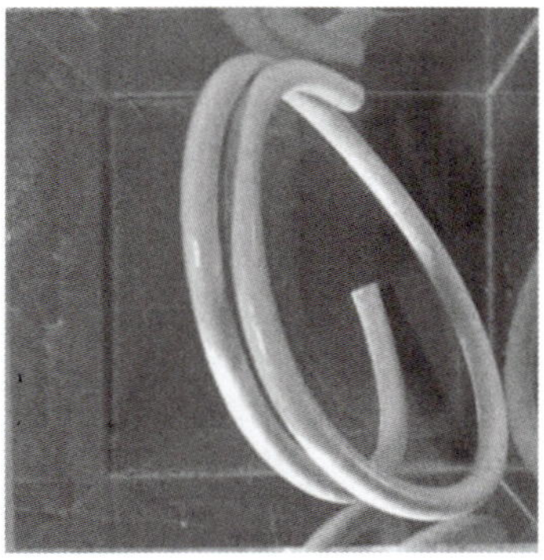

(A) : r
(B) : l
(C) : u
(D) : o
(E) : h

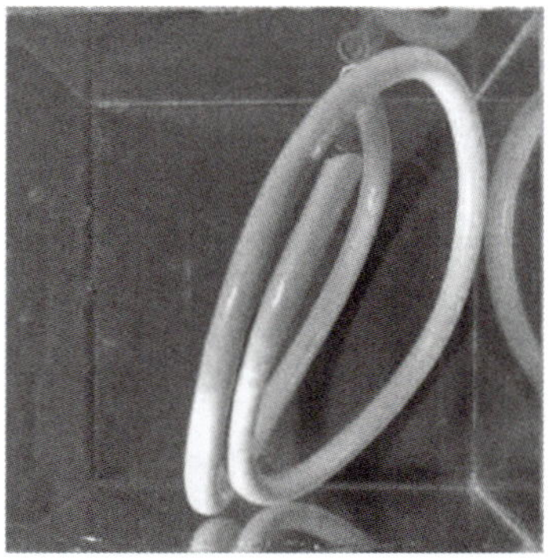

13.

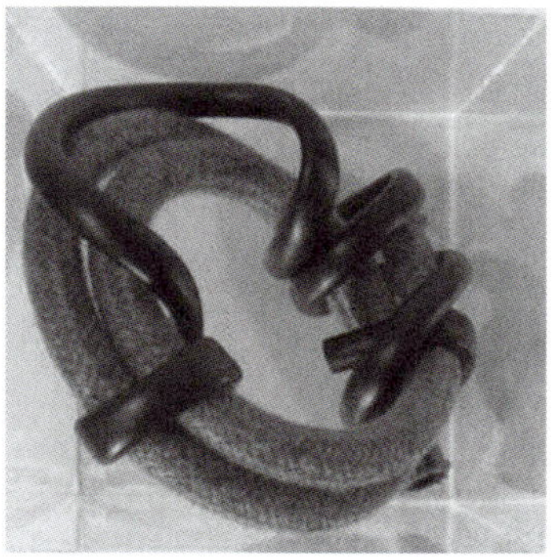

(A) : r
(B) : l
(C) : u
(D) : o
(E) : h

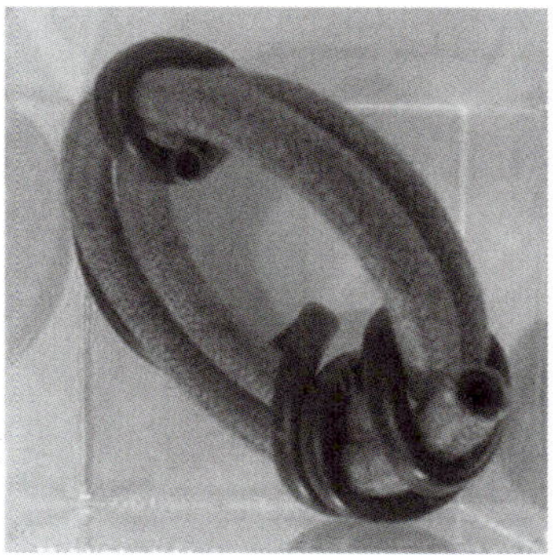

14.

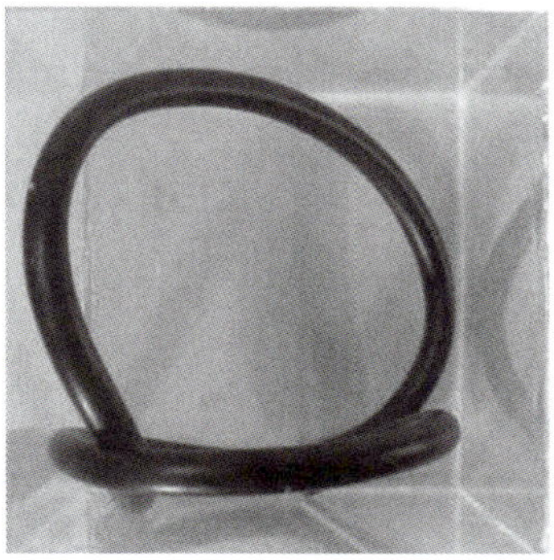

(A) : r
(B) : l
(C) : u
(D) : o
(E) : h

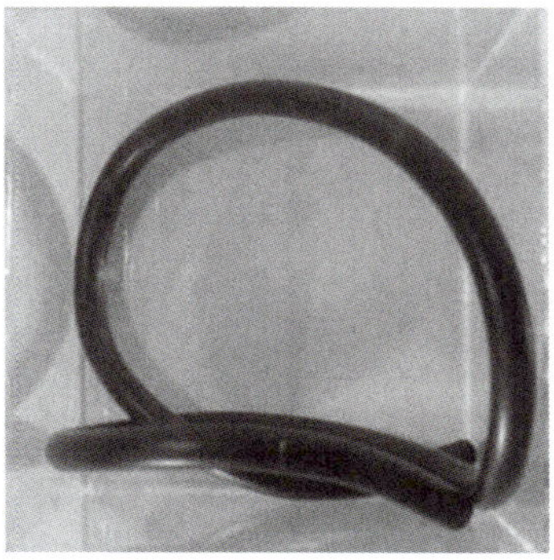

15.

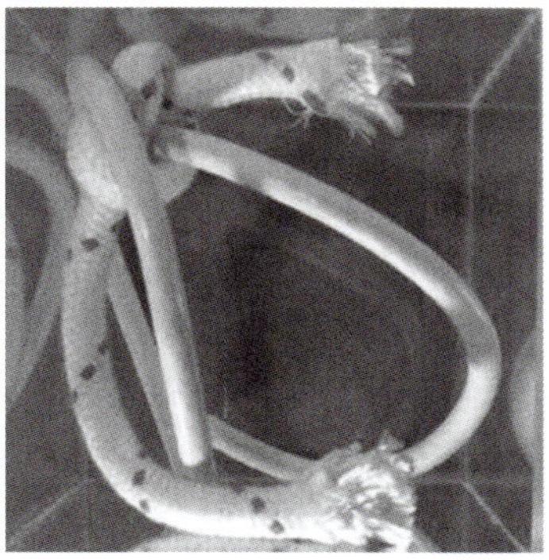

(A) : r
(B) : l
(C) : u
(D) : o
(E) : h

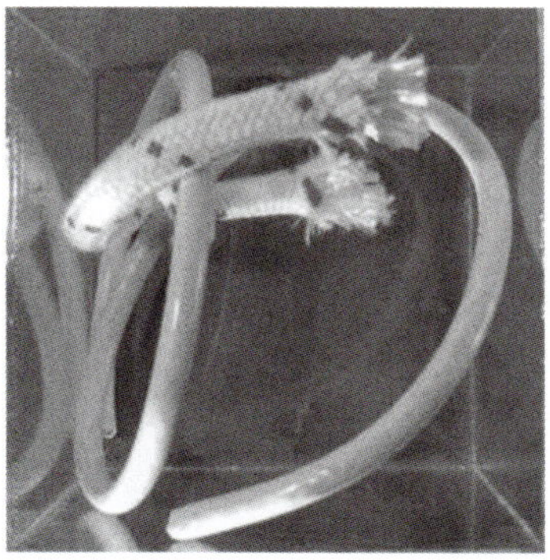

16.

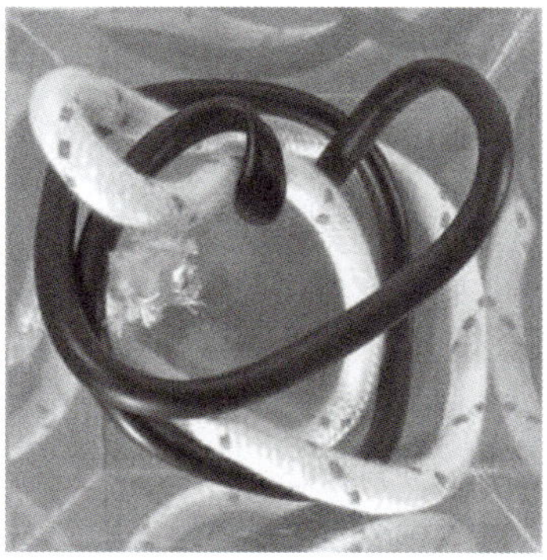

(A) : r
(B) : l
(C) : u
(D) : o
(E) : h

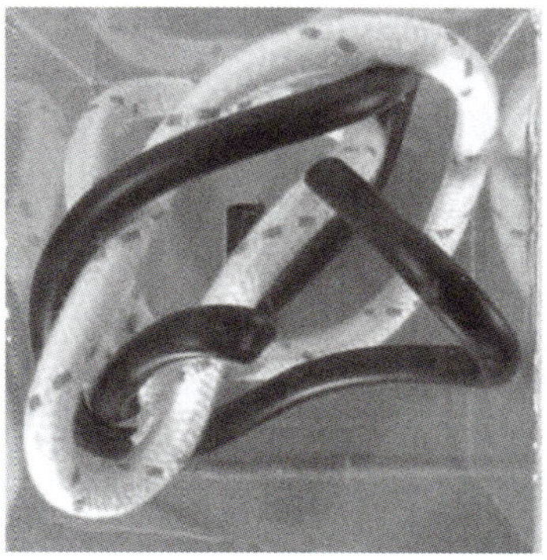

17.

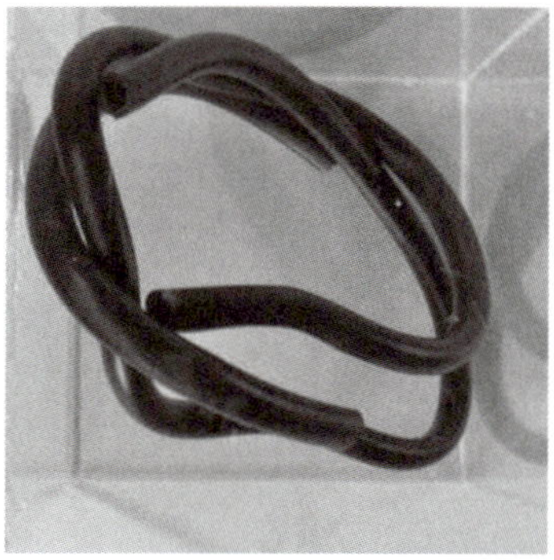

(A) : r
(B) : l
(C) : u
(D) : o
(E) : h

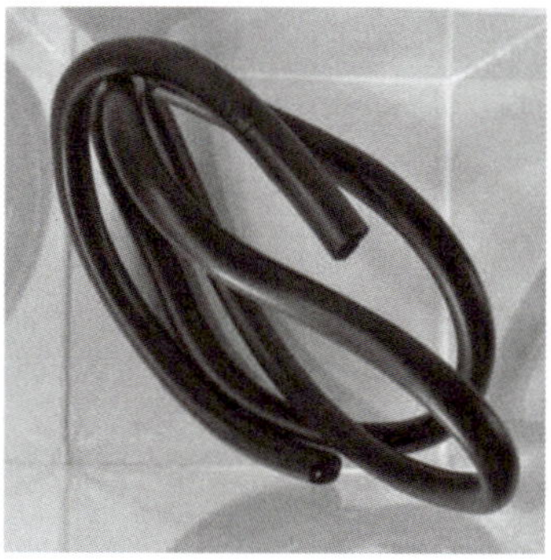

18.

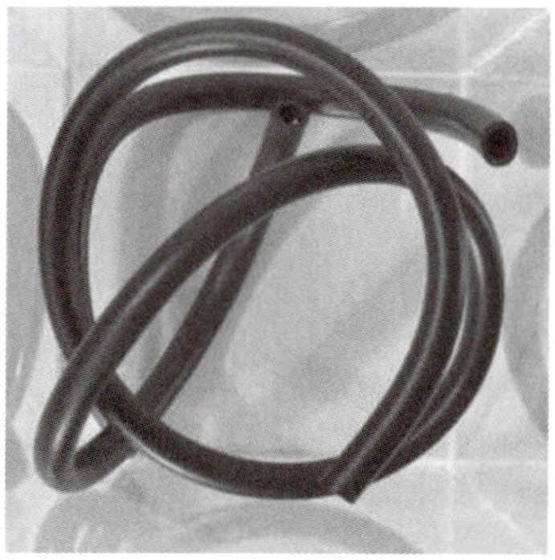

(A) : r
(B) : l
(C) : u
(D) : o
(E) : h

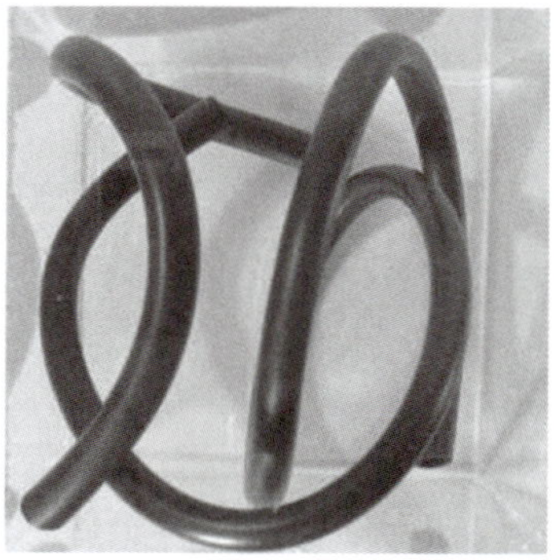

19.

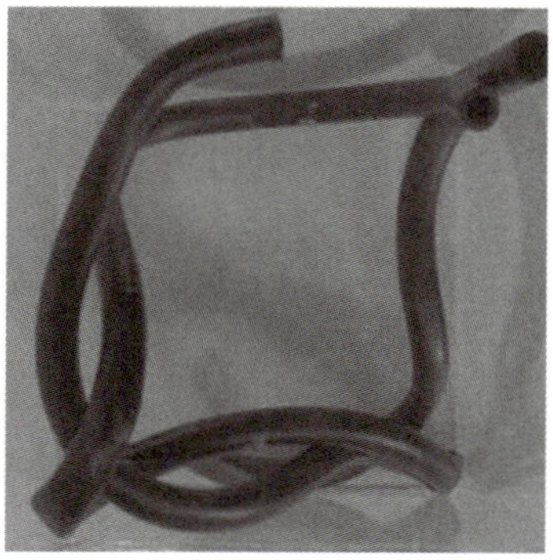

(A) : r
(B) : l
(C) : u
(D) : o
(E) : h

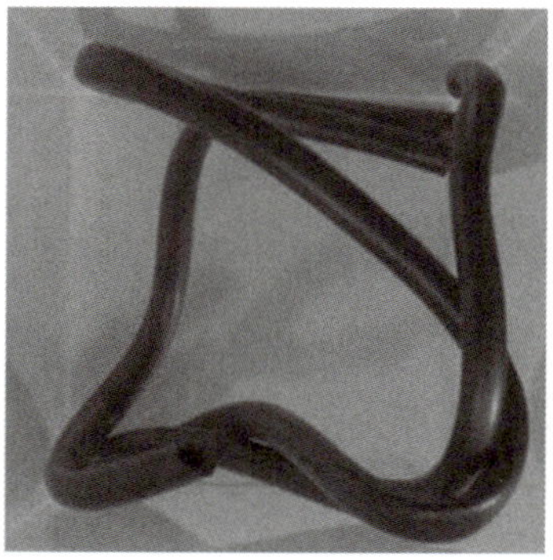

20.

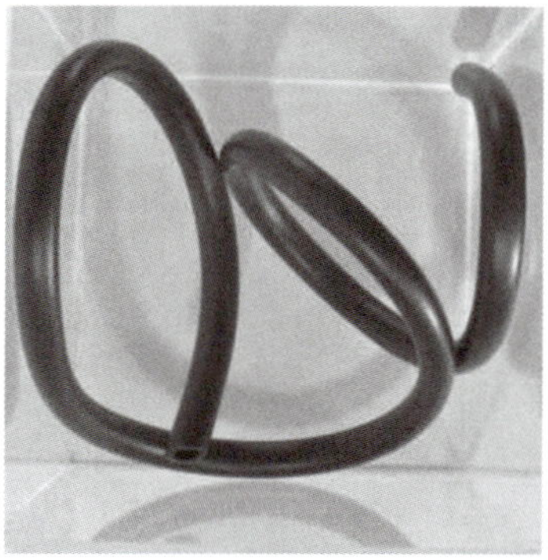

(A) : r
(B) : l
(C) : u
(D) : o
(E) : h

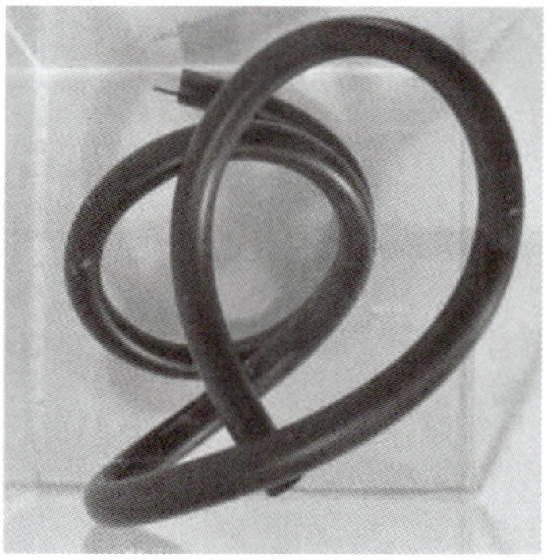

21.

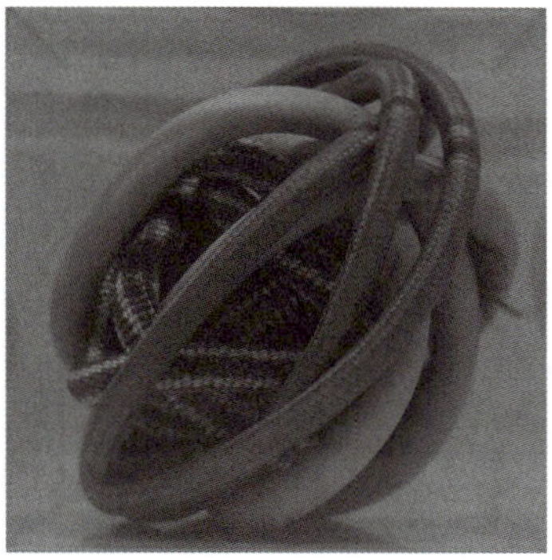

(A) : r
(B) : l
(C) : u
(D) : o
(E) : h

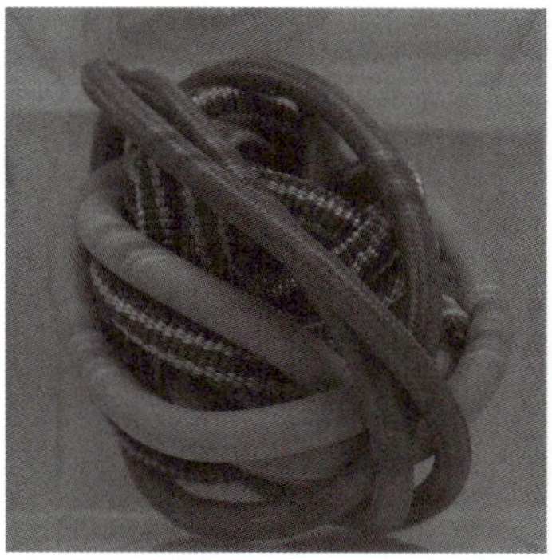

22.

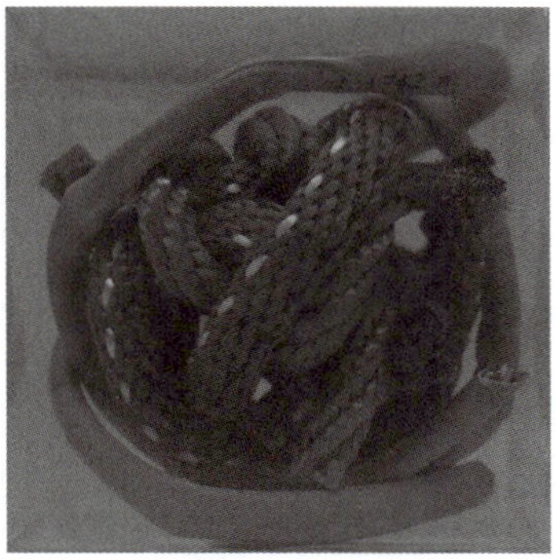

(A) : r
(B) : l
(C) : u
(D) : o
(E) : h

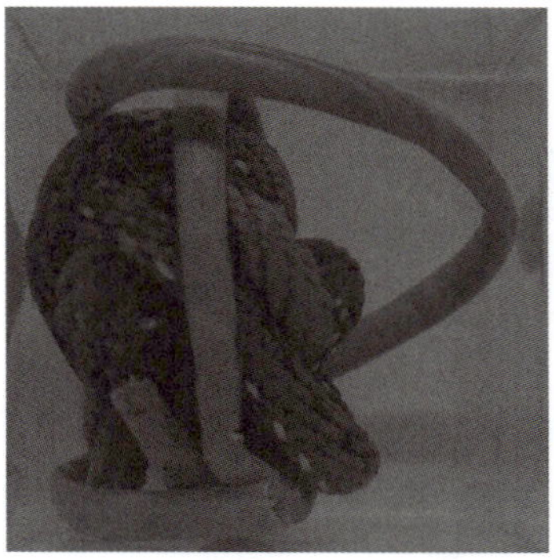

23.

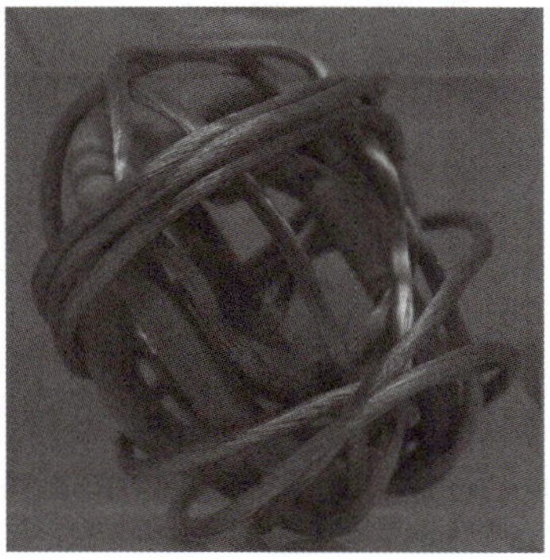

(A) : r
(B) : l
(C) : u
(D) : o
(E) : h

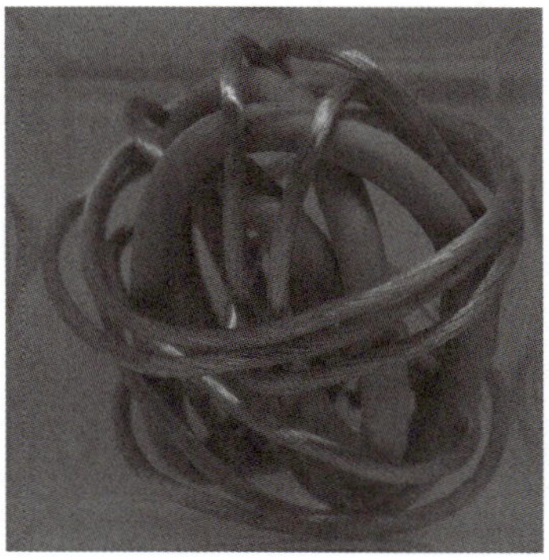

24.

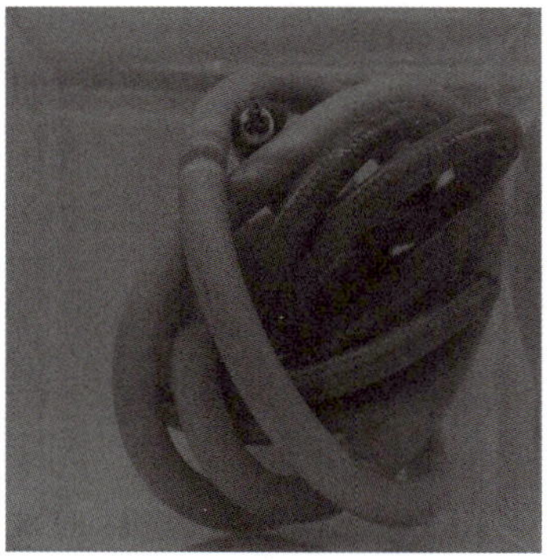

(A) : r
(B) : l
(C) : u
(D) : o
(E) : h

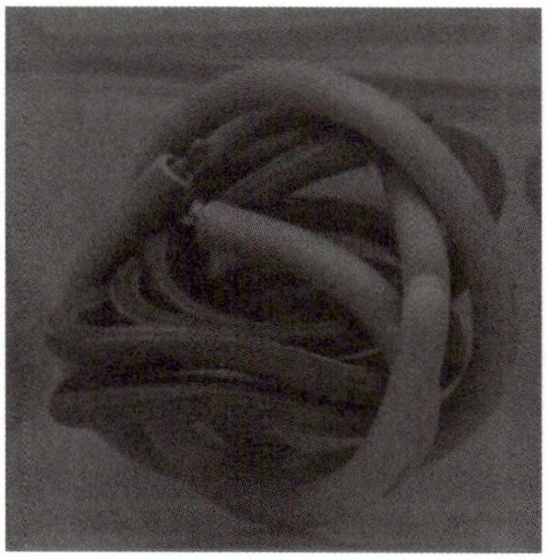

LÖSUNGSANSATZ ZU ÜBUNGSAUFGABE 14

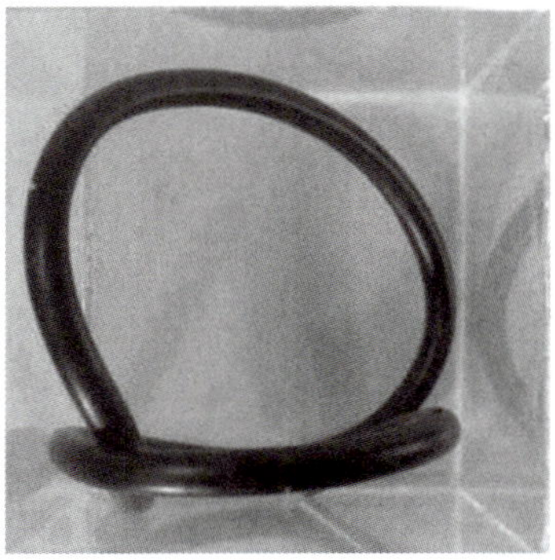

(A) : r
(B) : l
(C) : u
(D) : o
(E) : h

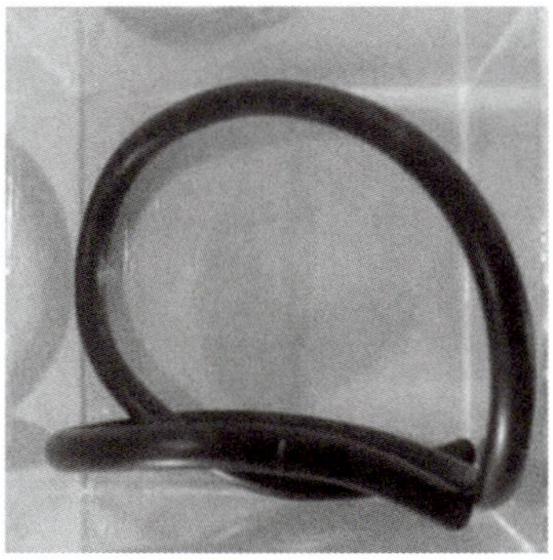

VORSICHT

Die Ansichten links, rechts und hinten sehen sich ähnlich.

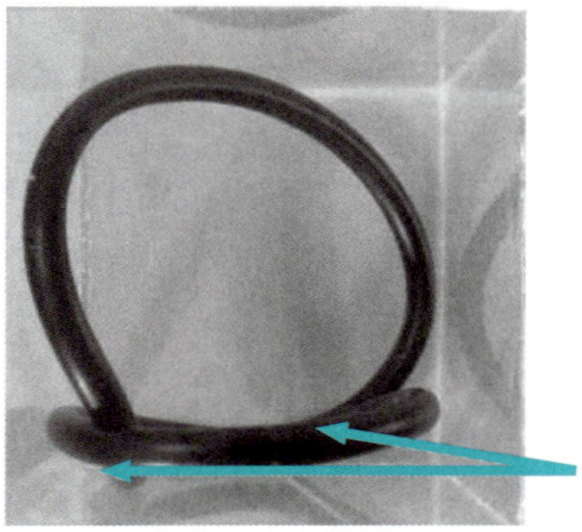

2)

(A) : r
(B) : l
(C) : u
(D) : o
(E) : h

1)

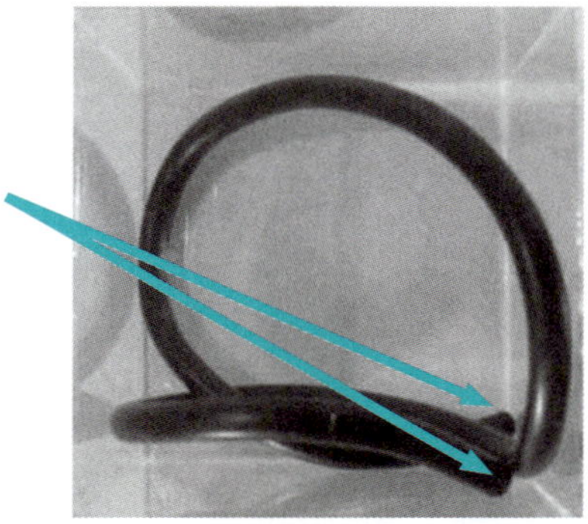

Lösungsansatz
Achtet man nur auf den Bogen, wären die Ansichten von rechts, links und sogar von hinten denkbar.

Hat man aber auf dem zweiten Foto die Schlauchenden am rechten Rand gefunden (siehe 1.), fallen die nächsten Überlegungen leichter. Wir können auf dem ersten Foto zwar keine Schlauchenden sehen, müssen aber davon ausgehen, dass die Enden sich im unteren Teil des Würfels befinden und von uns weg zeigen (siehe 2.).

Die Ansicht von hinten scheidet aus, da die Schlauchenden sonst beide in unsere Richtung zeigen müssten. Die Ansicht von links scheidet aus, da sonst die Schlauchenden nach links zeigen müssten. Es bleibt also Antwort A, die Ansicht von rechts!

9. SIMULATION 9

Bearbeitungszeit: 15 Minuten

1.

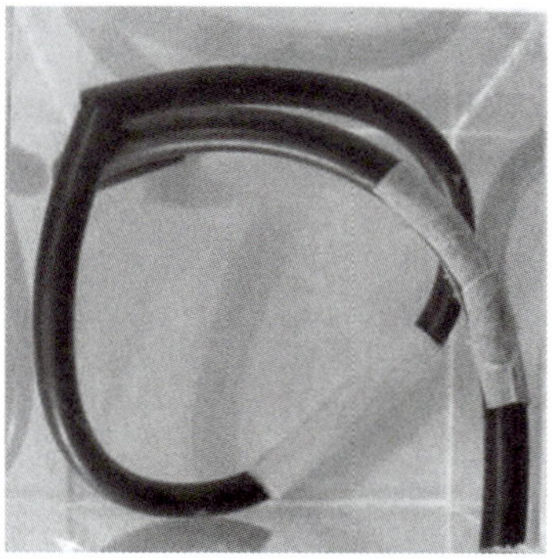

(A) : r
(B) : l
(C) : u
(D) : o
(E) : h

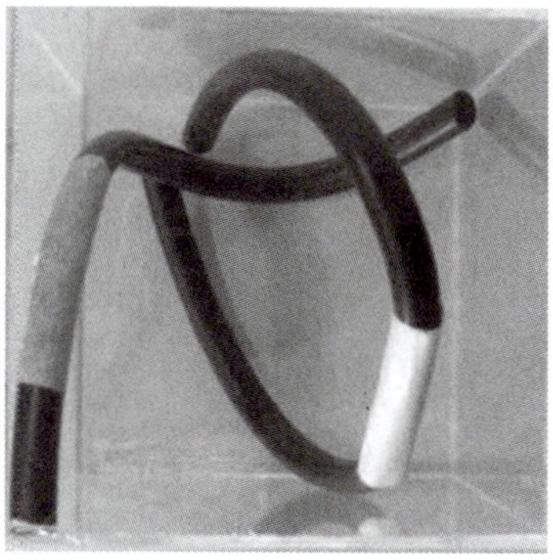

2.

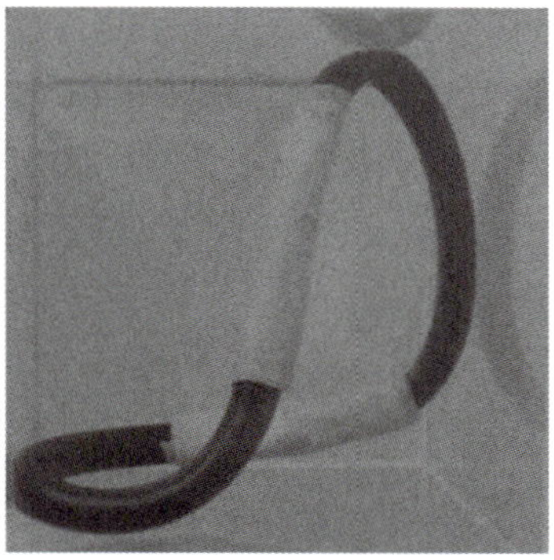

(A) : r
(B) : l
(C) : u
(D) : o
(E) : h

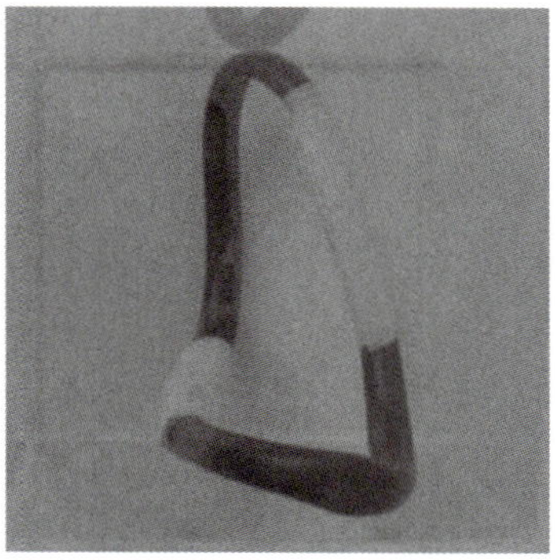

3.

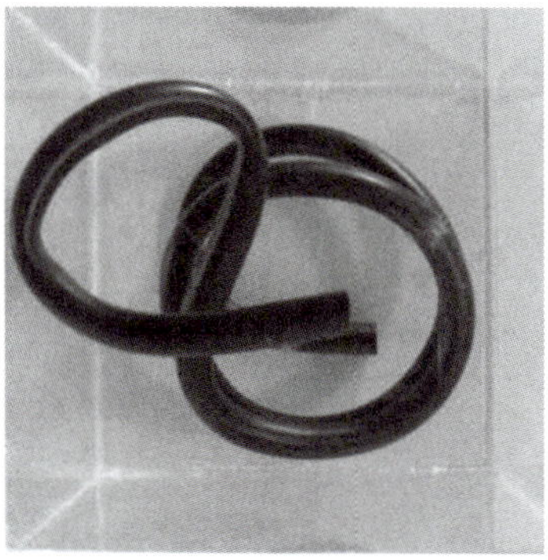

(A) : r
(B) : l
(C) : u
(D) : o
(E) : h

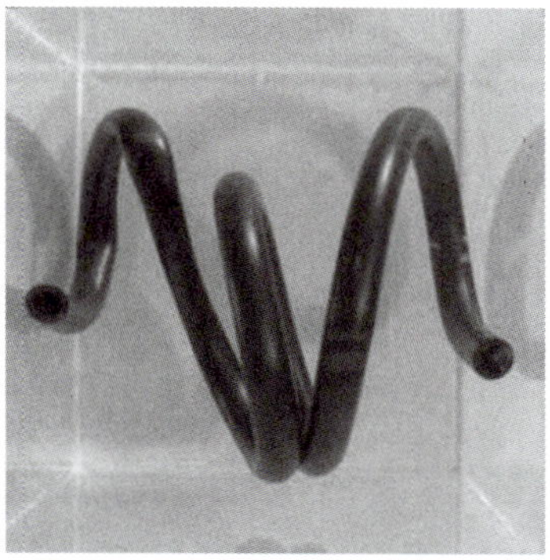

4.

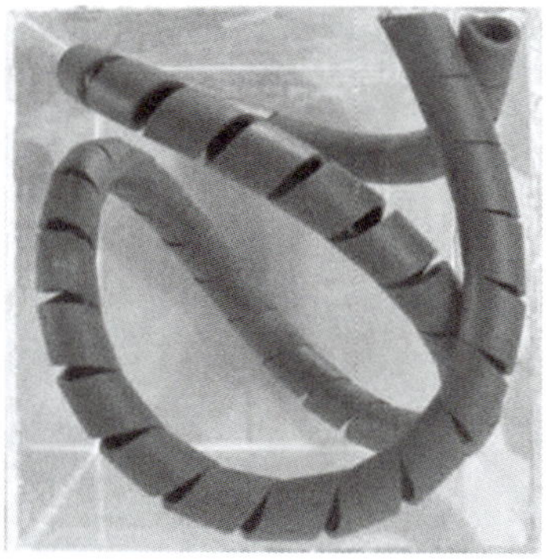

(A) : r
(B) : l
(C) : u
(D) : o
(E) : h

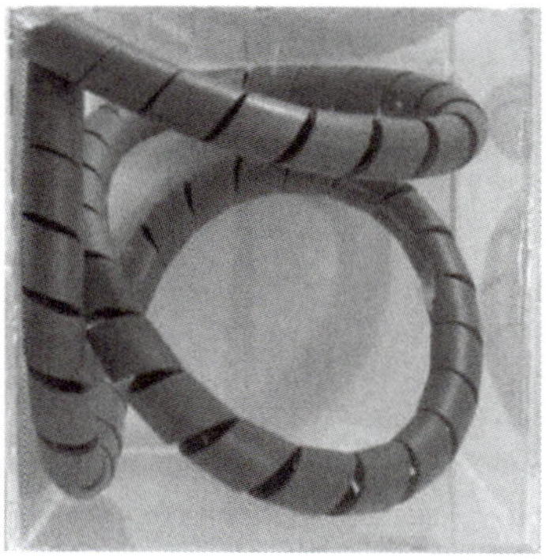

5.

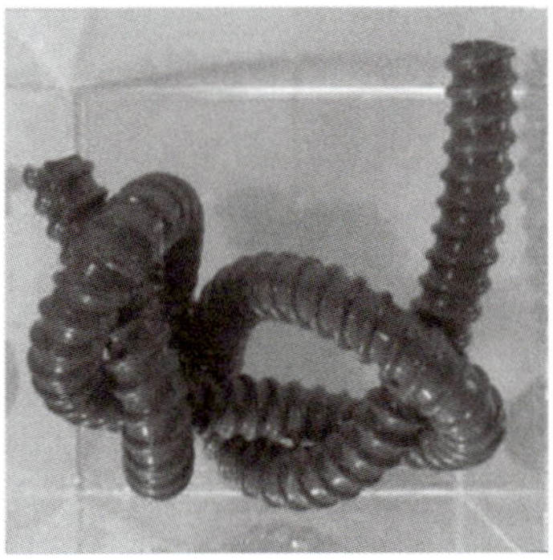

(A) : r
(B) : l
(C) : u
(D) : o
(E) : h

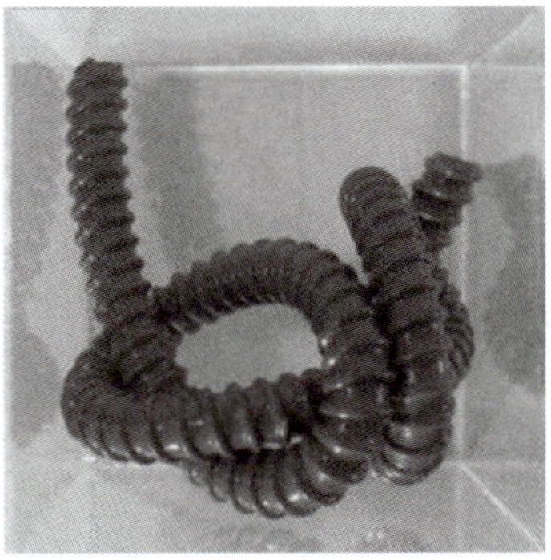

6.

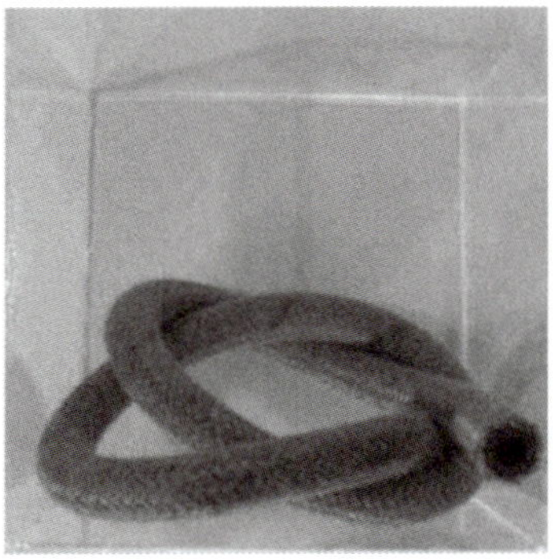

(A) : r
(B) : l
(C) : u
(D) : o
(E) : h

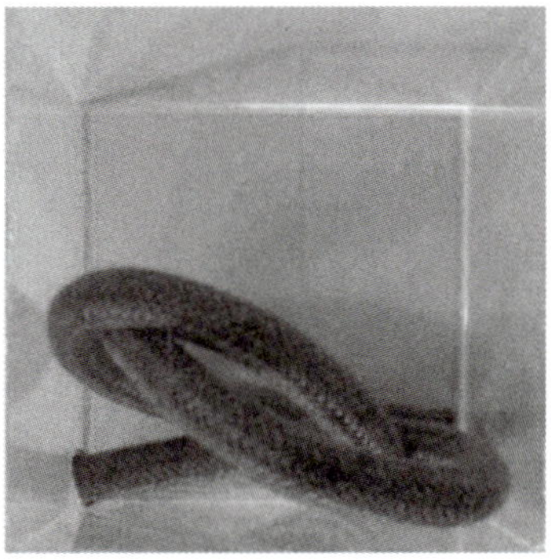

7.

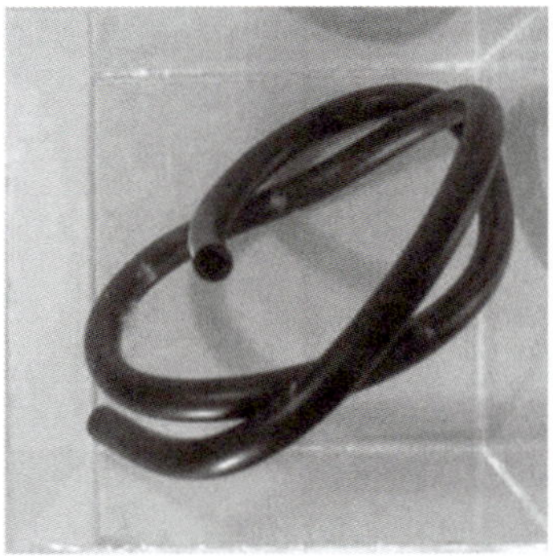

(A) : r
(B) : l
(C) : u
(D) : o
(E) : h

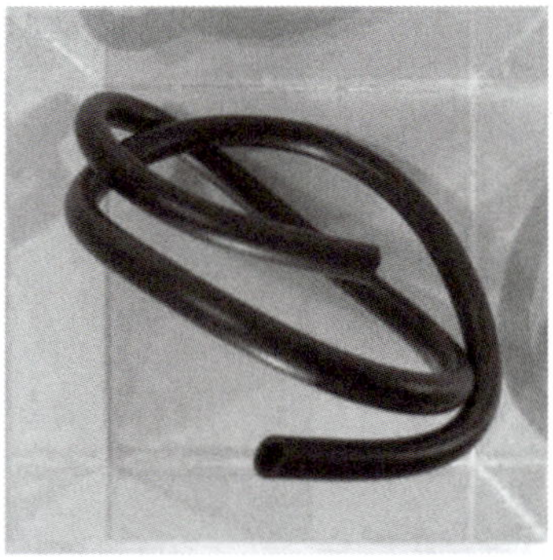

8.

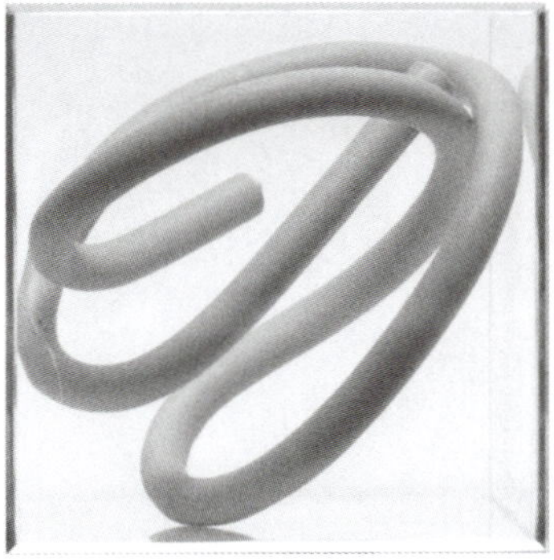

(A) : r
(B) : l
(C) : u
(D) : o
(E) : h

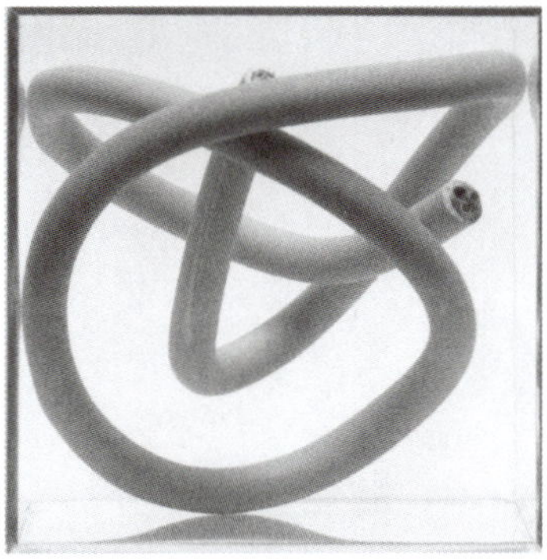

9.

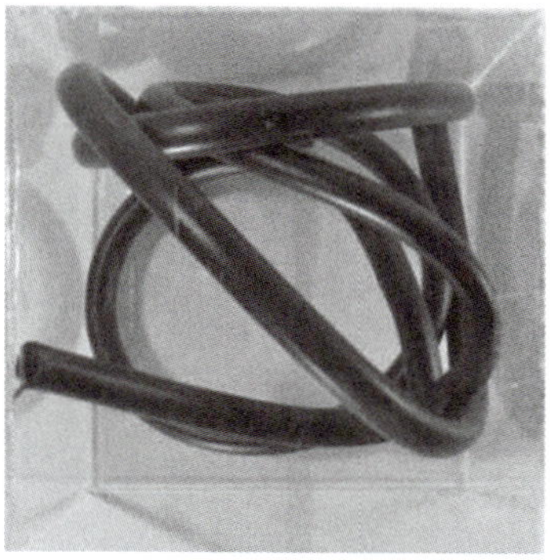

(A) : r
(B) : l
(C) : u
(D) : o
(E) : h

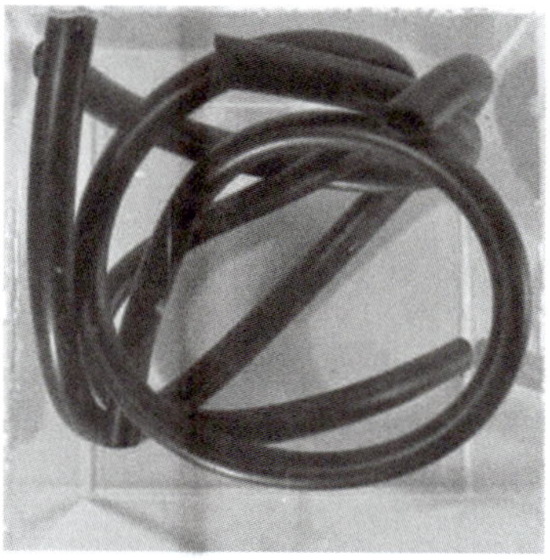

10.

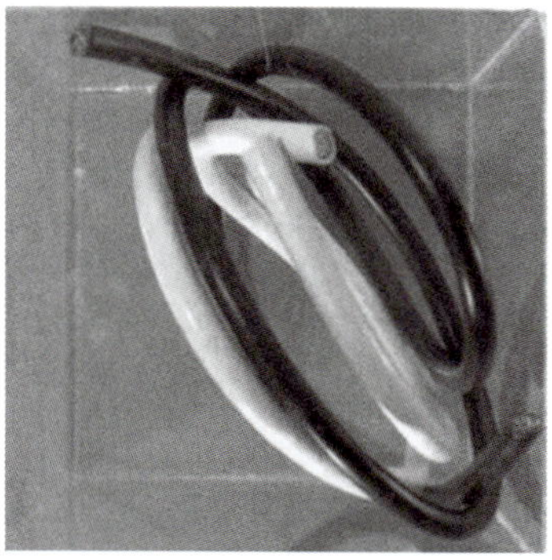

(A) : r
(B) : l
(C) : u
(D) : o
(E) : h

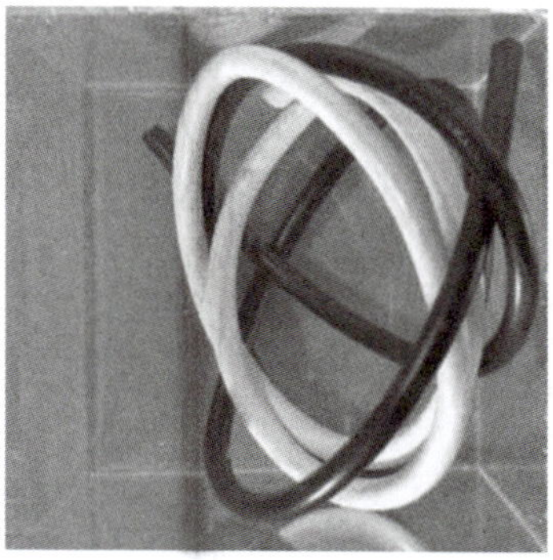

11.

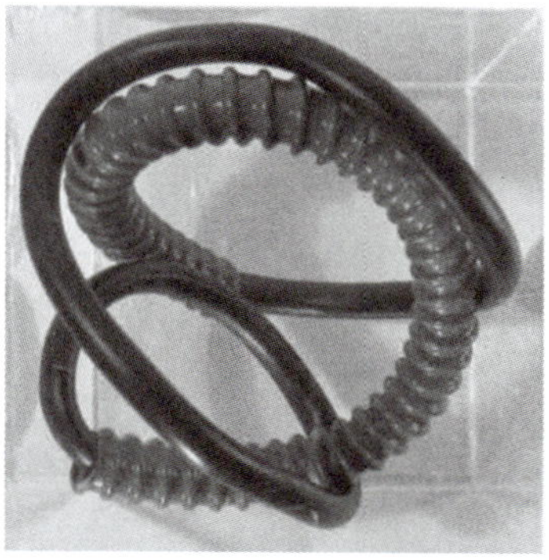

(A) : r
(B) : l
(C) : u
(D) : o
(E) : h

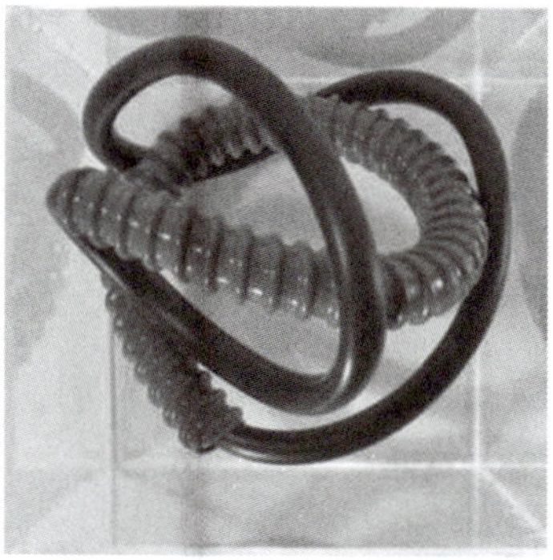

12.

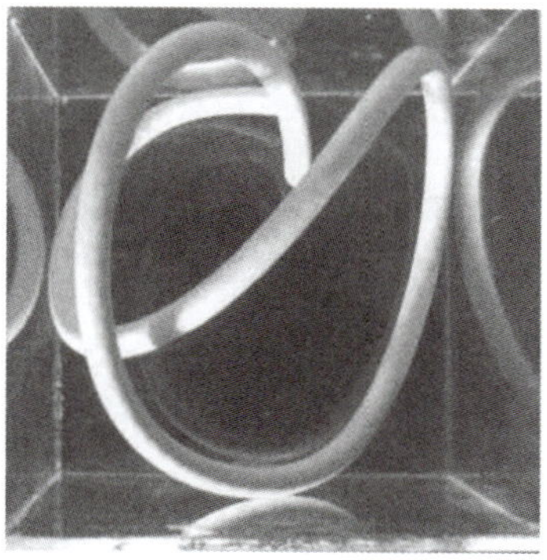

(A) : r
(B) : l
(C) : u
(D) : o
(E) : h

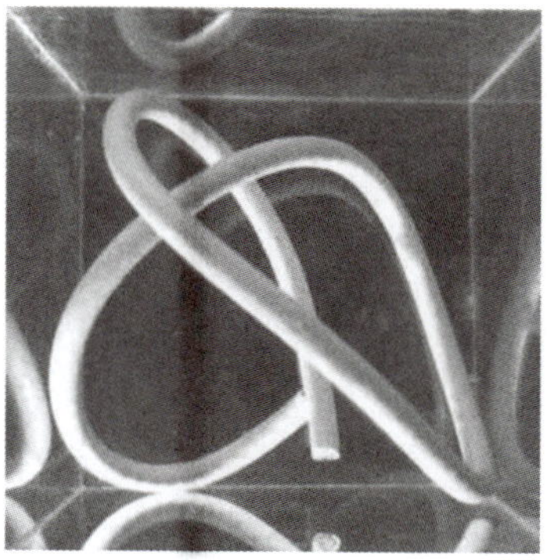

13.

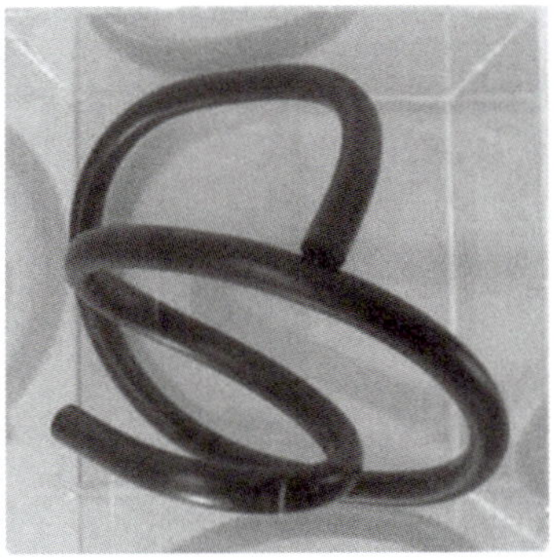

(A) : r
(B) : l
(C) : u
(D) : o
(E) : h

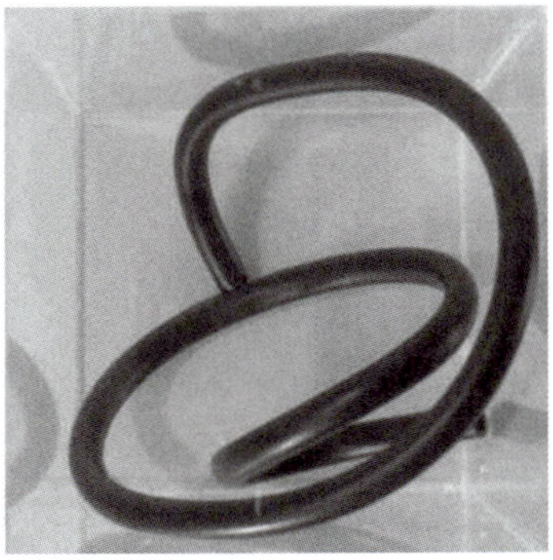

14.

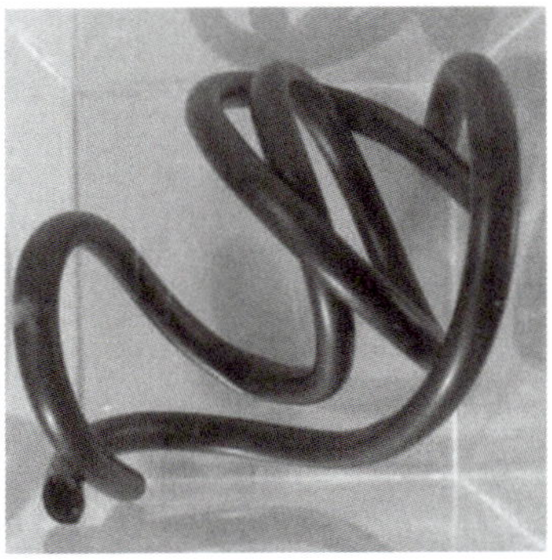

(A) : r
(B) : l
(C) : u
(D) : o
(E) : h

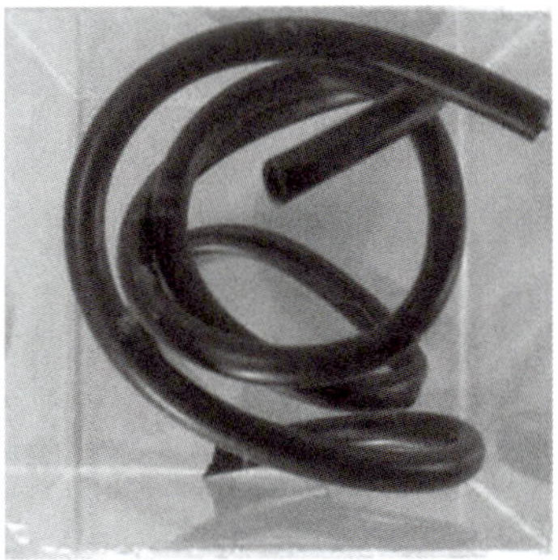

15.

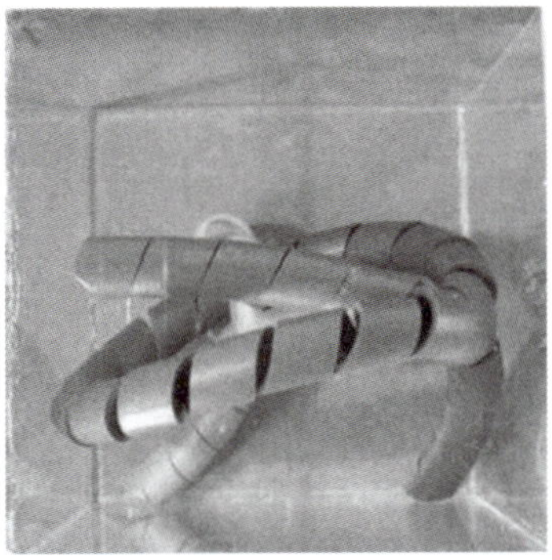

(A) : r
(B) : l
(C) : u
(D) : o
(E) : h

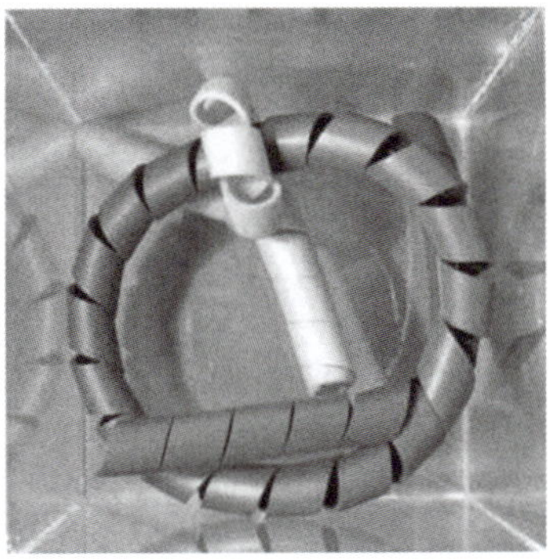

16.

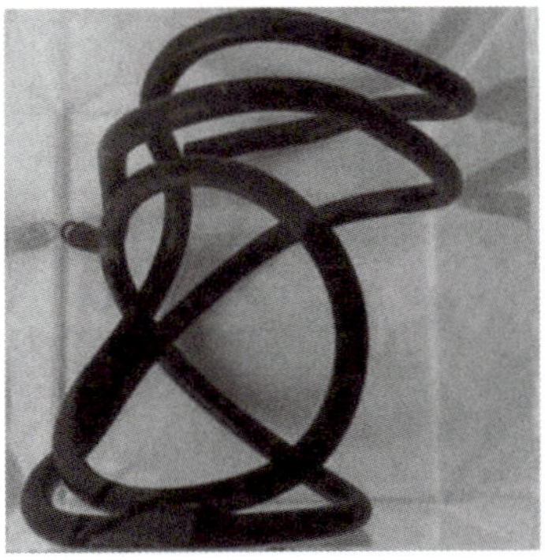

(A) : r
(B) : l
(C) : u
(D) : o
(E) : h

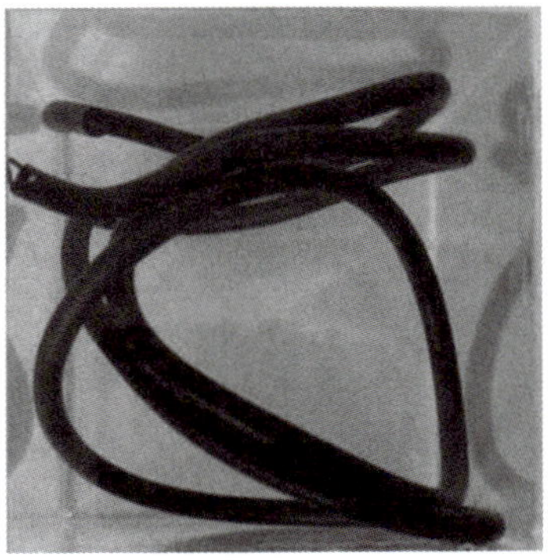

17.

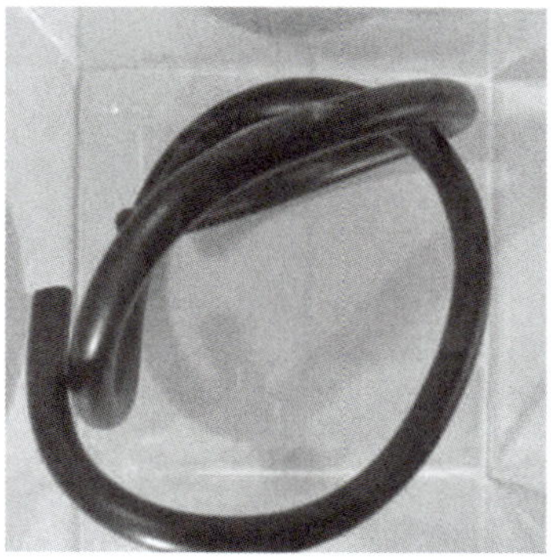

(A) : r
(B) : l
(C) : u
(D) : o
(E) : h

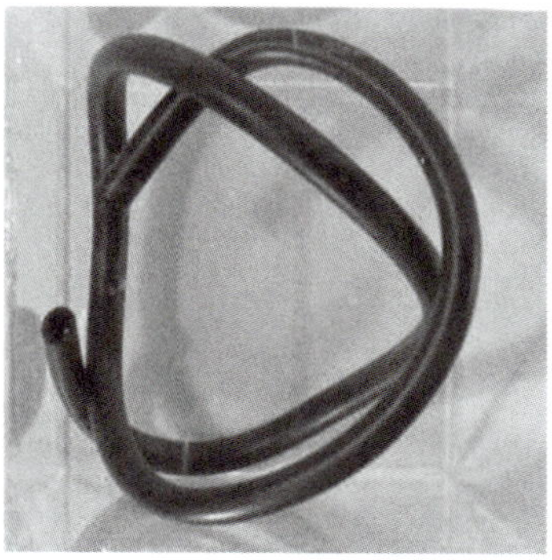

18.

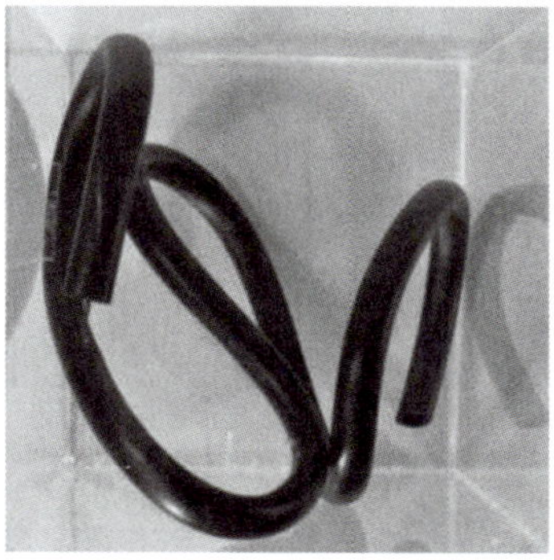

(A) : r
(B) : l
(C) : u
(D) : o
(E) : h

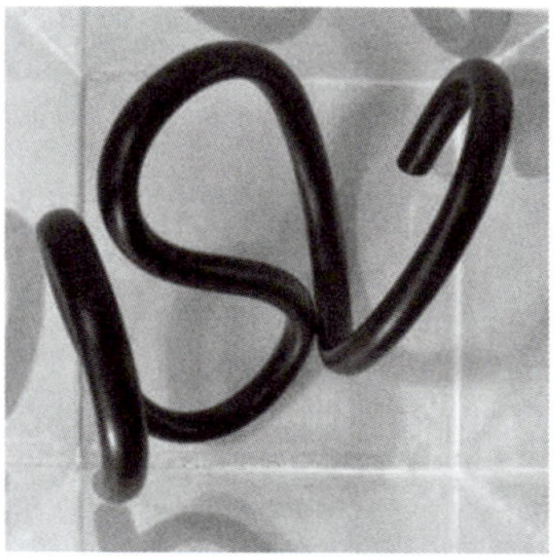

19.

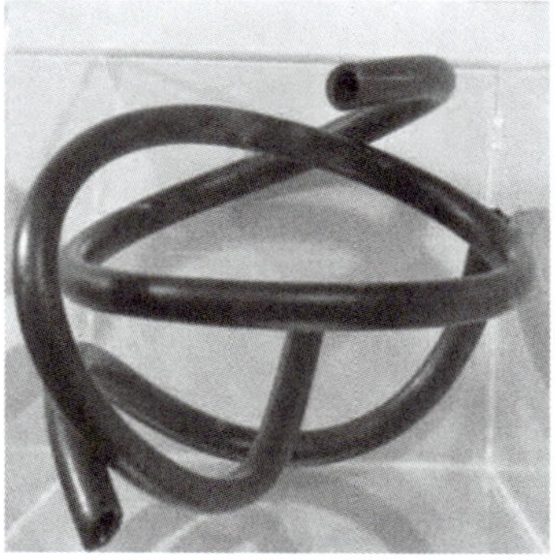

(A) : r
(B) : l
(C) : u
(D) : o
(E) : h

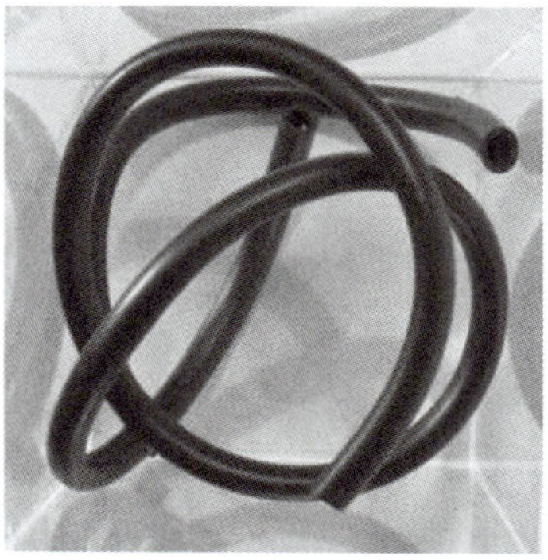

20.

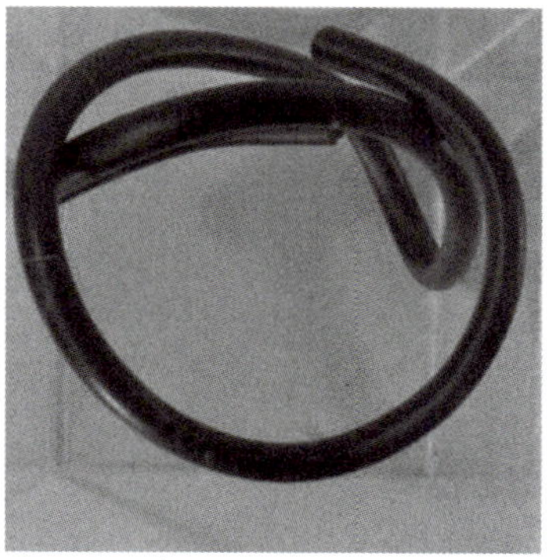

(A) : r
(B) : l
(C) : u
(D) : o
(E) : h

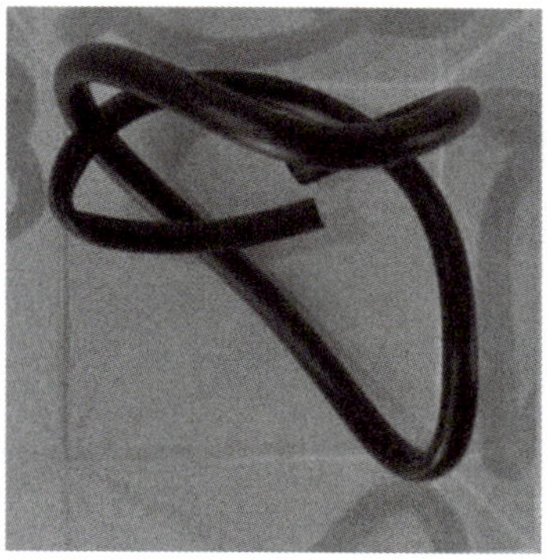

21.

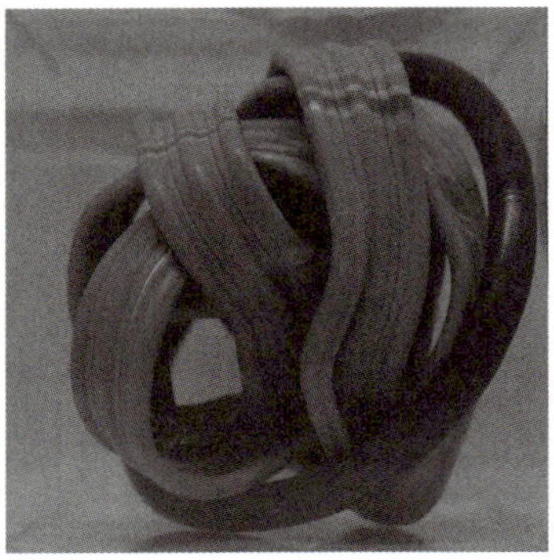

(A) : r
(B) : l
(C) : u
(D) : o
(E) : h

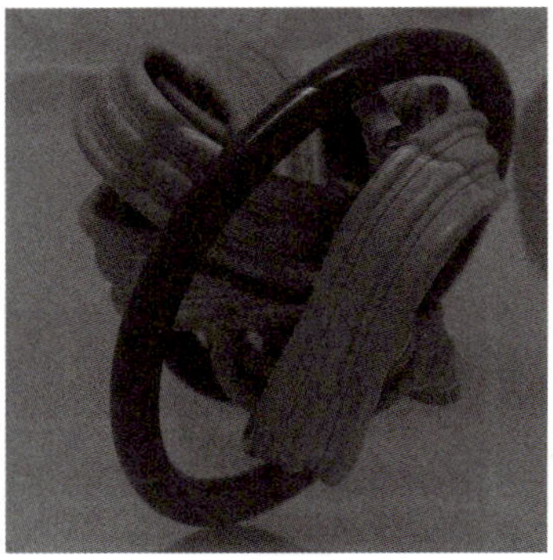

22.

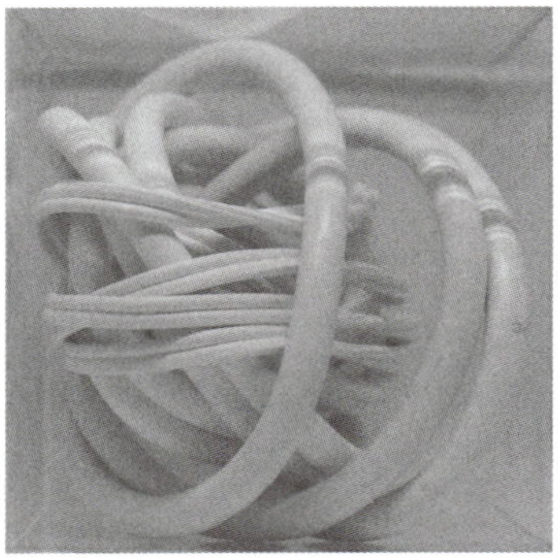

(A) : r
(B) : l
(C) : u
(D) : o
(E) : h

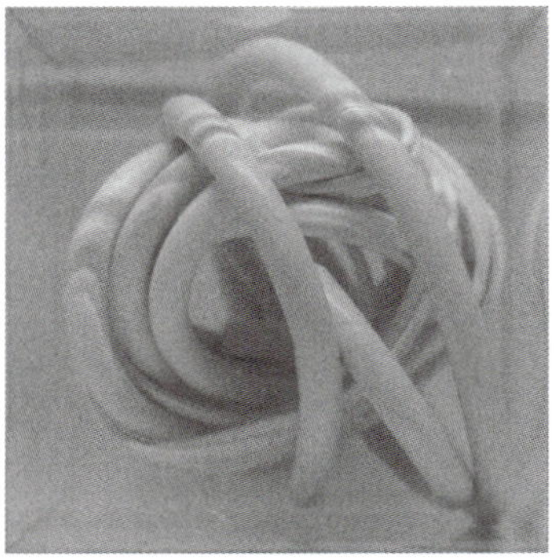

23.

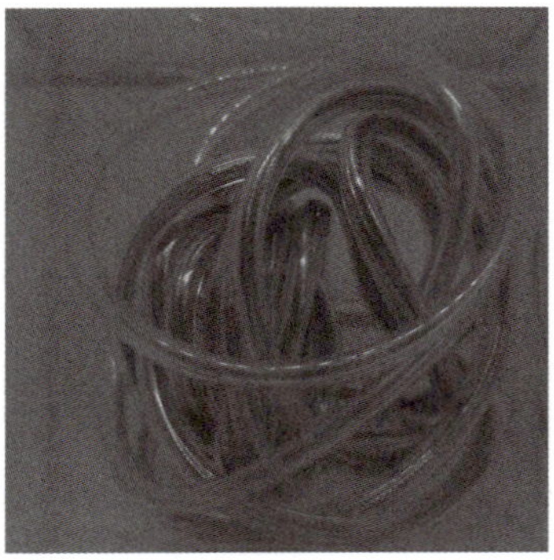

(A) : r
(B) : l
(C) : u
(D) : o
(E) : h

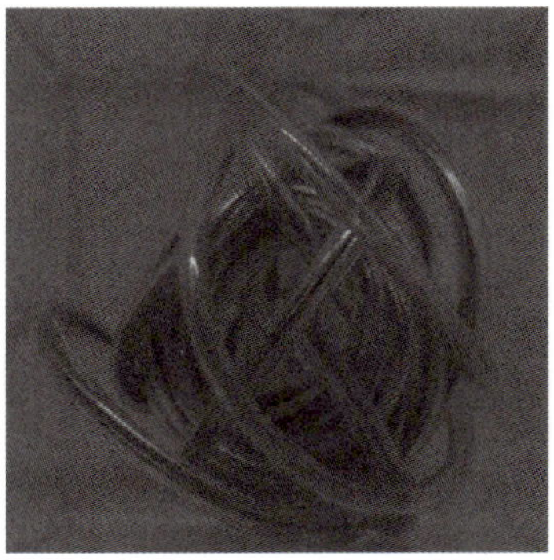

24.

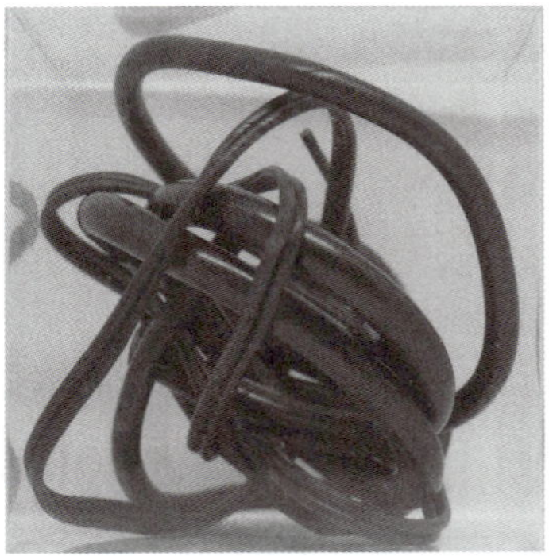

(A) : r
(B) : l
(C) : u
(D) : o
(E) : h

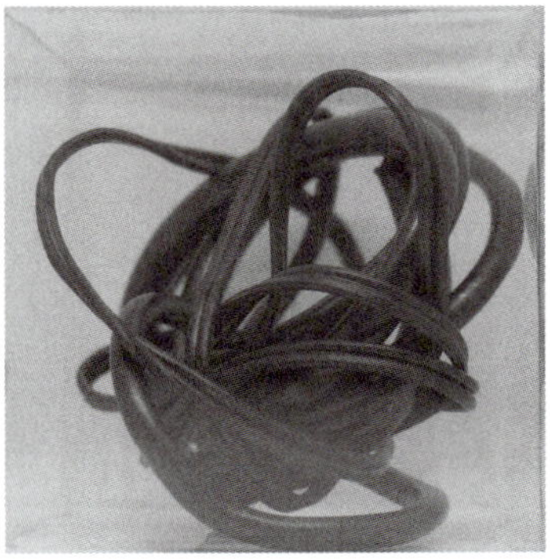

LÖSUNGSANSATZ ZU ÜBUNGSAUFGABE 11

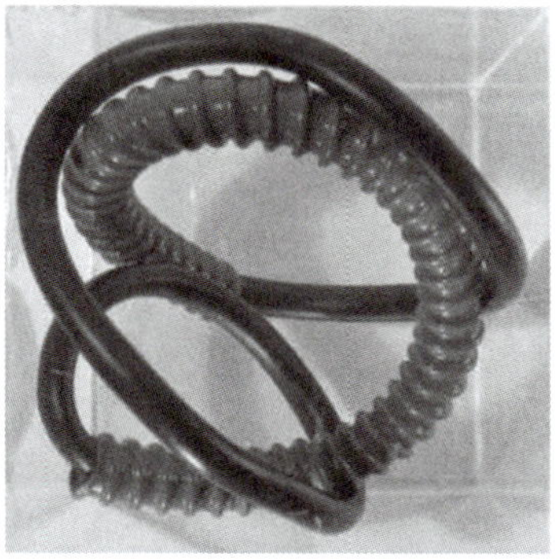

(A) : r
(B) : l
(C) : u
(D) : o
(E) : h

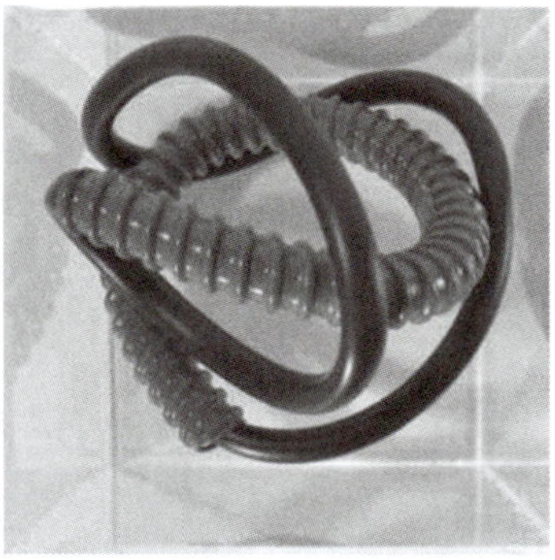

VORSICHT

Die Ansichten links und von unten sehen sich sehr ähnlich.

2)

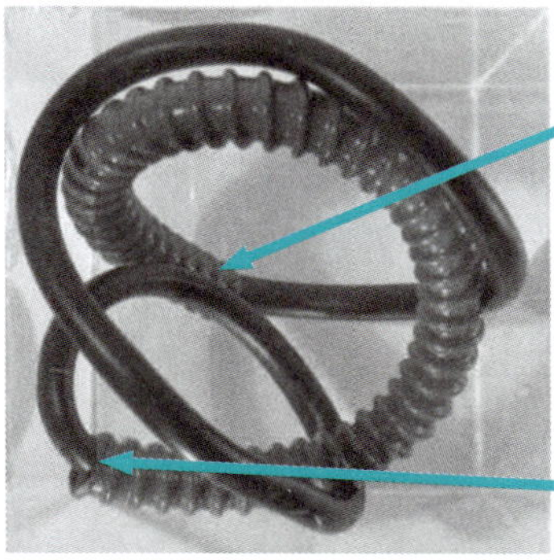

(A) : r
(B) : l
(C) : u
(D) : o
(E) : h

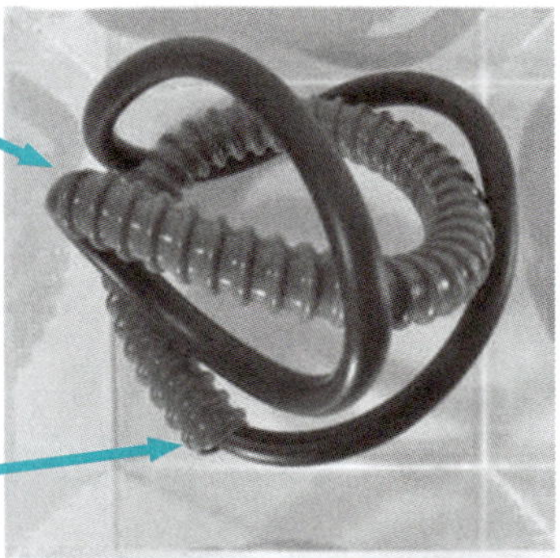

1)

Lösungsansatz
Auf den ersten Blick betrachtet, könnte man denken, die Höhen bleiben gleich (siehe 1). Achtet man nur auf das Ende (siehe 2), würde man vermutlich zur Ansicht von links tendieren. Für alle, die es aber richtig gemacht haben: Gratulation! Die Richtige Antwort ist natürlich die Antwort C, die Ansicht von unten!

10. SIMULATION 10

Bearbeitungszeit: 15 Minuten

1.

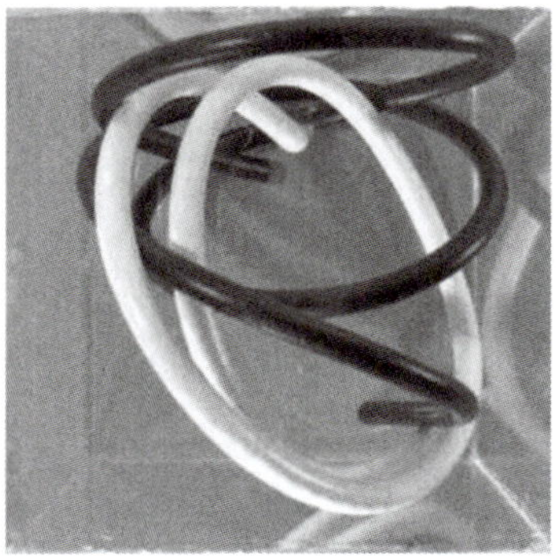

(A) : r
(B) : l
(C) : u
(D) : o
(E) : h

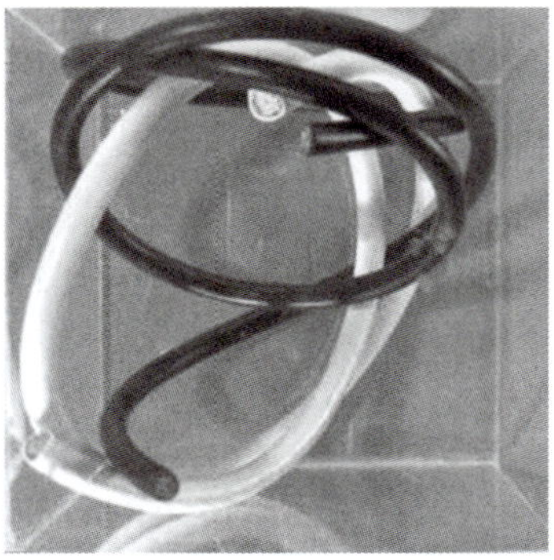

2.

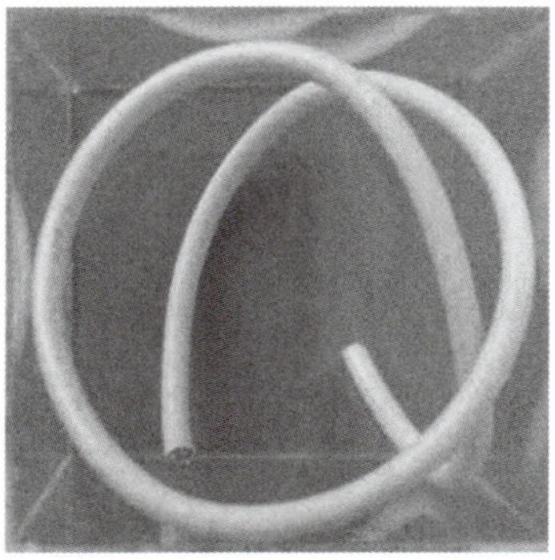

(A) : r
(B) : l
(C) : u
(D) : o
(E) : h

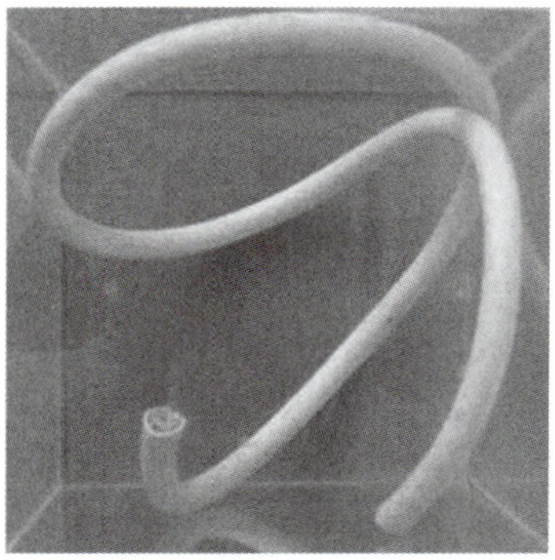

3.

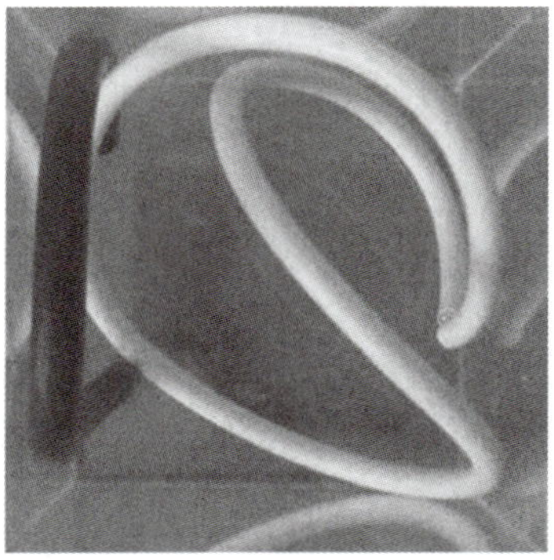

(A) : r
(B) : l
(C) : u
(D) : o
(E) : h

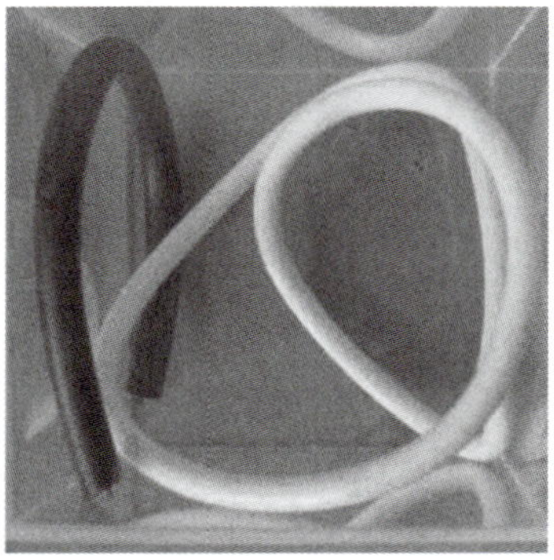

4.

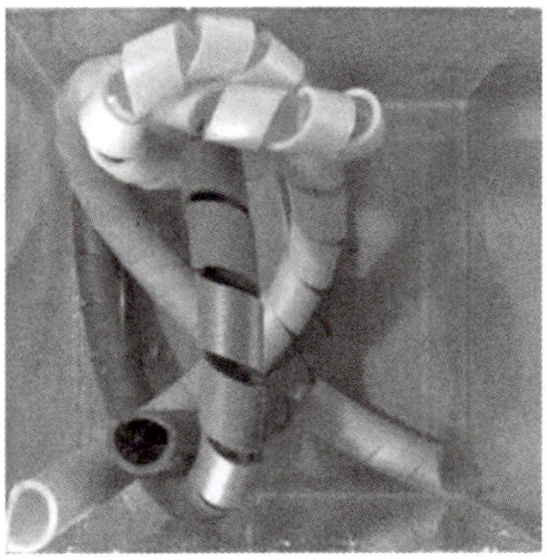

(A) : r
(B) : l
(C) : u
(D) : o
(E) : h

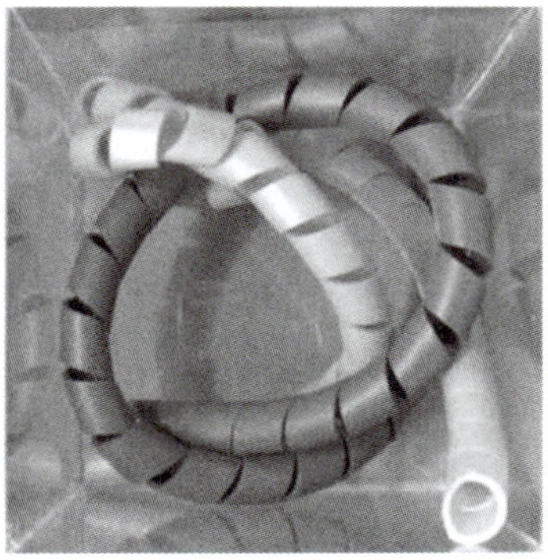

5.

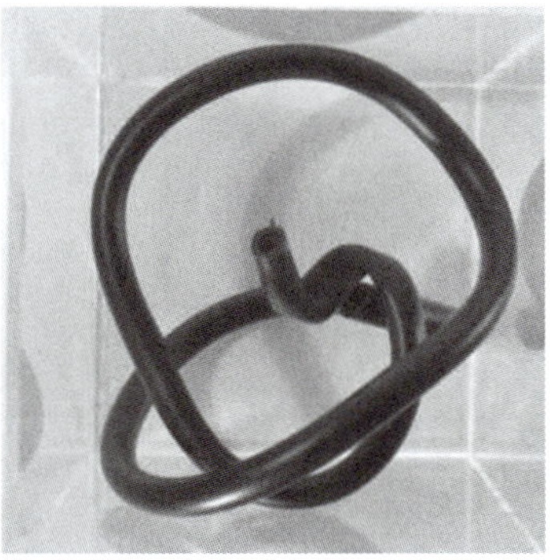

(A) : r
(B) : l
(C) : u
(D) : o
(E) : h

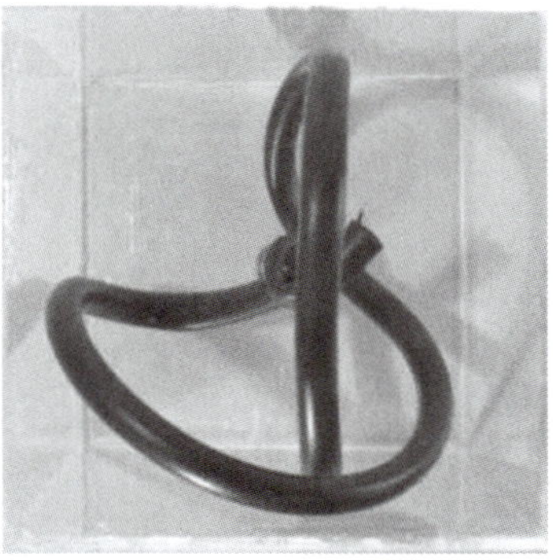

6.

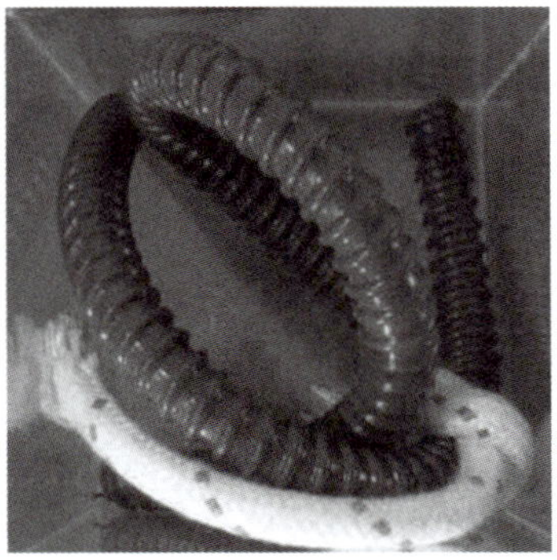

(A) : r
(B) : l
(C) : u
(D) : o
(E) : h

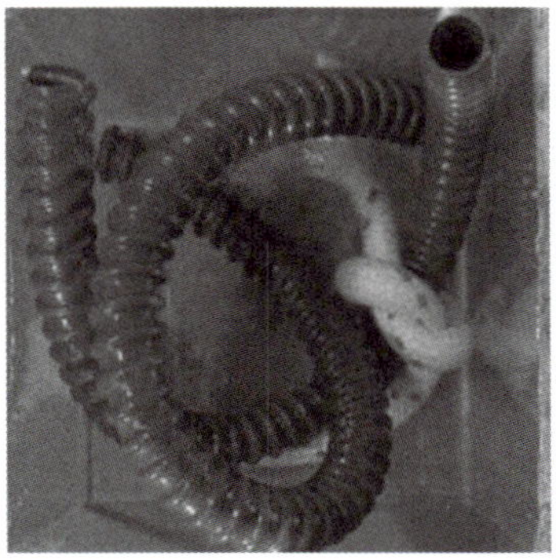

7.

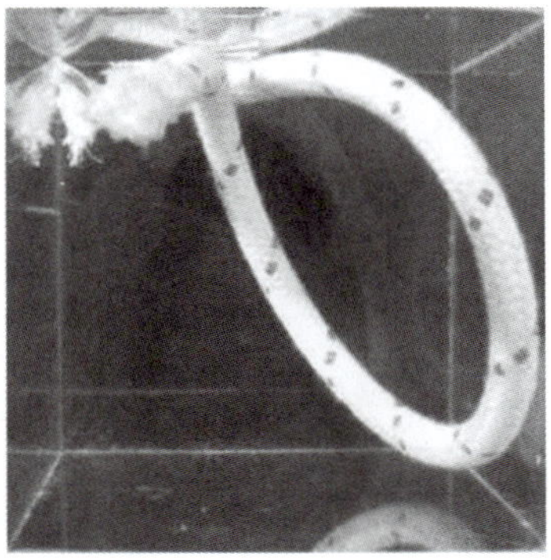

(A) : r
(B) : l
(C) : u
(D) : o
(E) : h

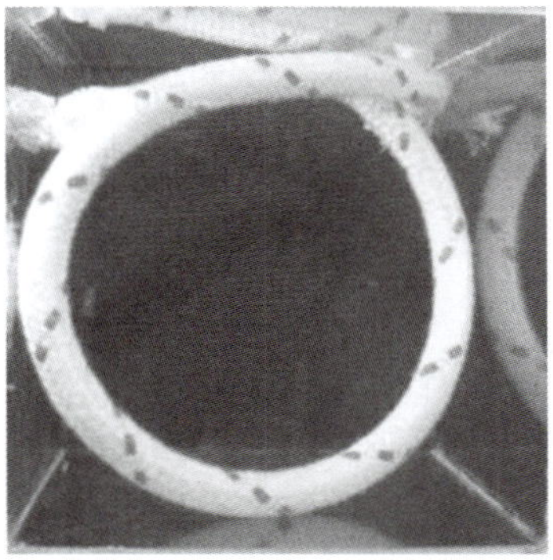

8.

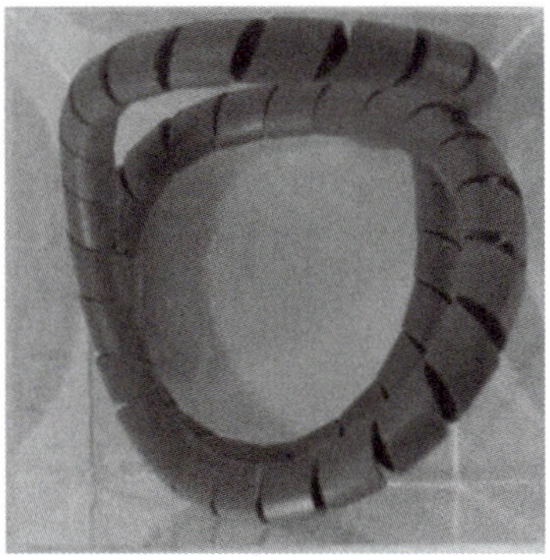

(A) : r
(B) : l
(C) : u
(D) : o
(E) : h

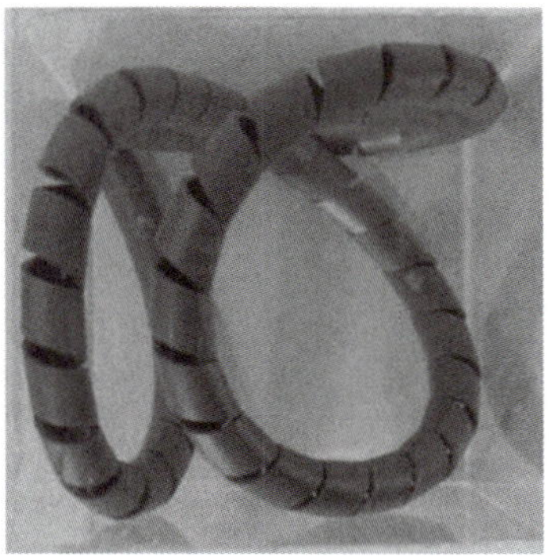

9.

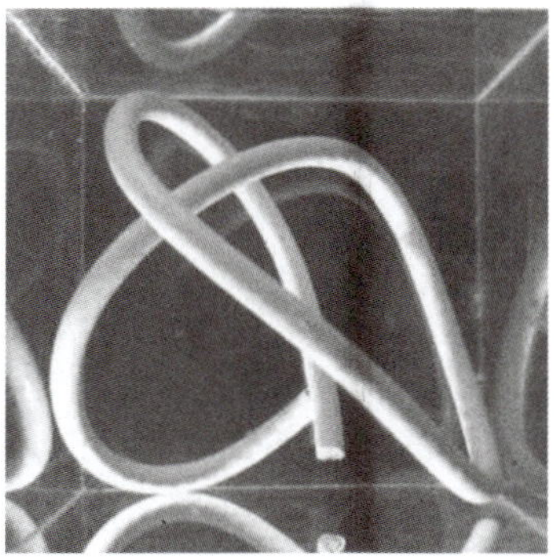

(A) : r
(B) : l
(C) : u
(D) : o
(E) : h

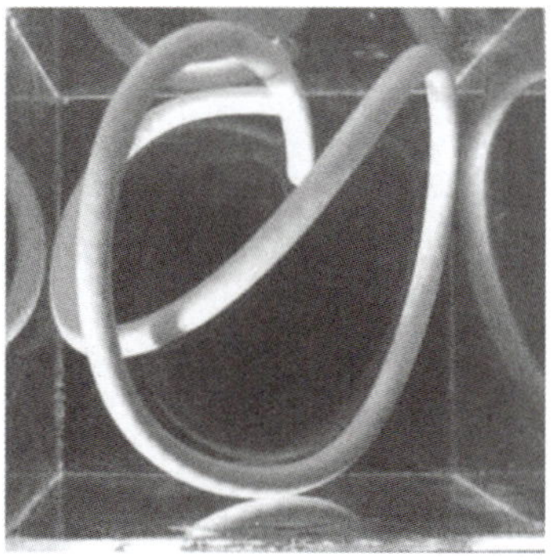

10.

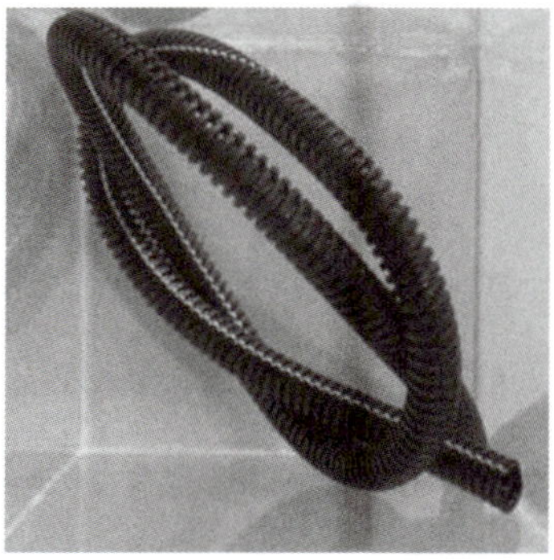

(A) : r
(B) : l
(C) : u
(D) : o
(E) : h

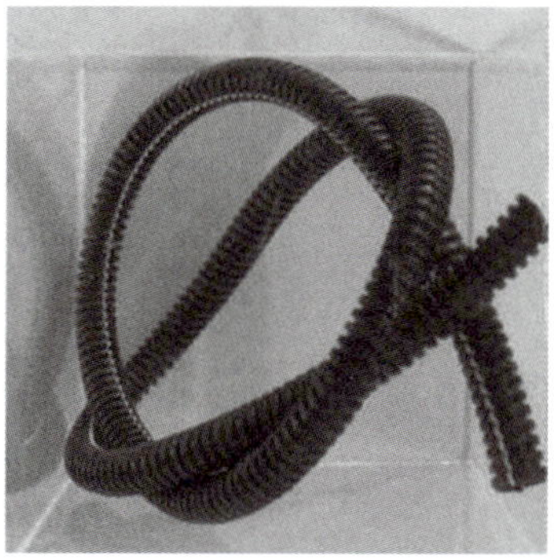

11.

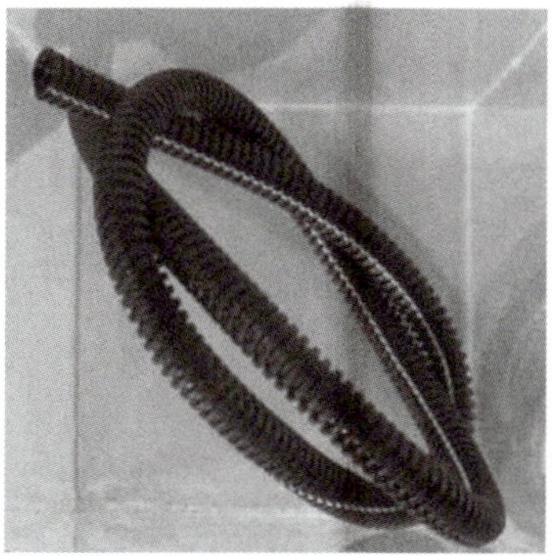

(A) : r
(B) : l
(C) : u
(D) : o
(E) : h

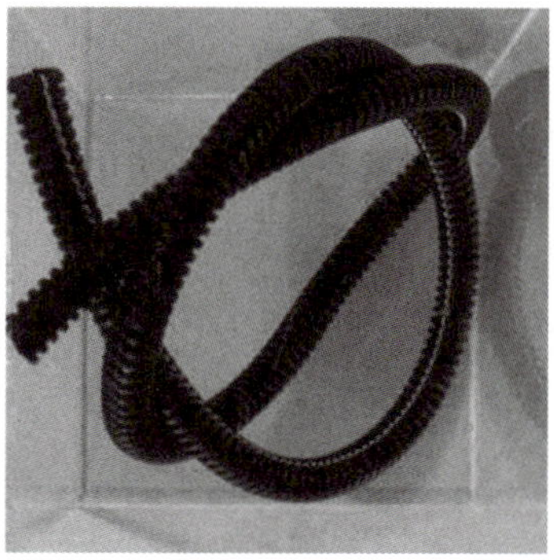

12.

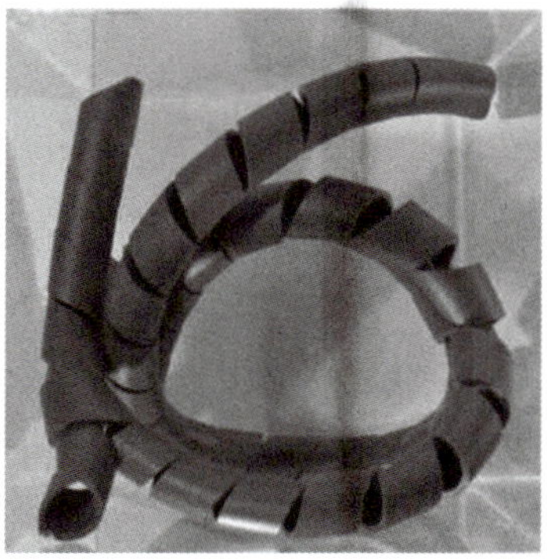

(A) : r
(B) : l
(C) : u
(D) : o
(E) : h

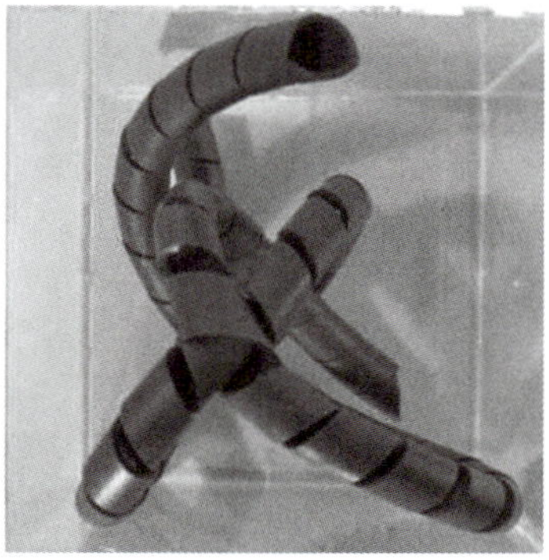

13.

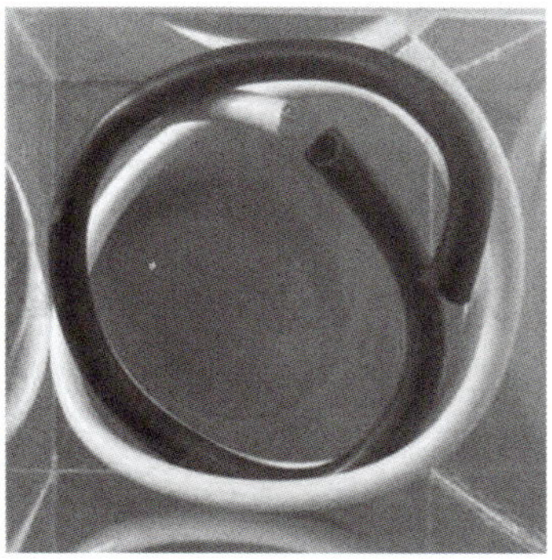

(A) : r
(B) : l
(C) : u
(D) : o
(E) : h

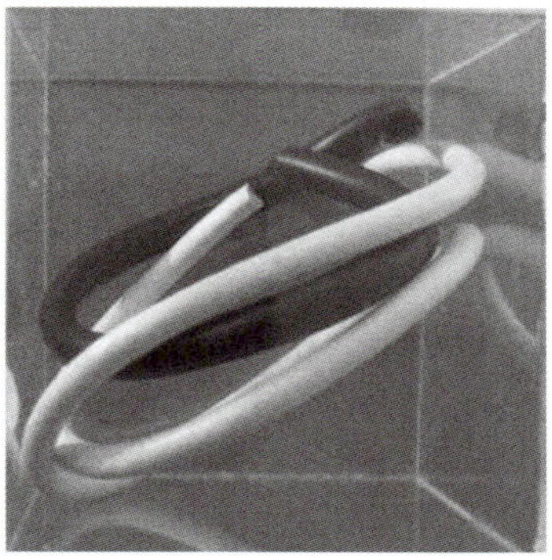

14.

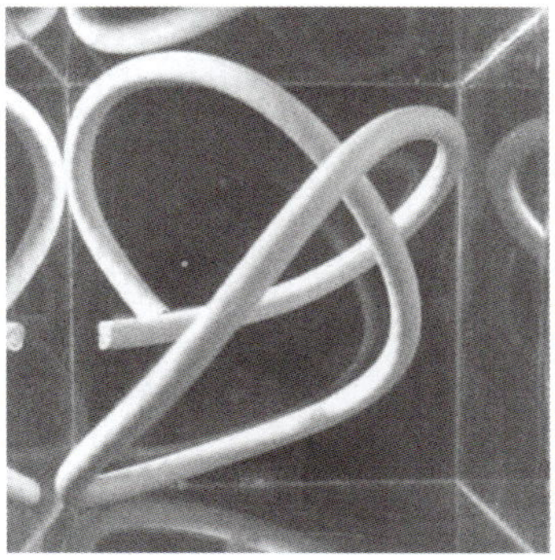

(A) : r
(B) : l
(C) : u
(D) : o
(E) : h

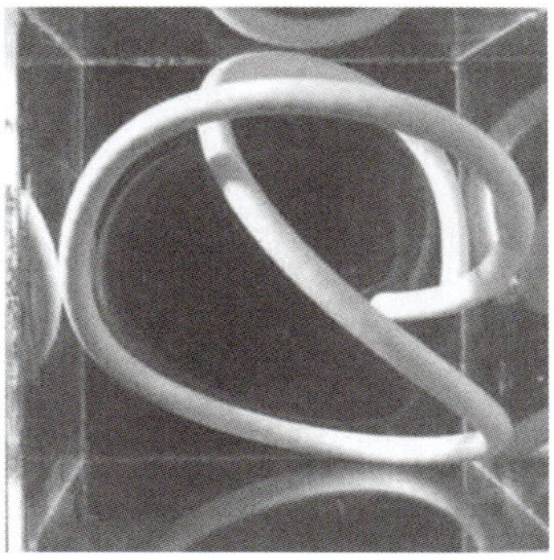

15.

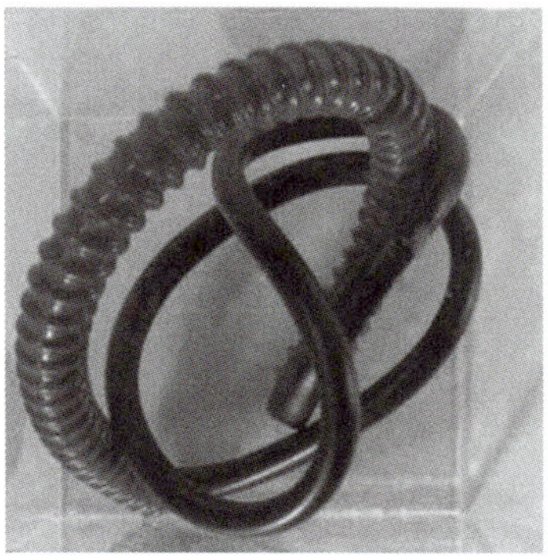

(A) : r
(B) : l
(C) : u
(D) : o
(E) : h

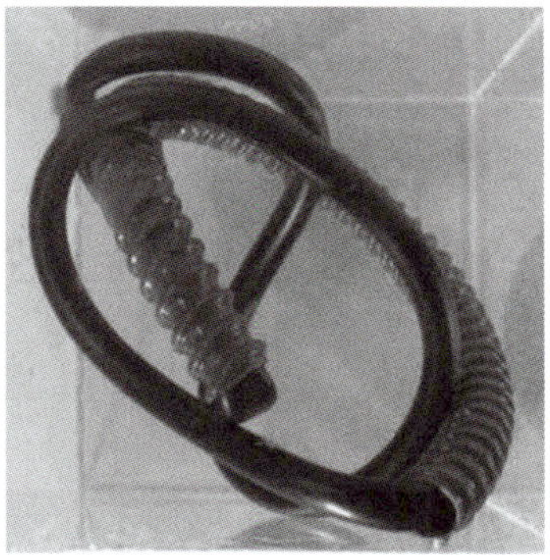

16.

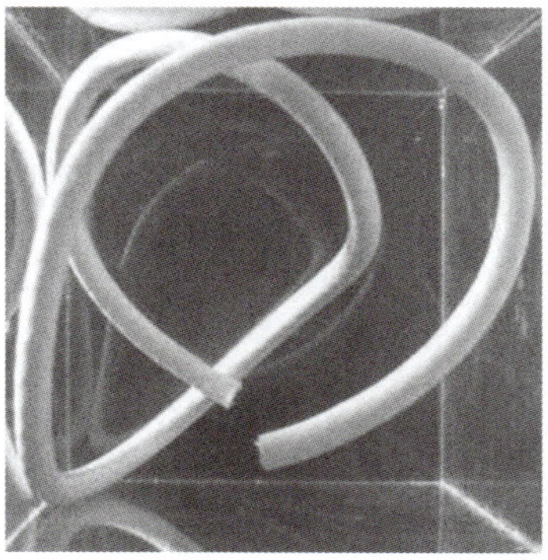

(A) : r
(B) : l
(C) : u
(D) : o
(E) : h

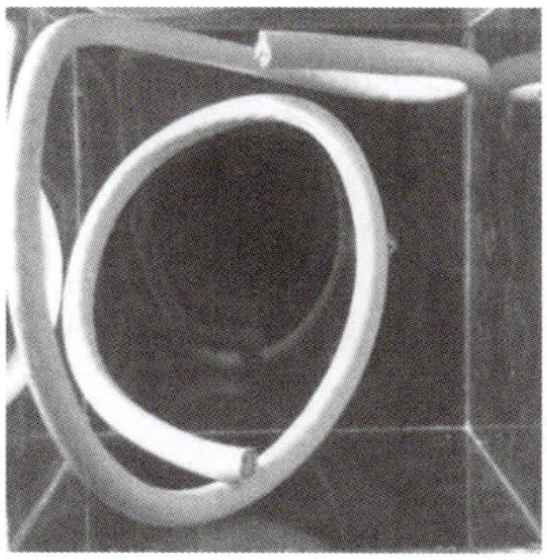

17.

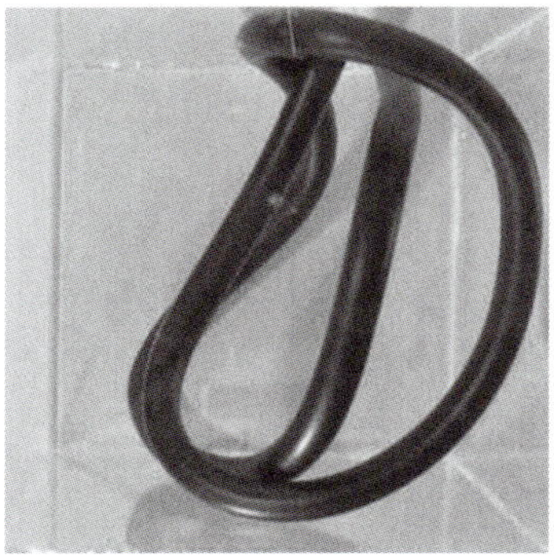

(A) : r
(B) : l
(C) : u
(D) : o
(E) : h

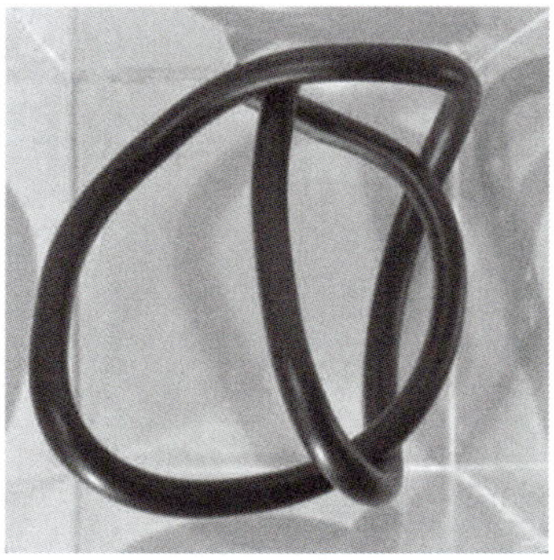

18.

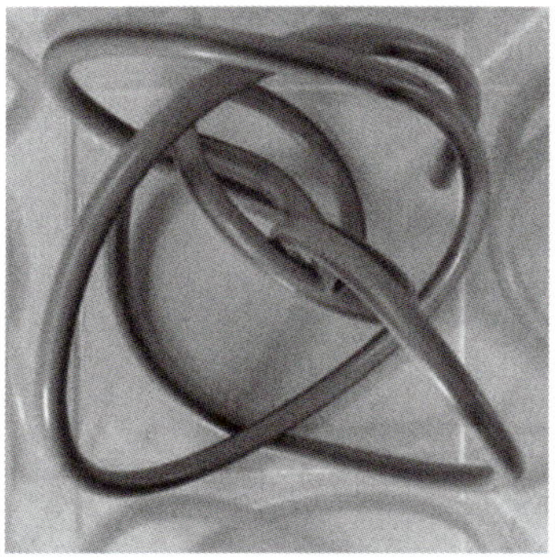

(A) : r
(B) : l
(C) : u
(D) : o
(E) : h

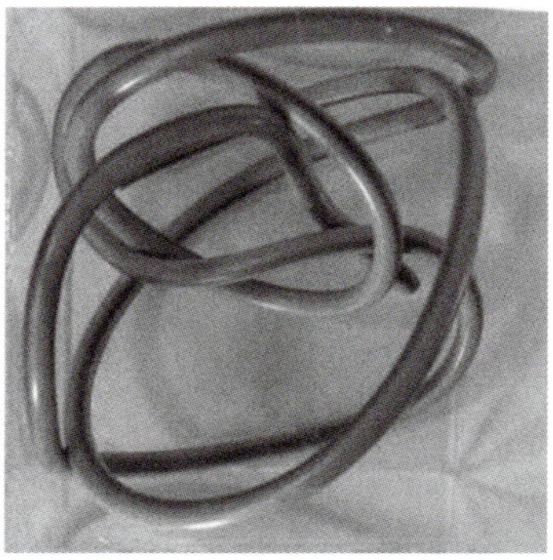

19.

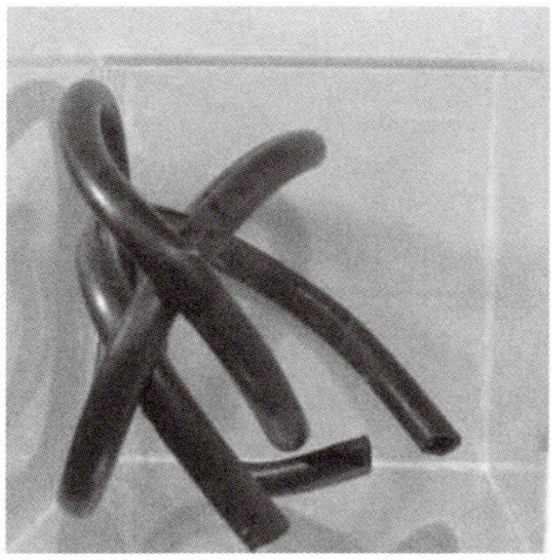

(A) : r
(B) : l
(C) : u
(D) : o
(E) : h

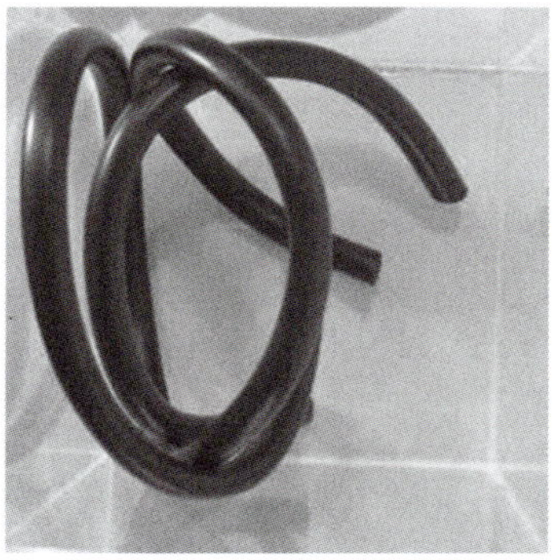

20.

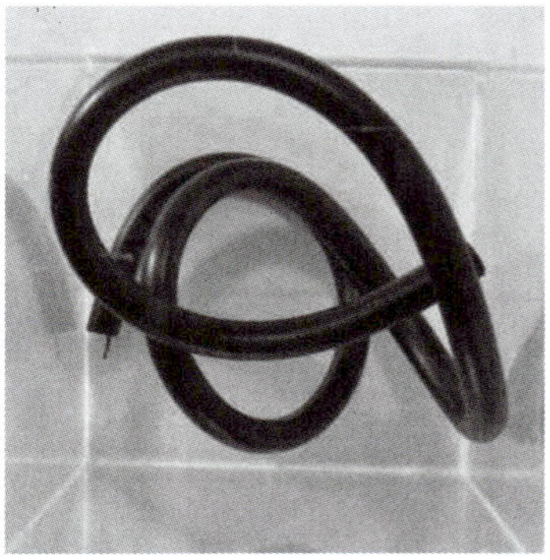

(A) : r
(B) : l
(C) : u
(D) : o
(E) : h

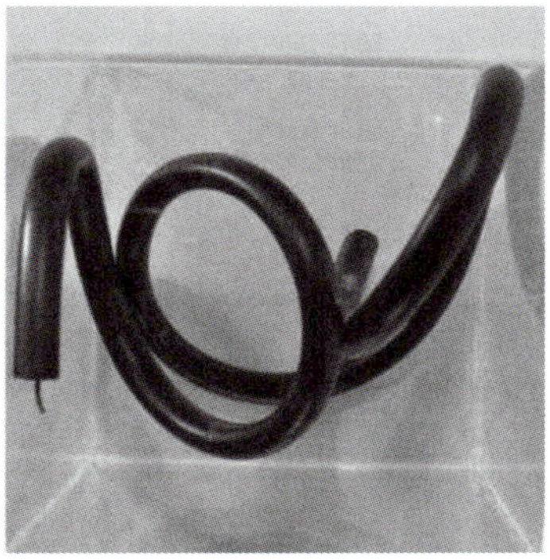

21.

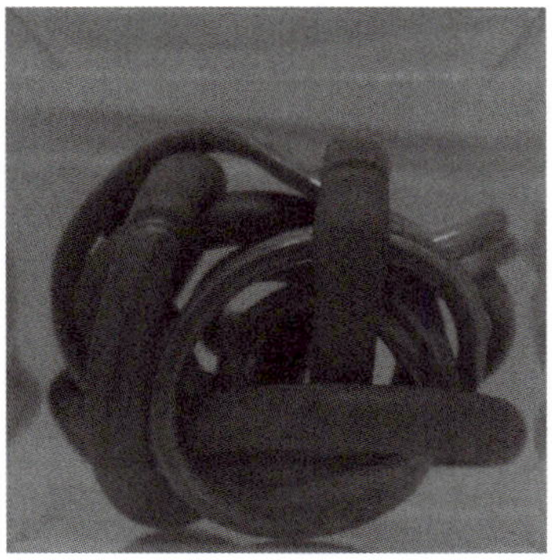

(A) : r
(B) : l
(C) : u
(D) : o
(E) : h

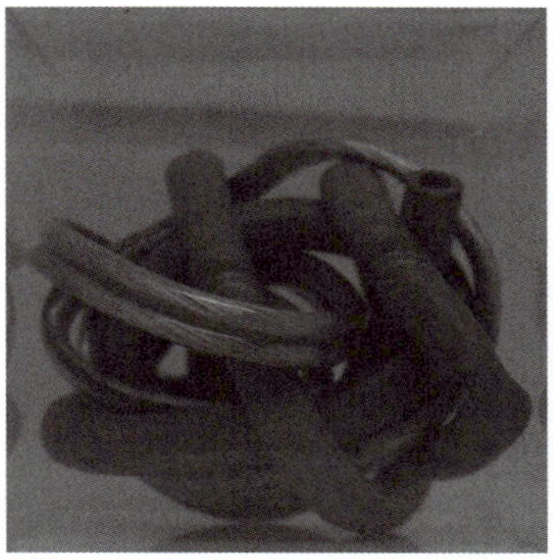

22.

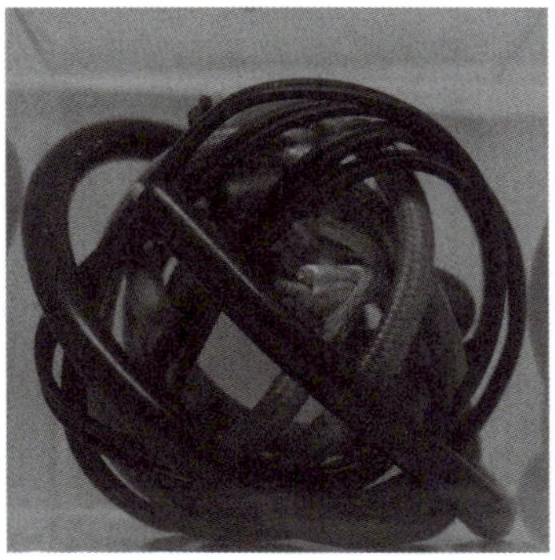

(A) : r
(B) : l
(C) : u
(D) : o
(E) : h

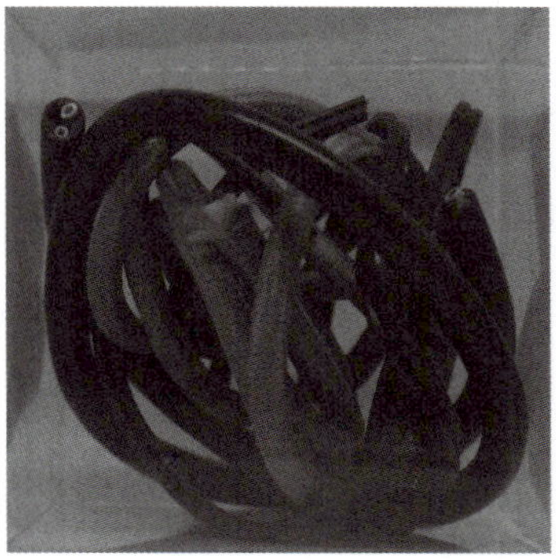

23.

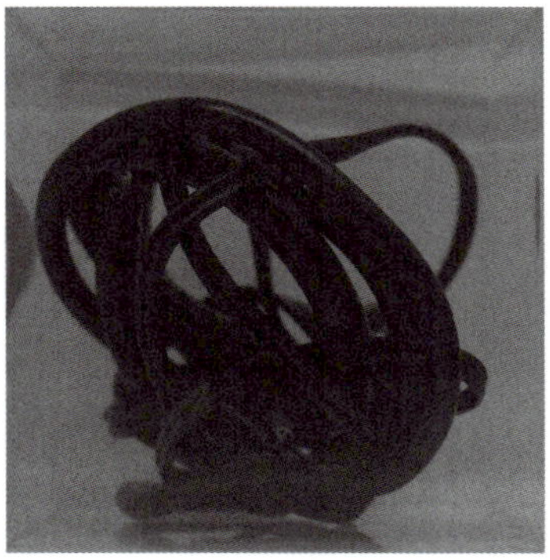

(A) : r
(B) : l
(C) : u
(D) : o
(E) : h

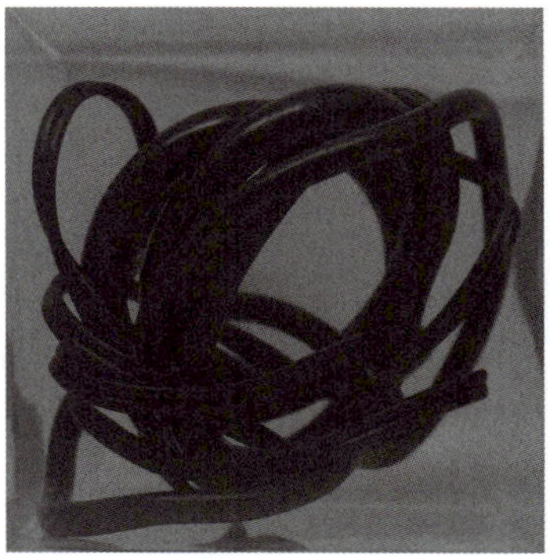

24.

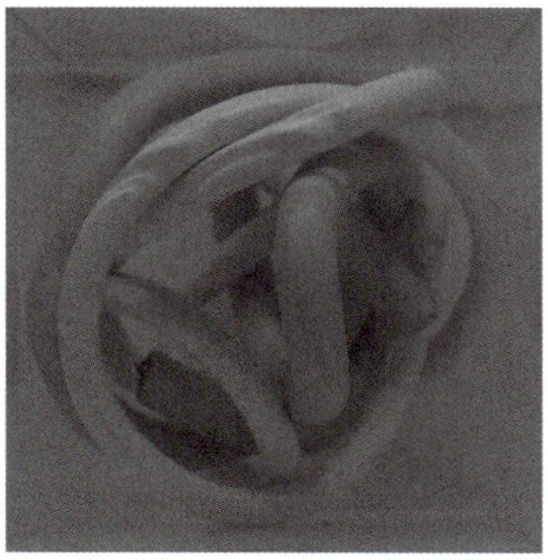

(A) : r
(B) : l
(C) : u
(D) : o
(E) : h

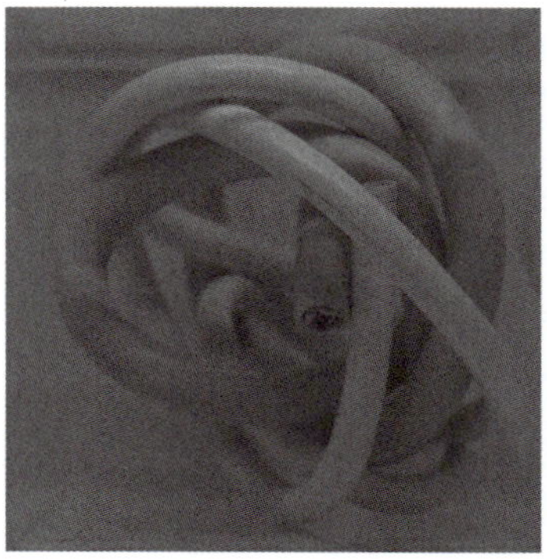

LÖSUNGSANSATZ ZU ÜBUNGSAUFGABE 1

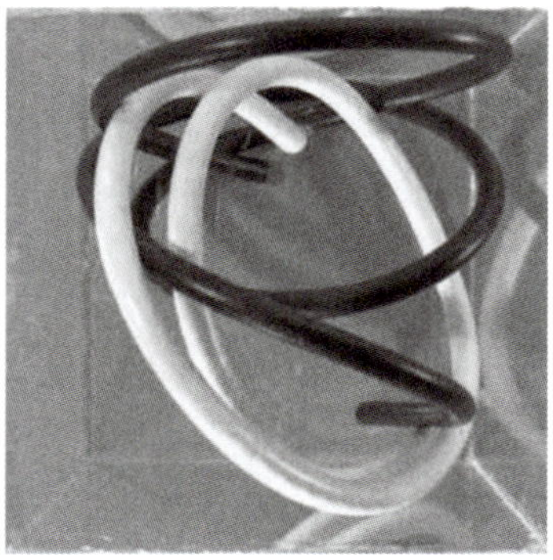

(A) : r
(B) : l
(C) : u
(D) : o
(E) : h

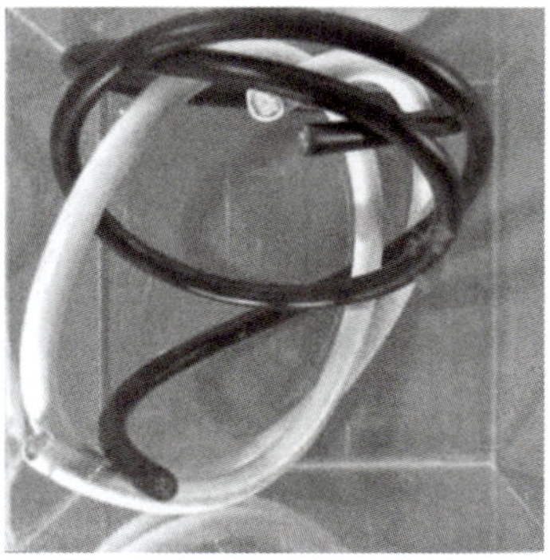

VORSICHT

Eine eher schwierige Aufgabe gleich zu Beginn

TIPP

* **JUMP 'N' RUN**
  Eine schwere Aufgabe gleich am Anfang des Untertests soll der Verunsicherung dienen. Darauf solltest Du nicht hereinfallen. Auch hier gilt, wenn Du nicht gleich durchsteigst, lieber schieben. Selbst wenn es die erste Aufgabe ist. Übrigens ist es egal, wie schwierig eine Aufgabe oder wie gemein die Fallen der Testhersteller sind: es fällt nicht nur Dir schwer, sondern allen Testteilnehmern gleichermaßen. Deshalb der ultimative Tipp: egal, was sich die Testhersteller auch ausdenken – nicht ärgern, nur wundern!! ... und gelassen und konzentriert weiter arbeiten.

Lösungsansatz
Gratuliere! Wer soweit gekommen ist, konnte die Aufgabe bestimmt leicht lösen. Die richtige Antwort ist **Antwort E**, die Ansicht von hinten!

11. SIMULATION 11

Bearbeitungszeit: 15 Minuten

1.

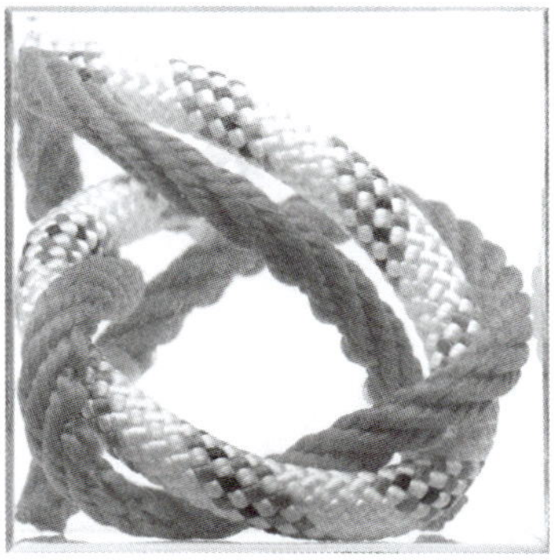

(A) : r
(B) : l
(C) : u
(D) : o
(E) : h

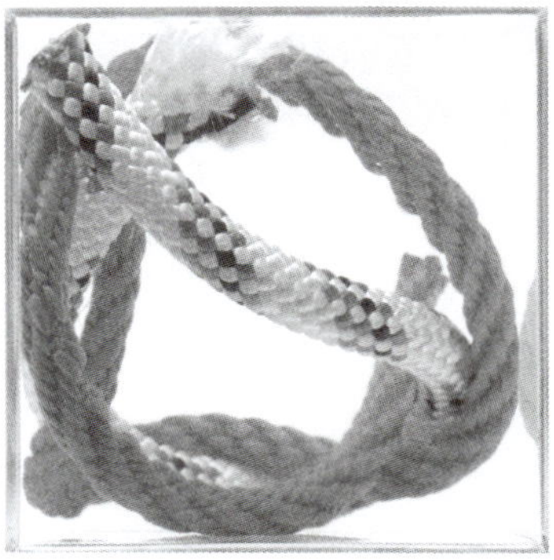

2.

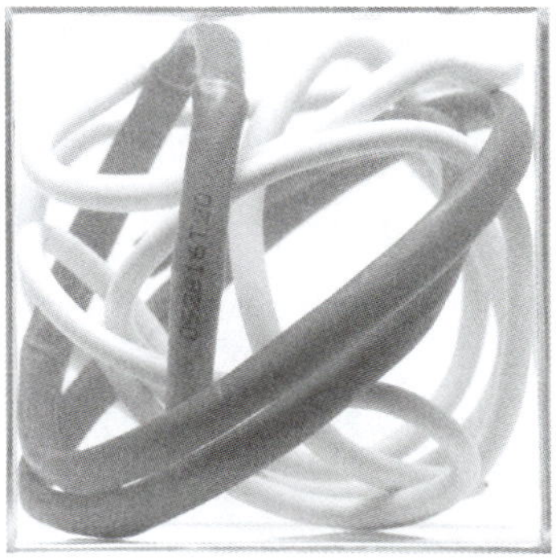

(A) : r
(B) : l
(C) : u
(D) : o
(E) : h

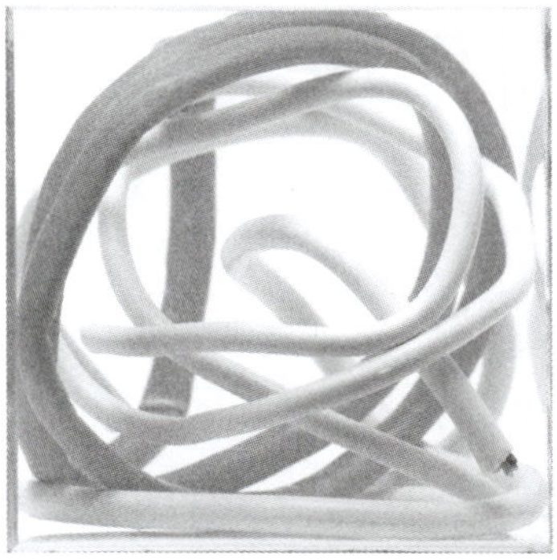

3.

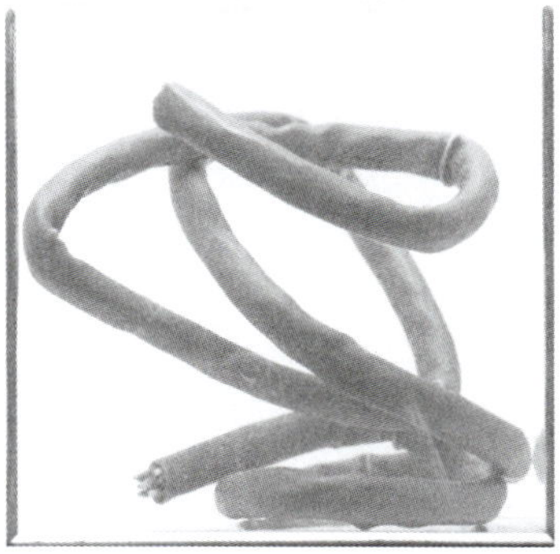

(A) : r
(B) : l
(C) : u
(D) : o
(E) : h

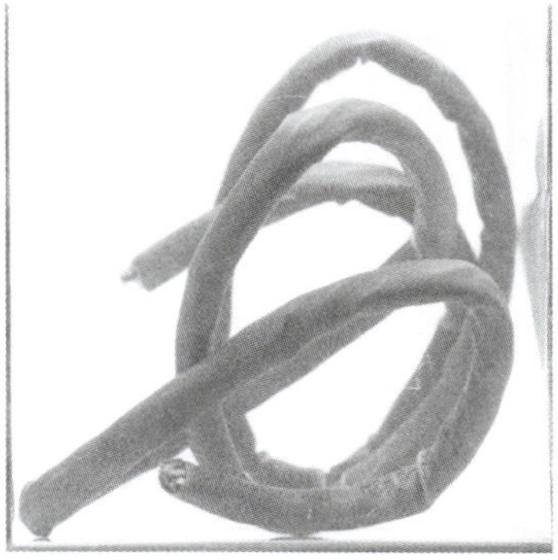

4.

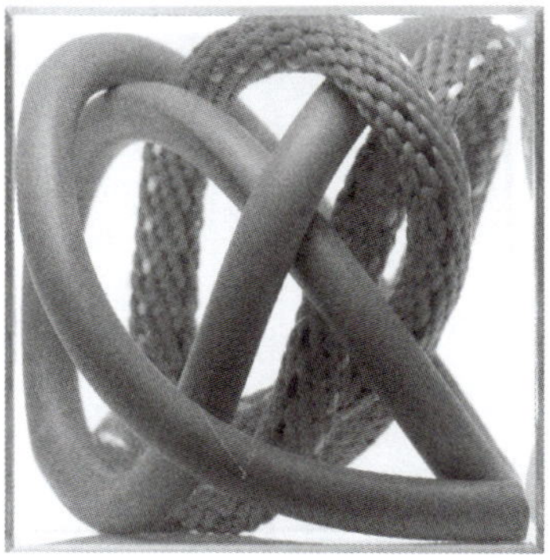

(A) : r
(B) : l
(C) : u
(D) : o
(E) : h

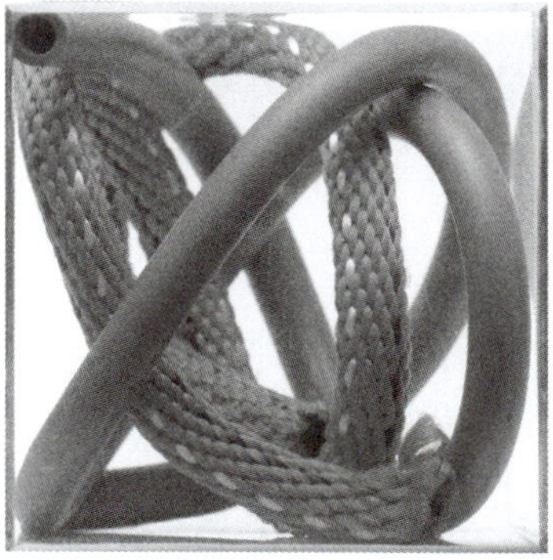

5.

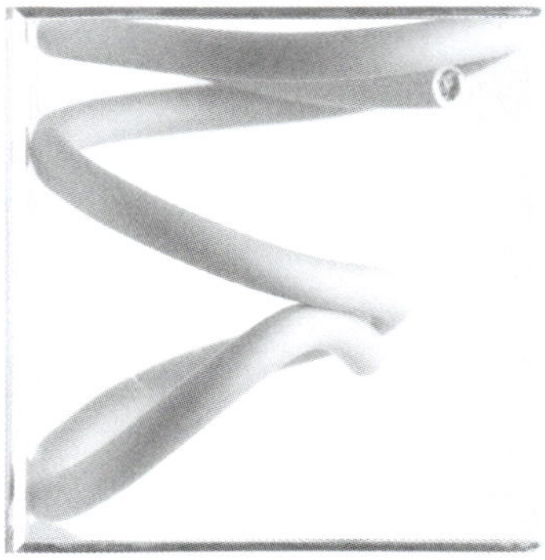

(A) : r
(B) : l
(C) : u
(D) : o
(E) : h

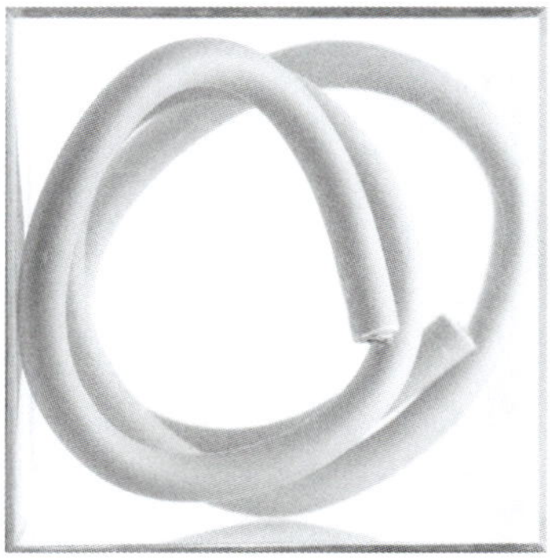

6.

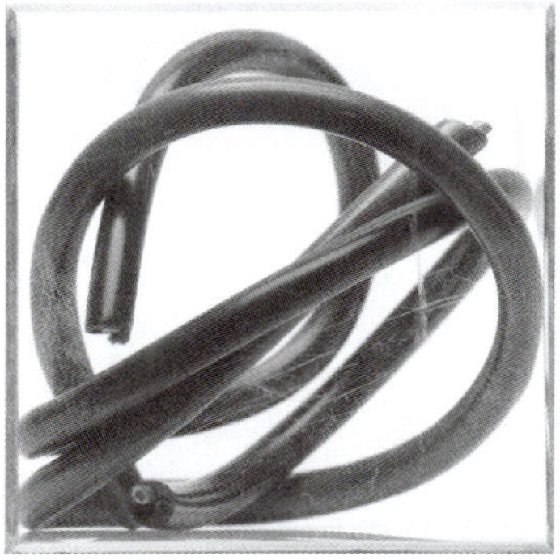

(A) : r
(B) : l
(C) : u
(D) : o
(E) : h

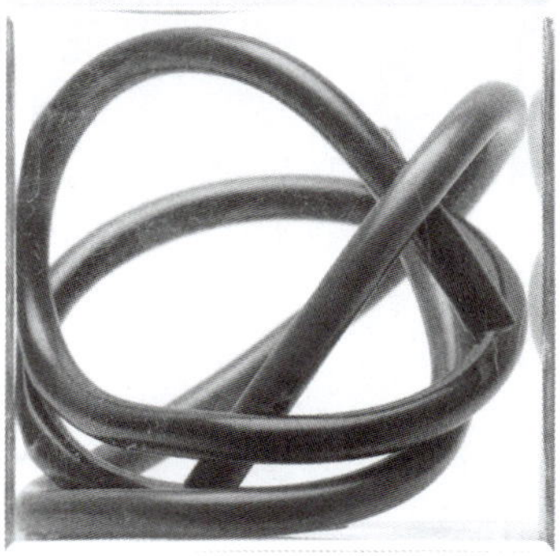

7.

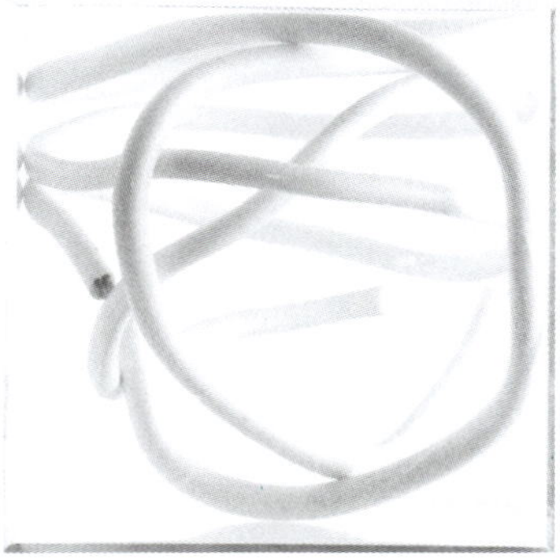

(A) : r
(B) : l
(C) : u
(D) : o
(E) : h

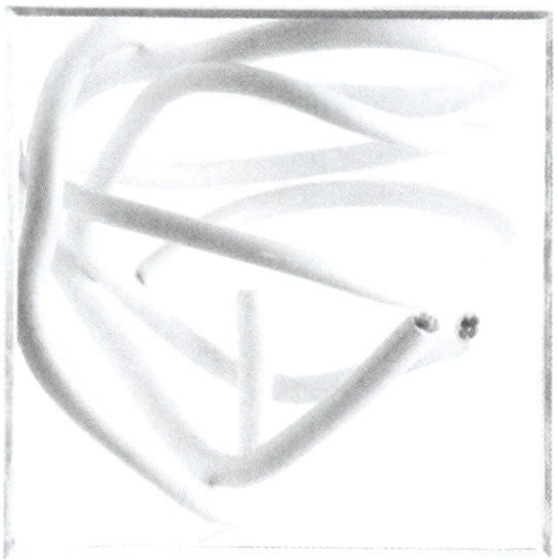

8.

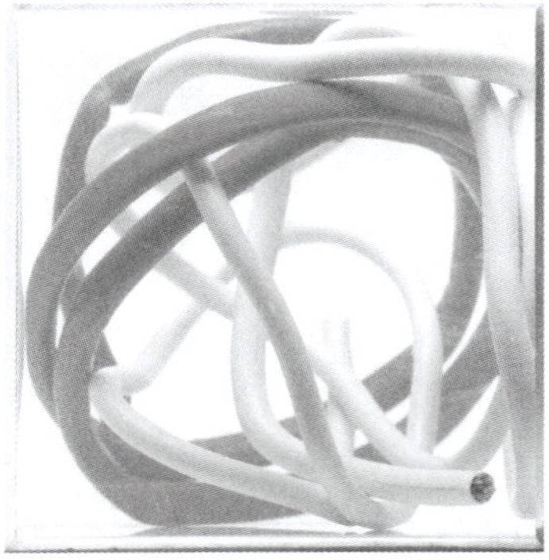

(A) : r
(B) : l
(C) : u
(D) : o
(E) : h

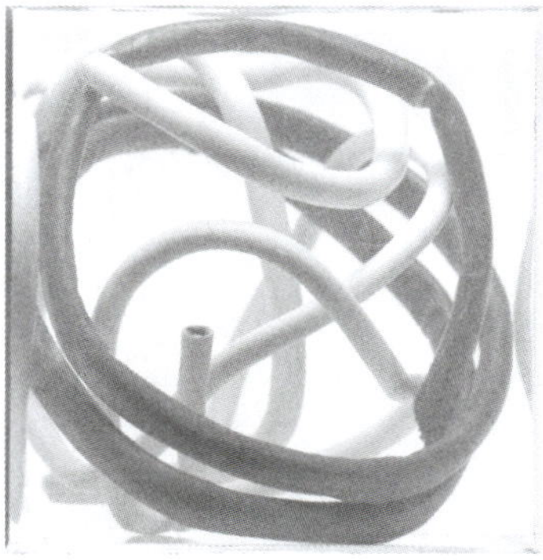

9.

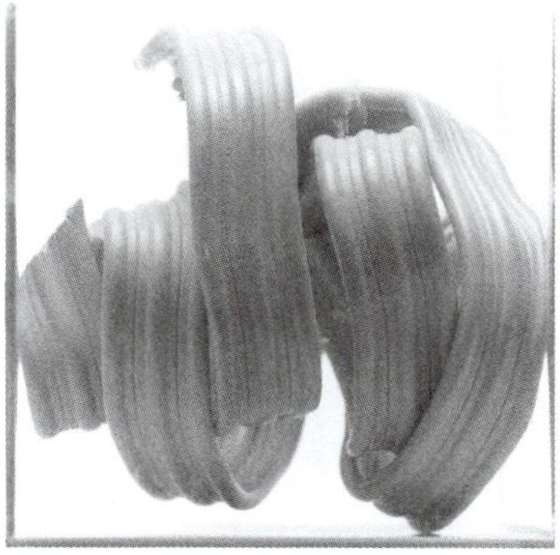

(A) : r
(B) : l
(C) : u
(D) : o
(E) : h

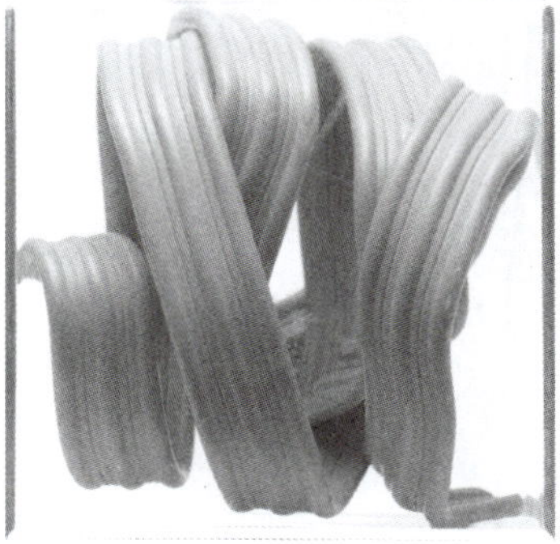

10.

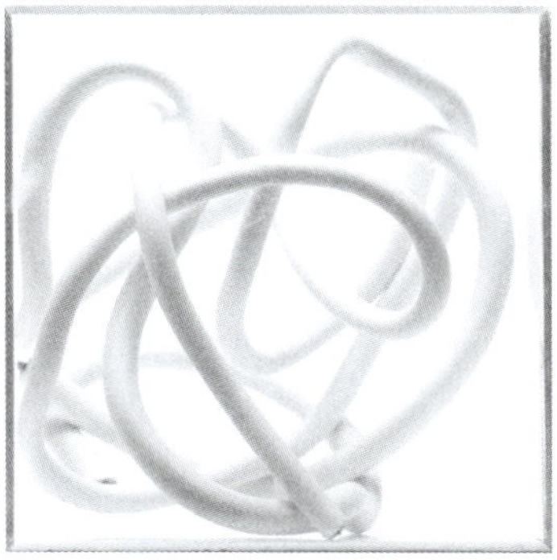

(A) : r
(B) : l
(C) : u
(D) : o
(E) : h

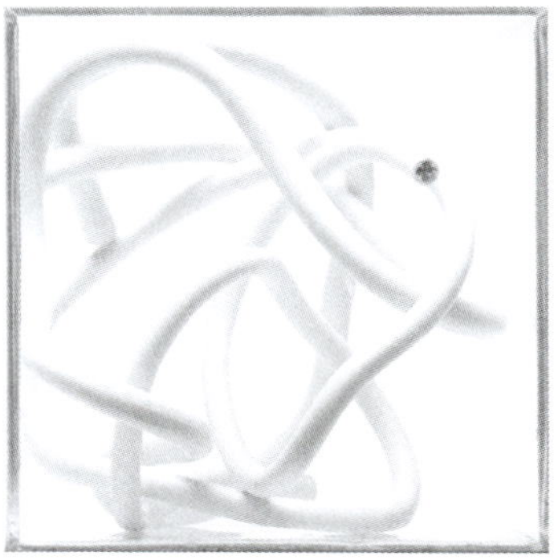

11.

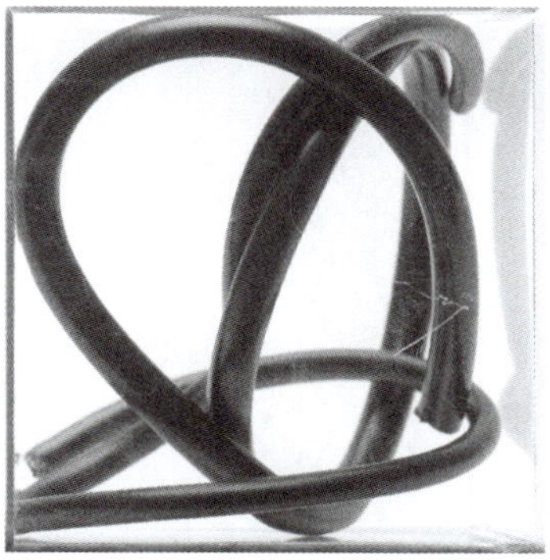

(A) : r
(B) : l
(C) : u
(D) : o
(E) : h

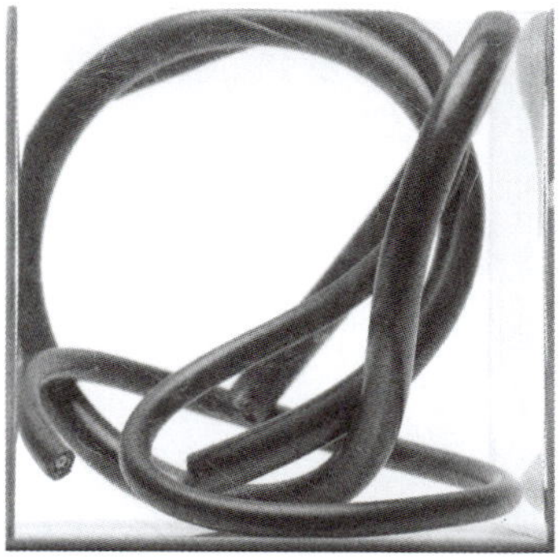

12.

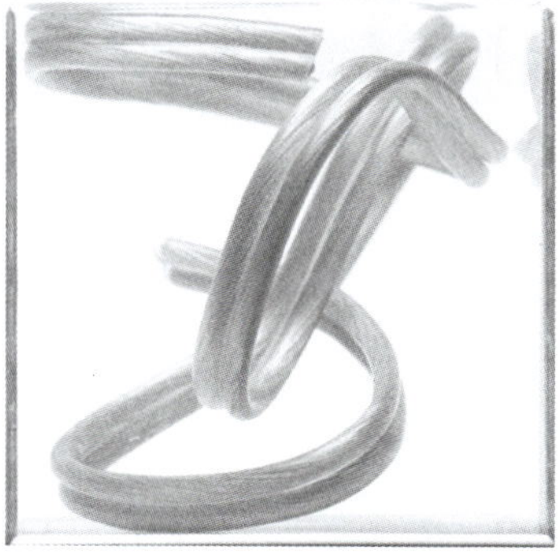

(A) : r
(B) : l
(C) : u
(D) : o
(E) : h

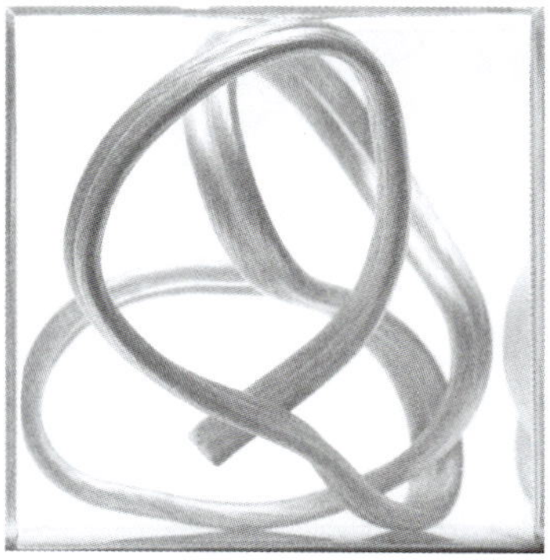

13.

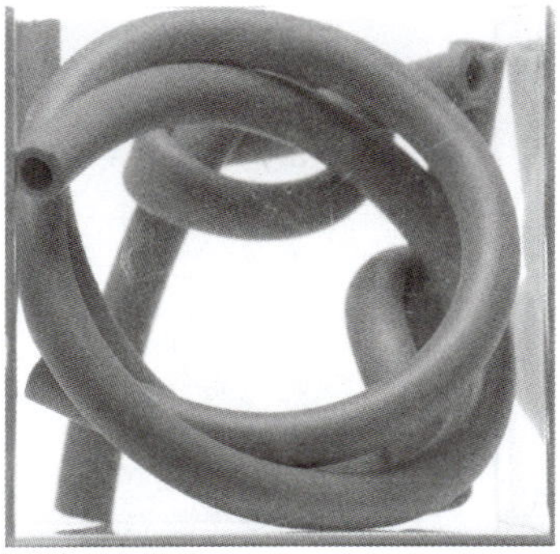

(A) : r
(B) : l
(C) : u
(D) : o
(E) : h

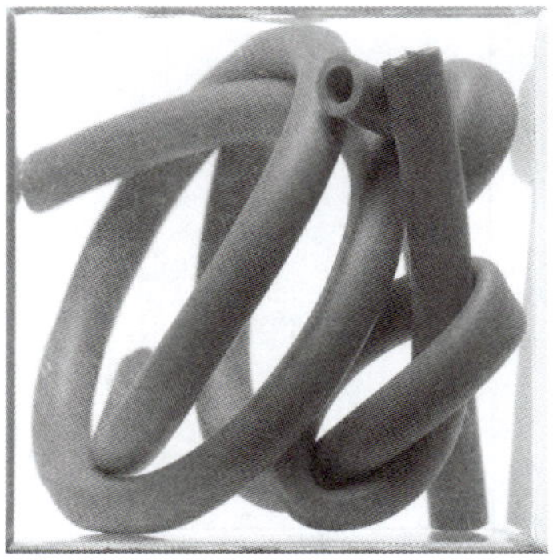

14.

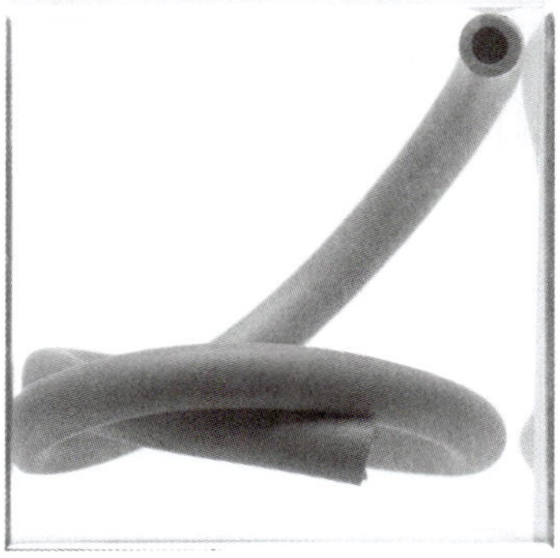

(A) : r
(B) : l
(C) : u
(D) : o
(E) : h

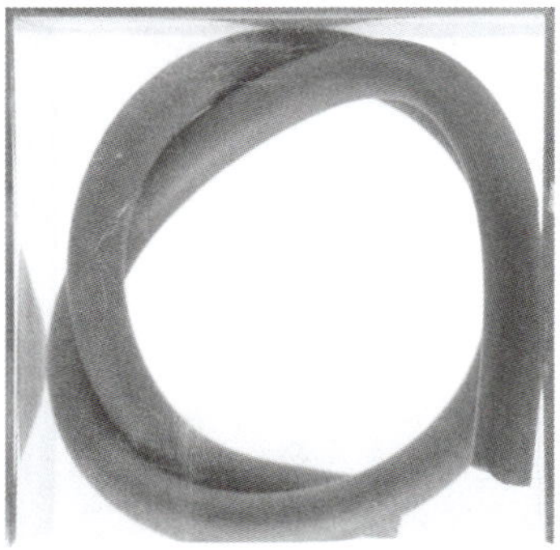

15.

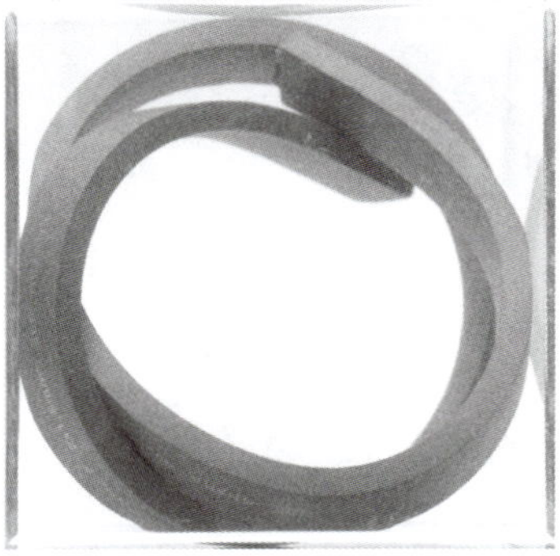

(A) : r
(B) : l
(C) : u
(D) : o
(E) : h

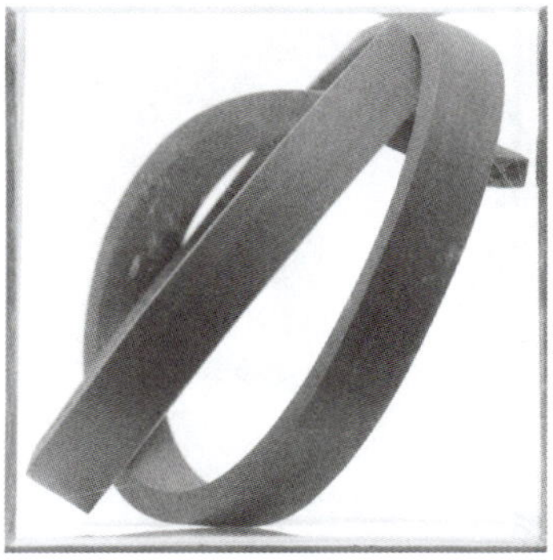

16.

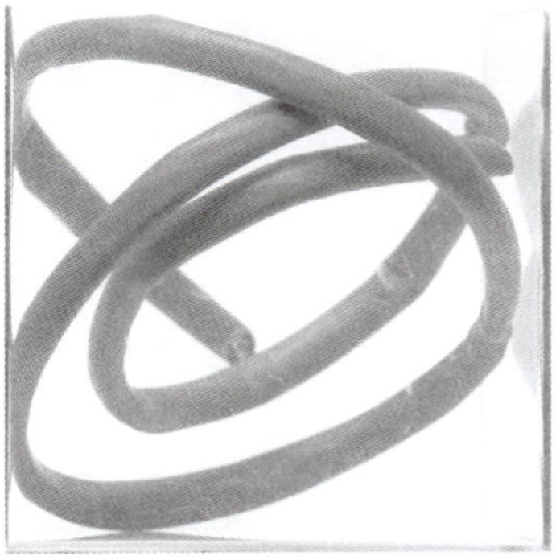

(A) : r
(B) : l
(C) : u
(D) : o
(E) : h

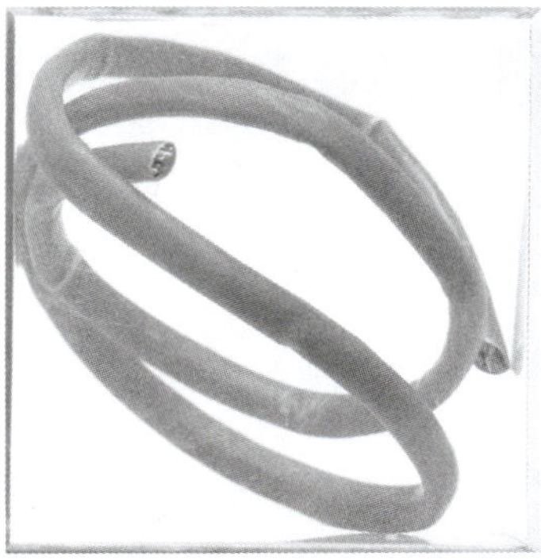

17.

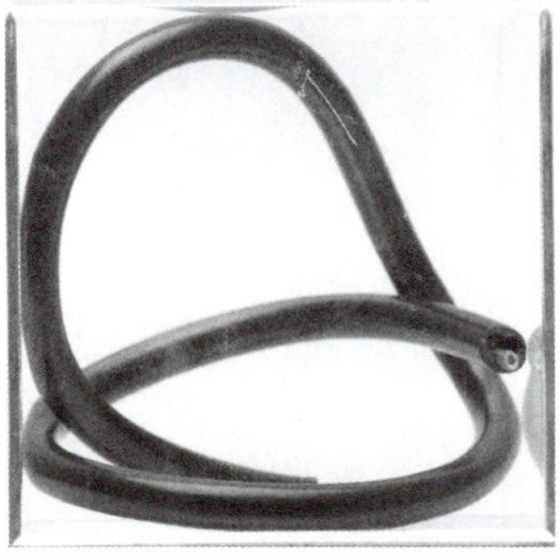

(A) : r
(B) : l
(C) : u
(D) : o
(E) : h

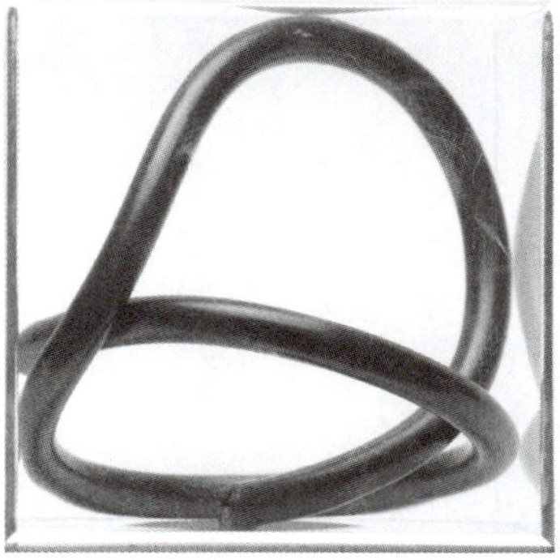

18.

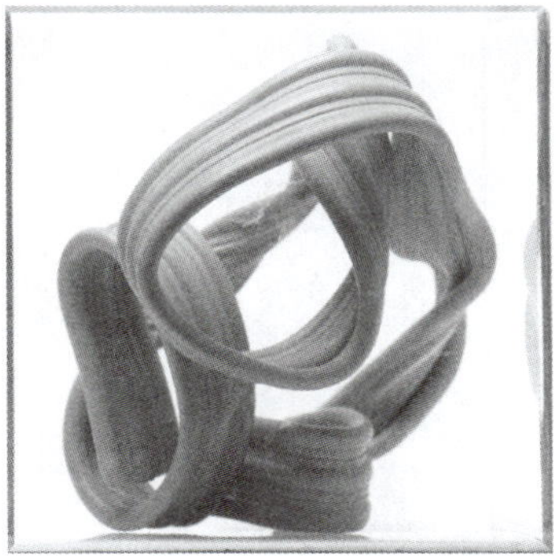

(A) : r
(B) : l
(C) : u
(D) : o
(E) : h

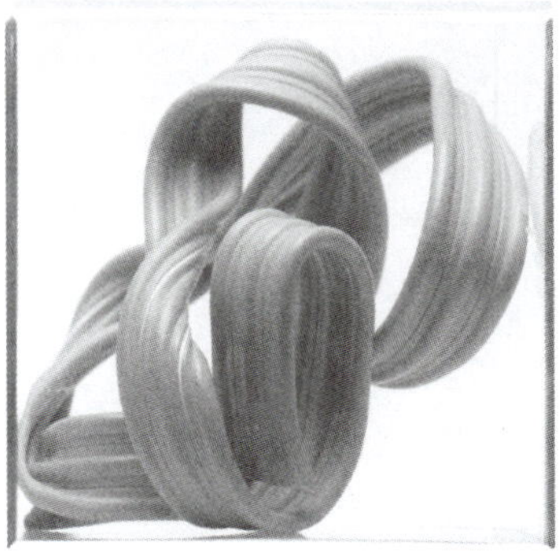

19.

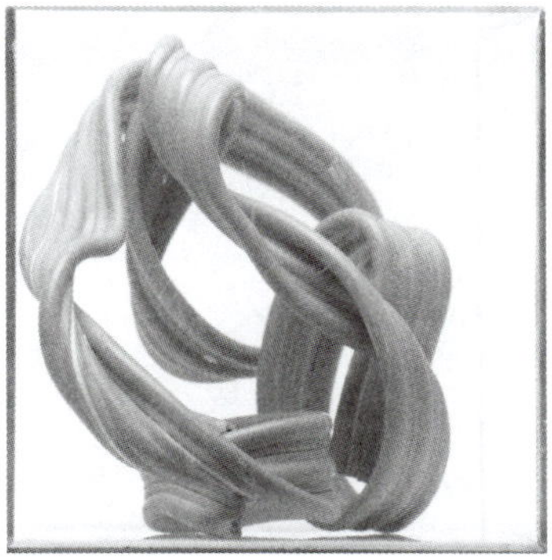

(A) : r
(B) : l
(C) : u
(D) : o
(E) : h

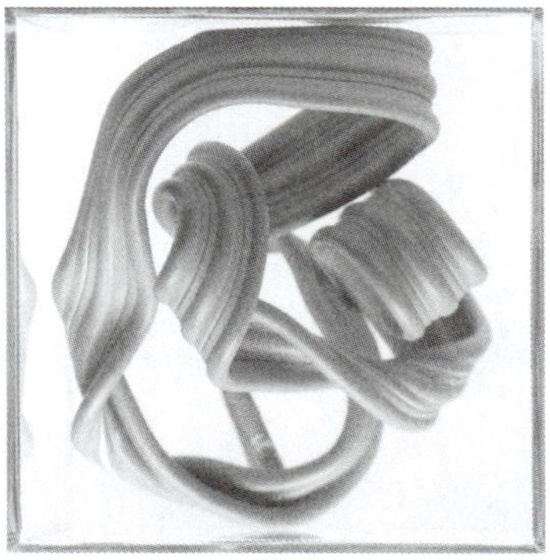

20.

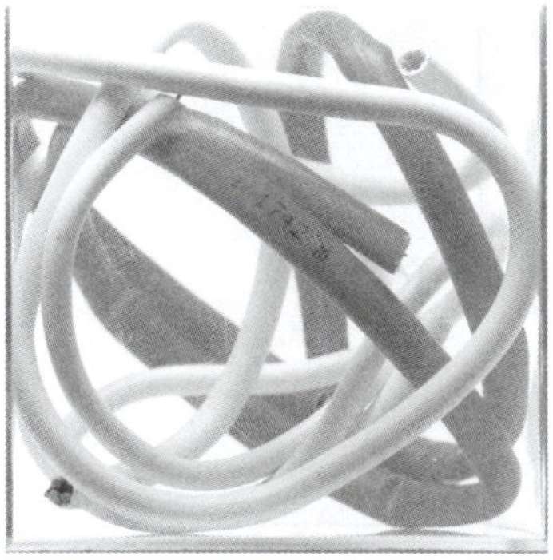

(A) : r
(B) : l
(C) : u
(D) : o
(E) : h

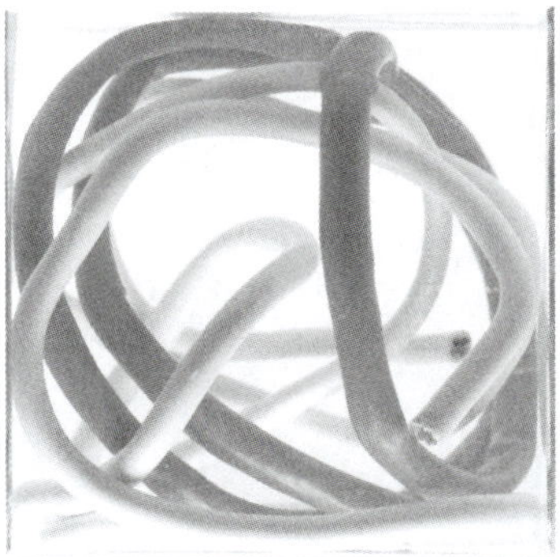

21.

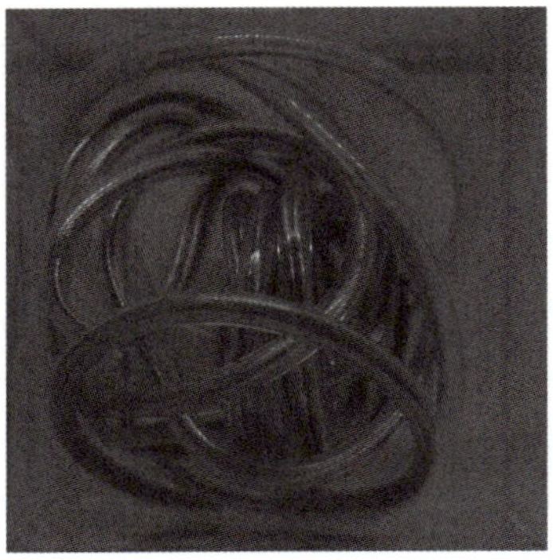

(A) : r
(B) : l
(C) : u
(D) : o
(E) : h

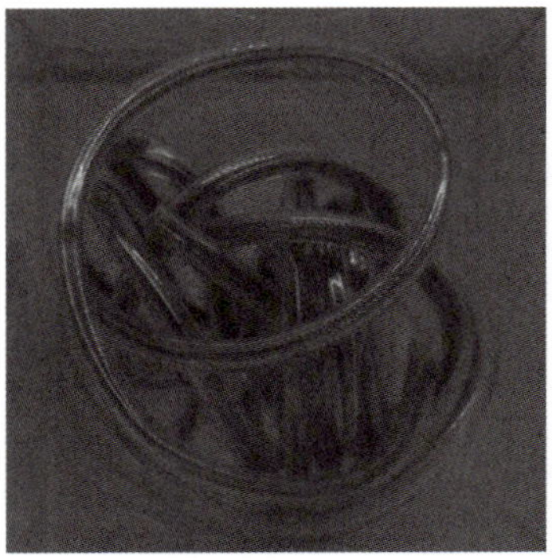

22.

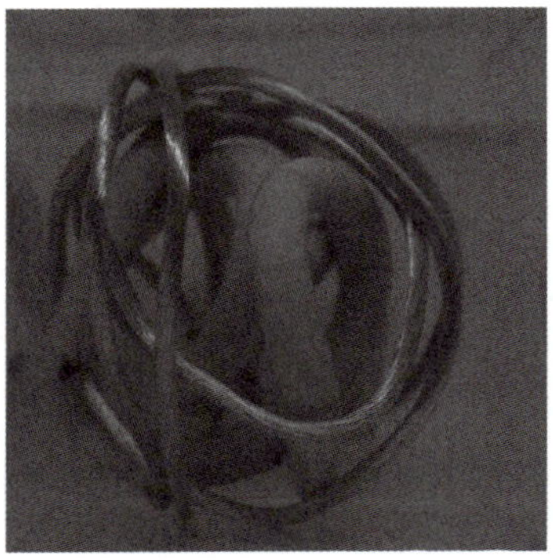

(A) : r
(B) : l
(C) : u
(D) : o
(E) : h

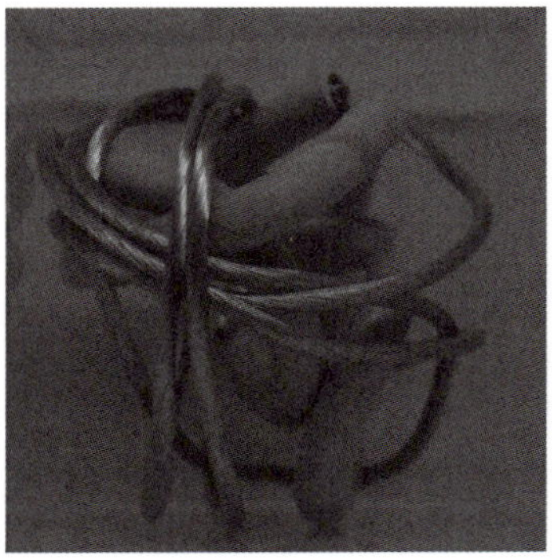

23.

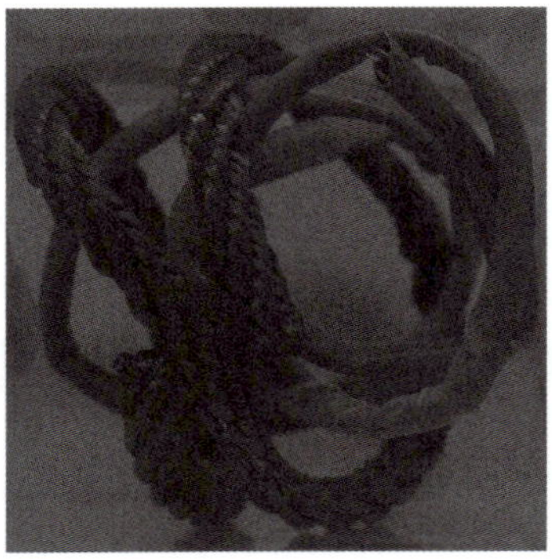

(A) : r
(B) : l
(C) : u
(D) : o
(E) : h

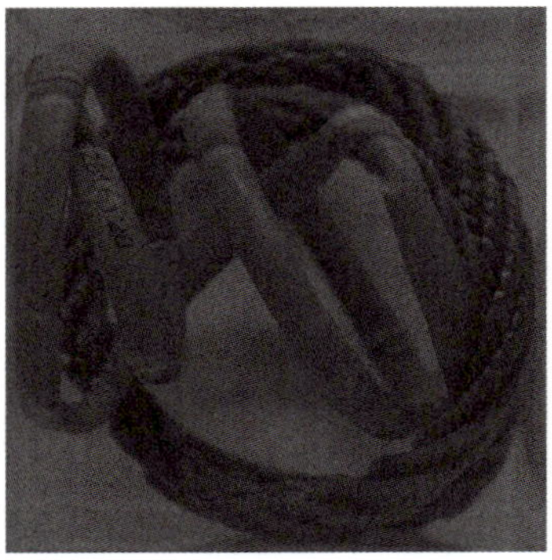

24.

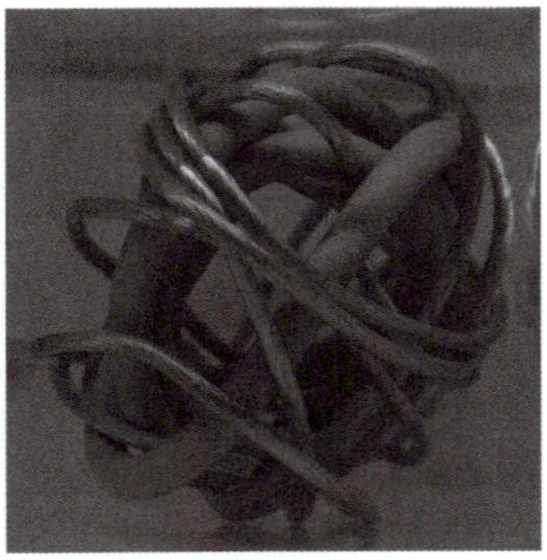

(A) : r
(B) : l
(C) : u
(D) : o
(E) : h

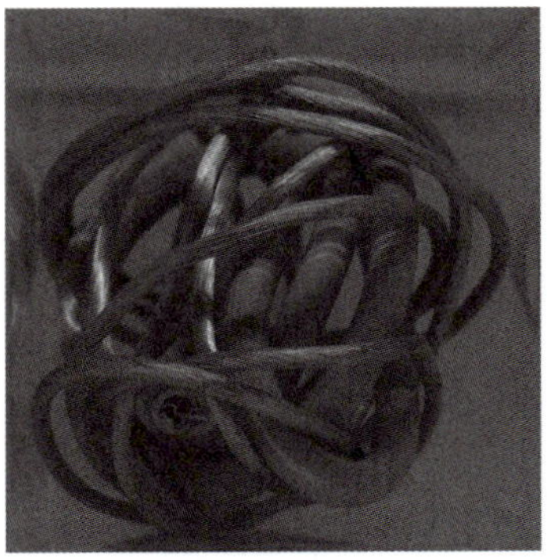

LÖSUNGSANSATZ ZU ÜBUNGSAUFGABE 2

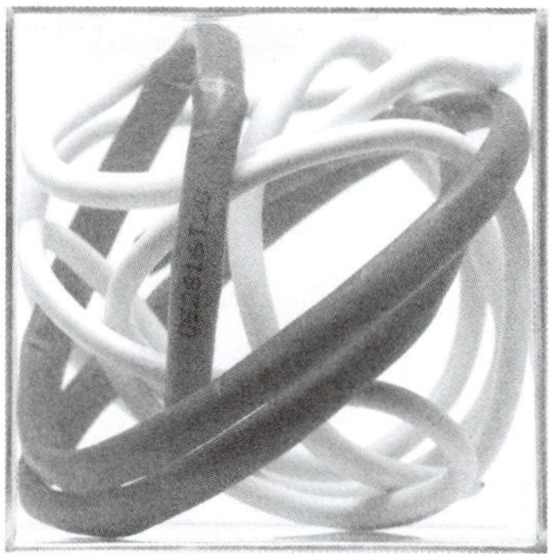

(A) : r
(B) : l
(C) : u
(D) : o
(E) : h

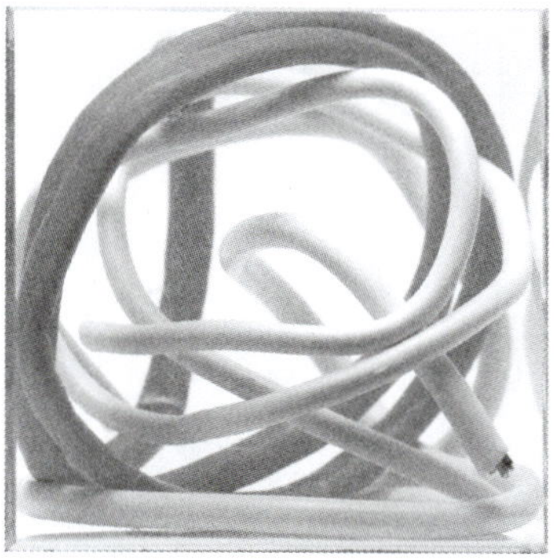

VORSICHT

Mehrere Schläuche sind ineinander verknäult.

TIPP

* **THE BIGGER PICTURE**
  Orientiere Dich an den groben Strukturen und überlege Dir welche Möglichkeiten in Frage kommen können. Dann schaue genauer hin!

Lösungsansatz
Auf dem ersten Foto: Markant sind die zwei grauen Schläuche, die parallel von links unten nach rechts oben verlaufen.

Auf dem zweiten Foto findest Du die beiden Schläuche im linken Teil und im oberen Teil des Fotos. Daher kommen die Ansicht von rechts oder die Ansicht von unten in Frage. Die Ansicht von rechts kannst Du ausschließen, da im ersten Foto weiße Schläuche im obersten Teil des Würfels zu sehen sind, auf dem zweiten Foto sind keine weißen Schläuche mehr im obersten Teil zu sehen (Bei einer Drehbewegung bleibt die Höhe gleich).

Es muss also die Ansicht von unten sein. Sicher keine einfache Aufgabe. Gratulation an jeden, der es trotzdem richtig gemacht hat!

12. SIMULATION 12

Bearbeitungszeit: 15 Minuten

1.

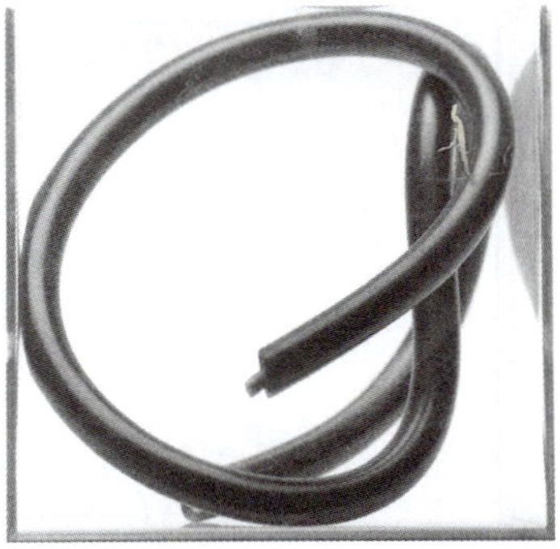

(A) : r
(B) : l
(C) : u
(D) : o
(E) : h

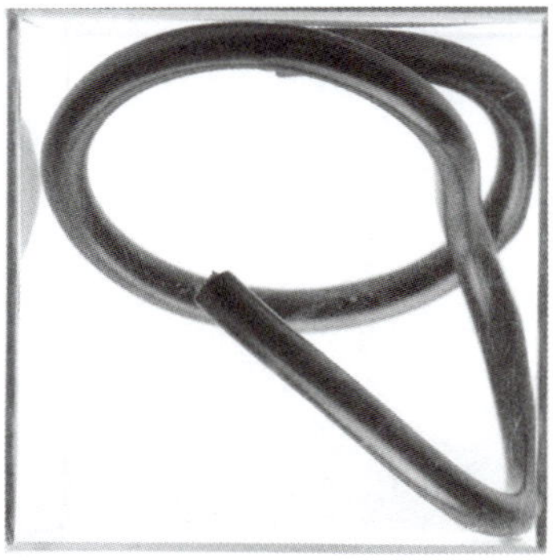

2.

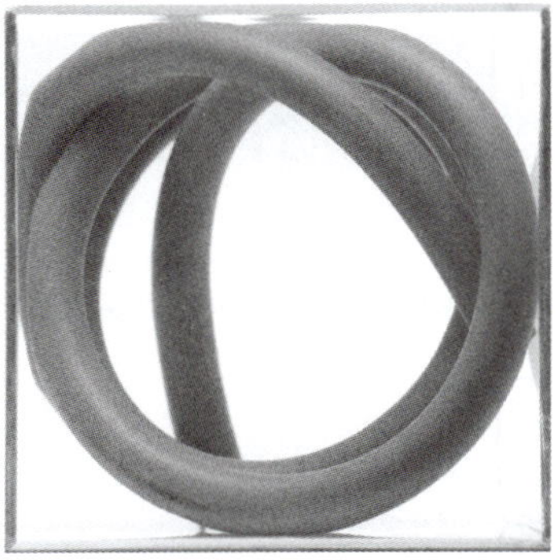

(A) : r
(B) : l
(C) : u
(D) : o
(E) : h

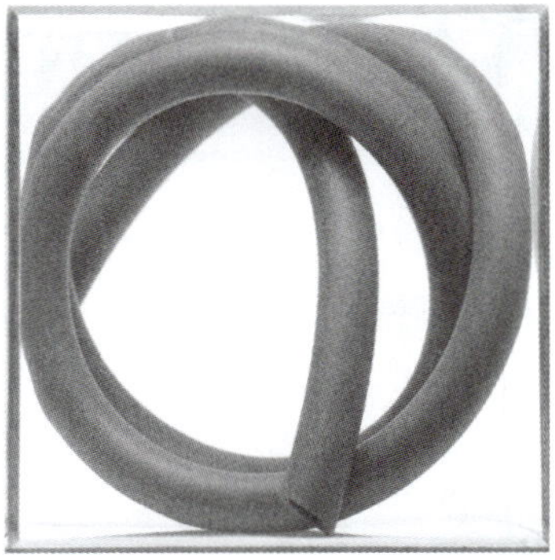

3.

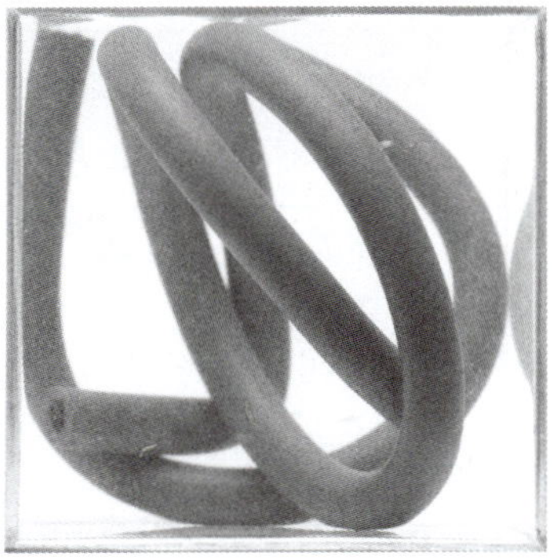

(A) : r
(B) : l
(C) : u
(D) : o
(E) : h

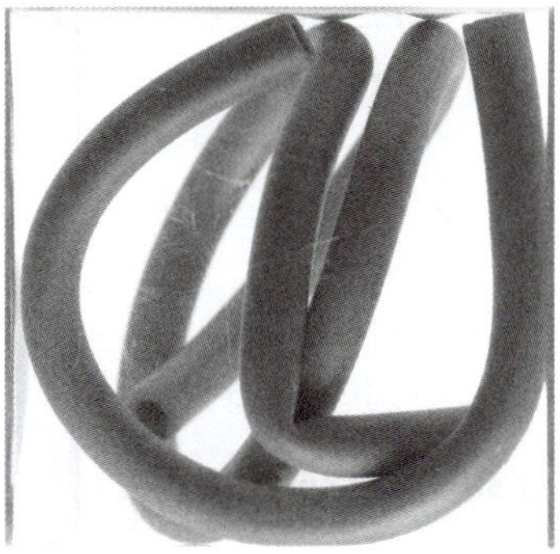

4.

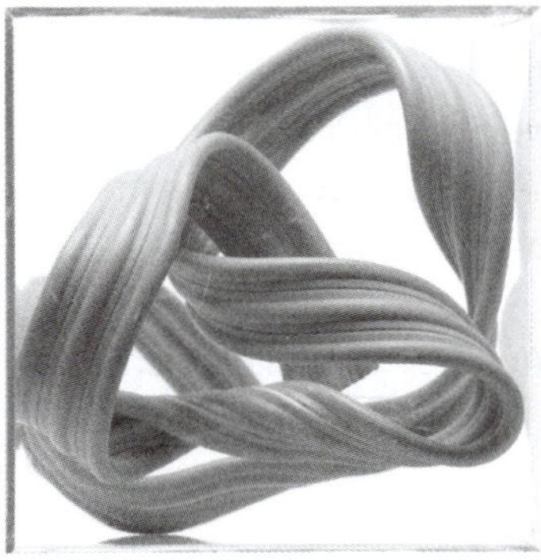

(A) : r
(B) : l
(C) : u
(D) : o
(E) : h

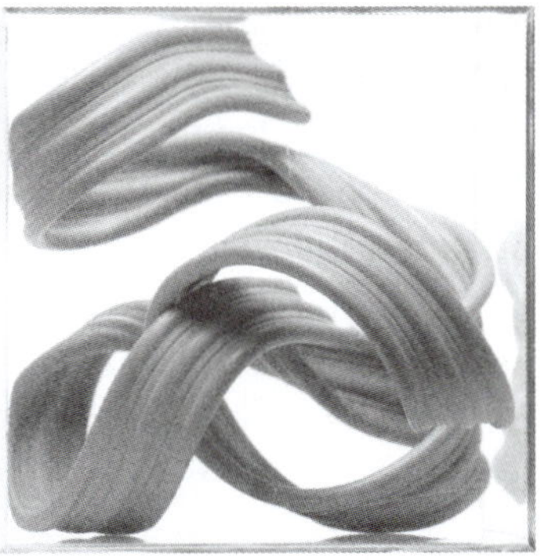

5.

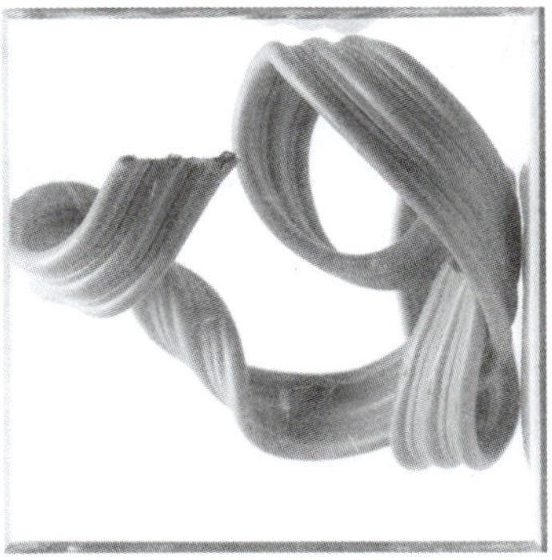

(A) : r
(B) : l
(C) : u
(D) : o
(E) : h

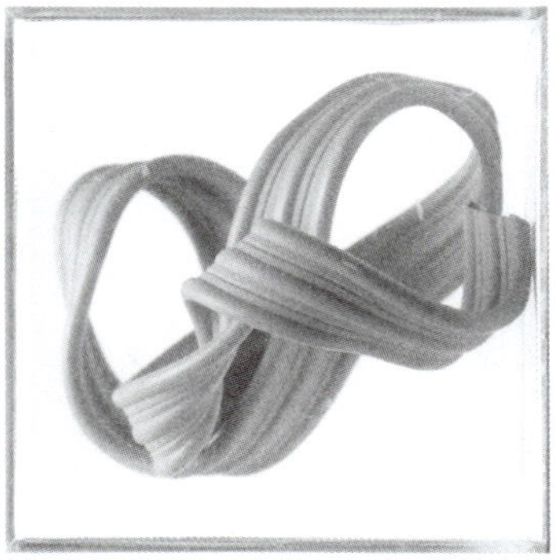

6.

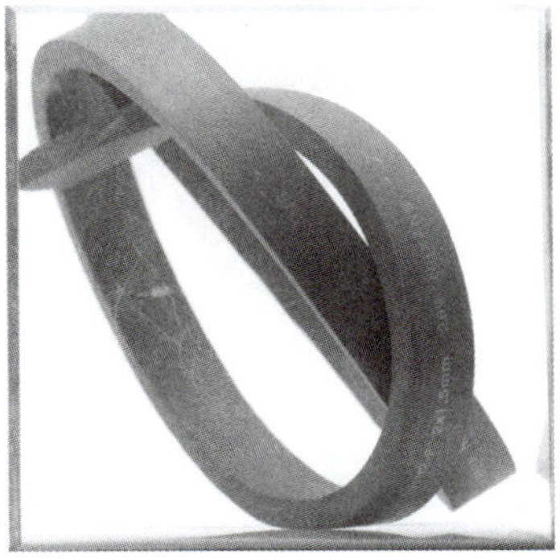

(A) : r
(B) : l
(C) : u
(D) : o
(E) : h

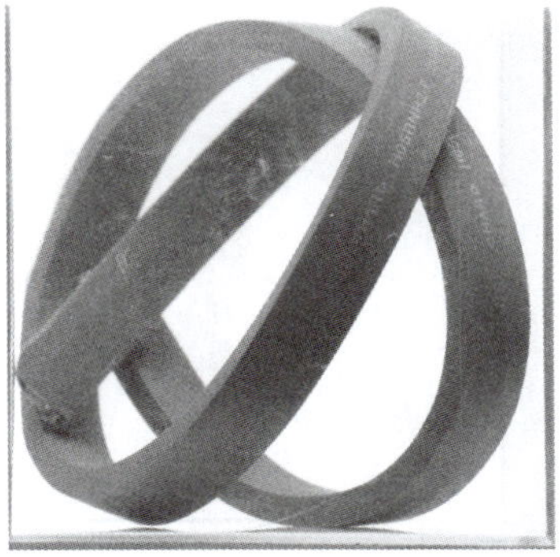

7.

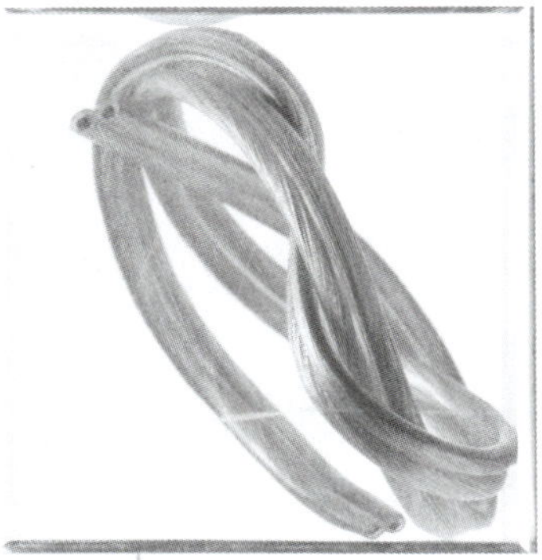

(A) : r
(B) : l
(C) : u
(D) : o
(E) : h

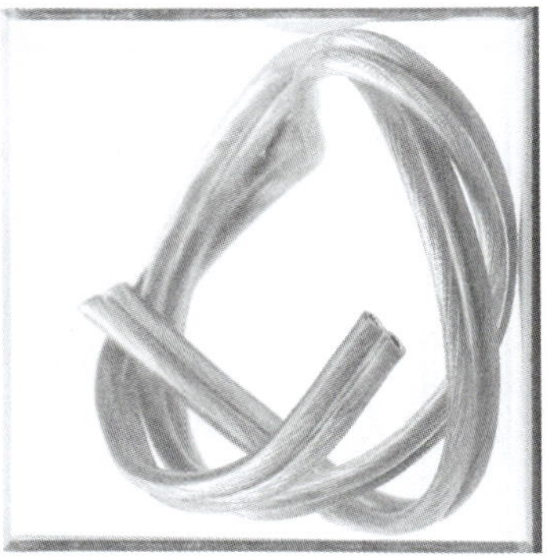

8.

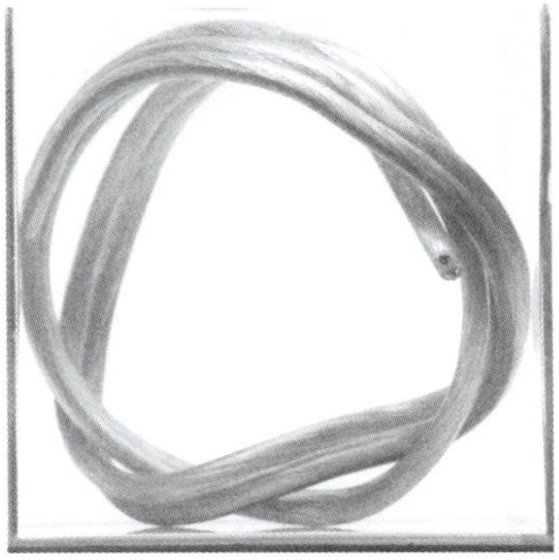

(A) : r
(B) : l
(C) : u
(D) : o
(E) : h

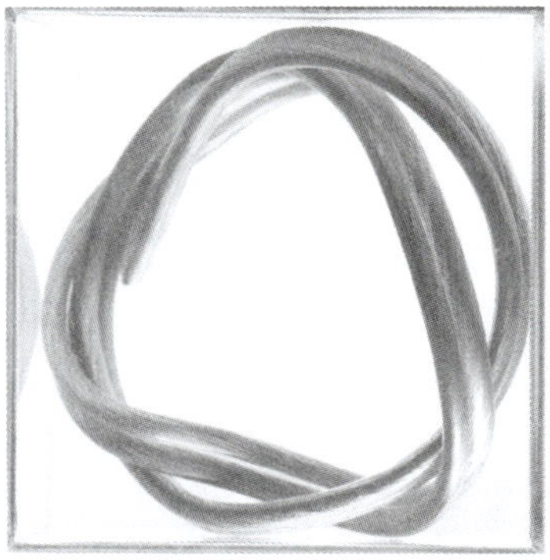

9.

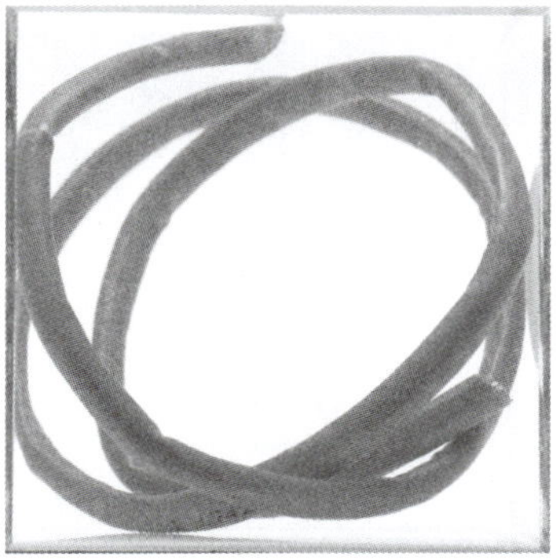

(A) : r
(B) : l
(C) : u
(D) : o
(E) : h

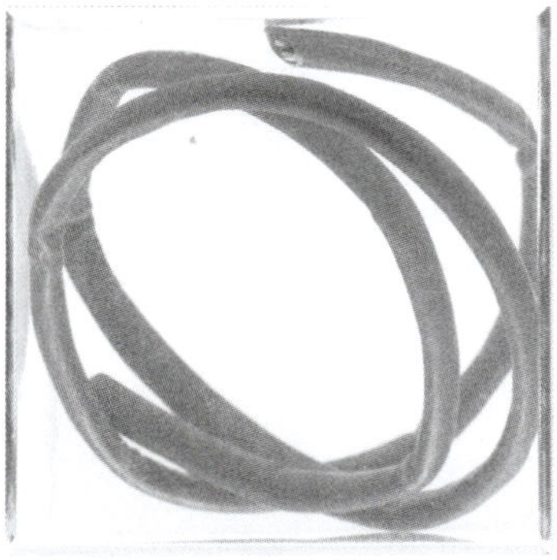

10.

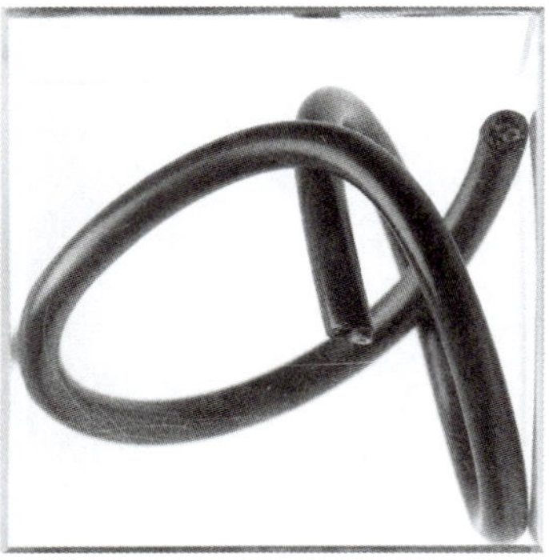

(A) : r
(B) : l
(C) : u
(D) : o
(E) : h

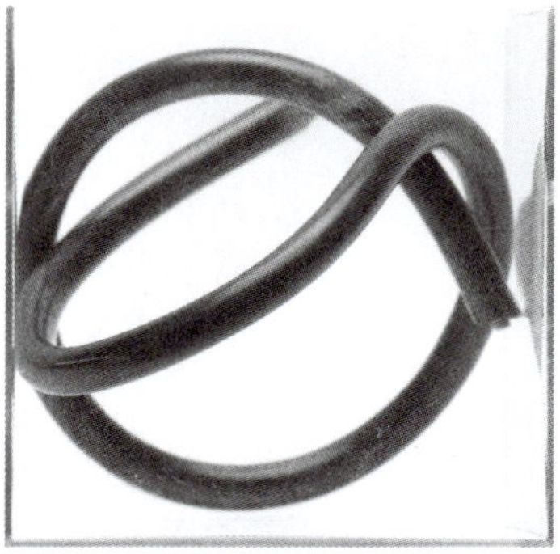

11.

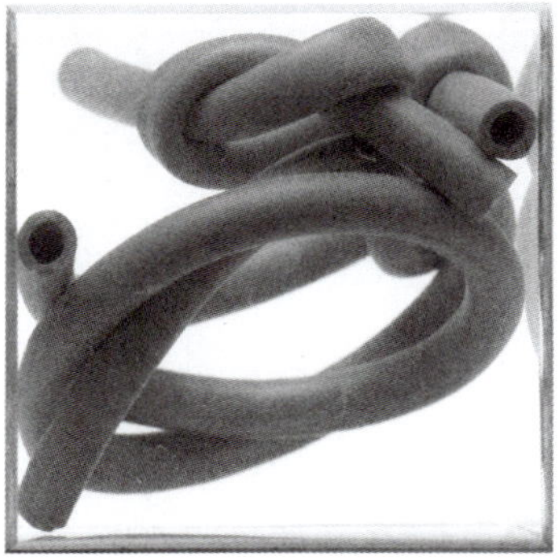

(A) : r
(B) : l
(C) : u
(D) : o
(E) : h

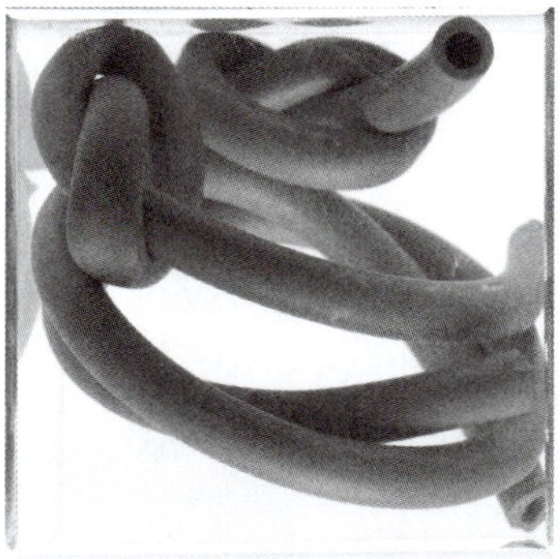

12.

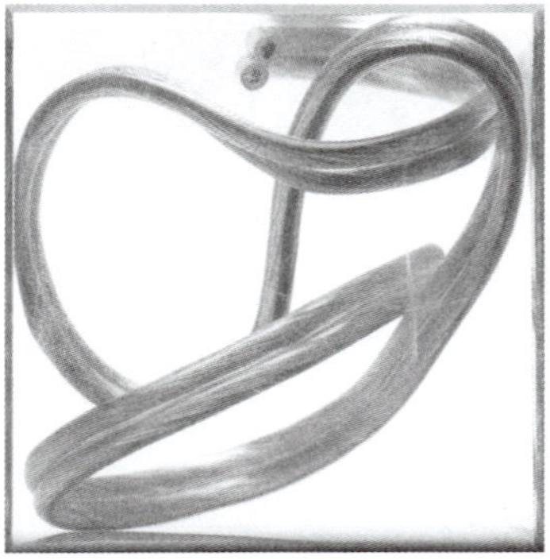

(A) : r
(B) : l
(C) : u
(D) : o
(E) : h

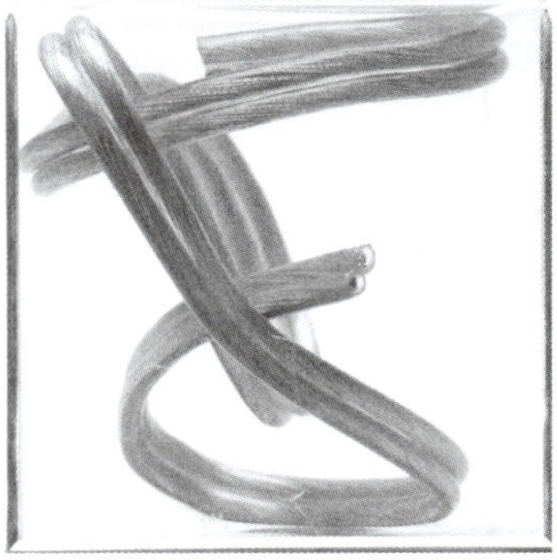

13.

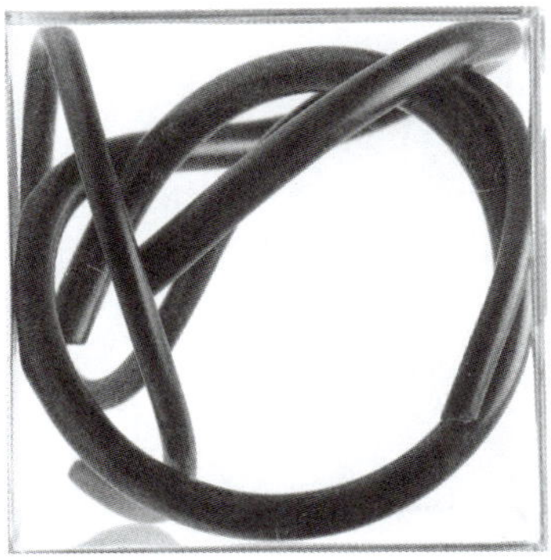

(A) : r
(B) : l
(C) : u
(D) : o
(E) : h

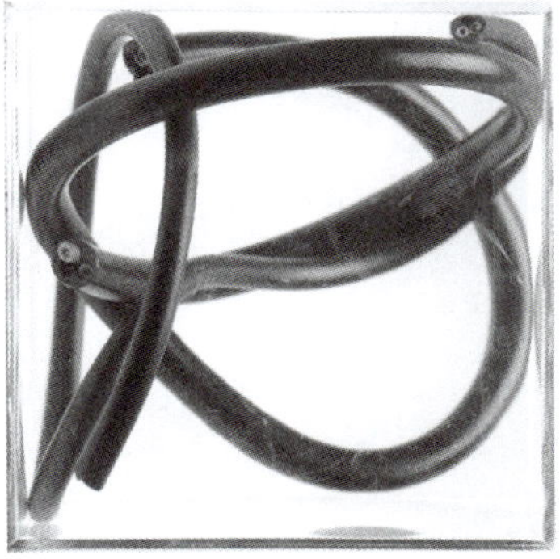

14.

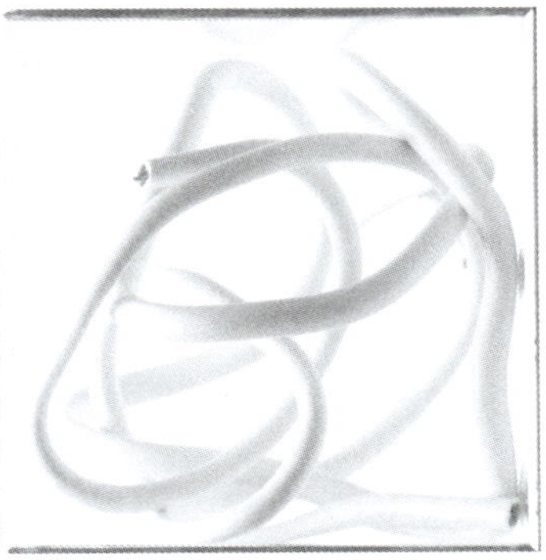

(A) : r
(B) : l
(C) : u
(D) : o
(E) : h

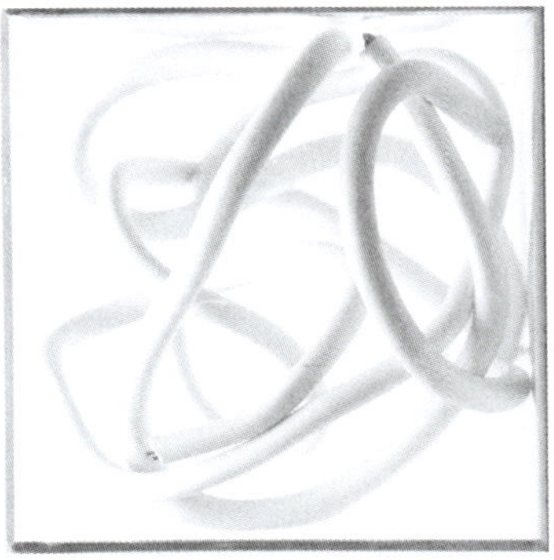

15.

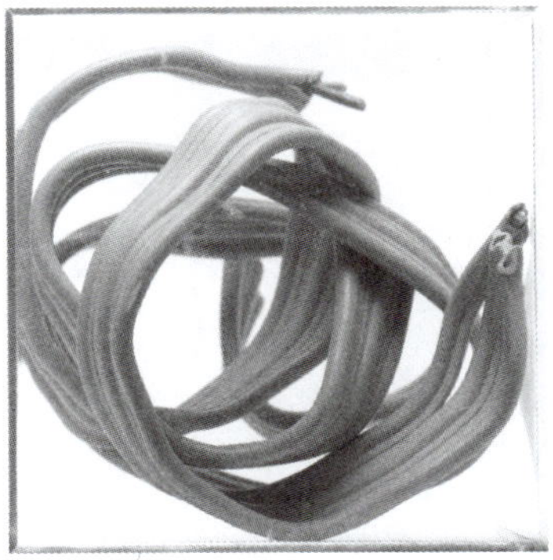

(A) : r
(B) : l
(C) : u
(D) : o
(E) : h

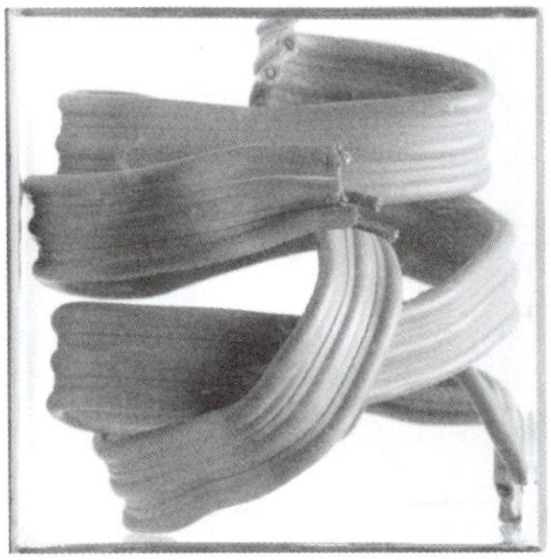

16.

(A) : r
(B) : l
(C) : u
(D) : o
(E) : h

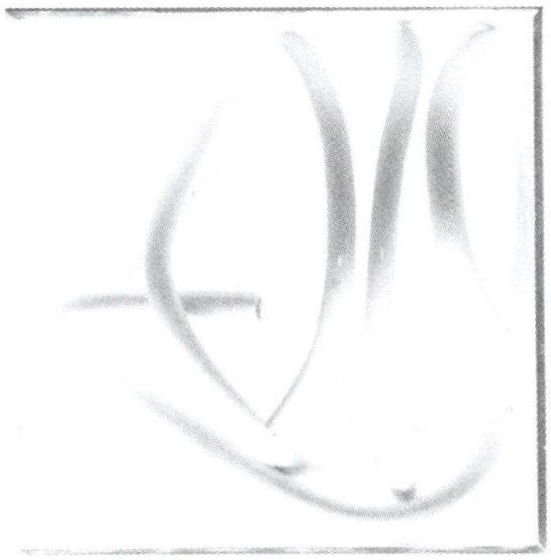

17.

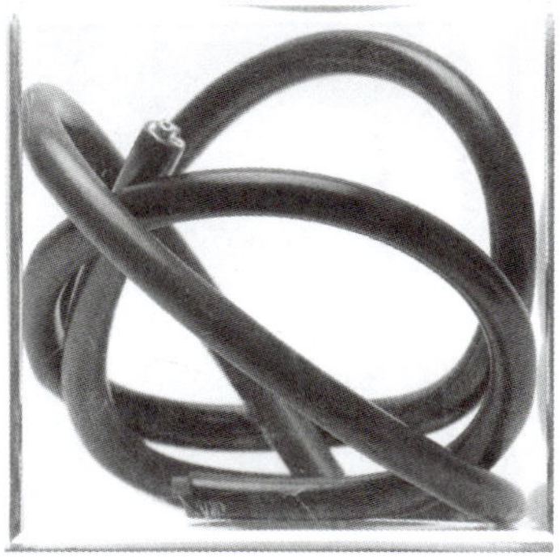

(A) : r
(B) : l
(C) : u
(D) : o
(E) : h

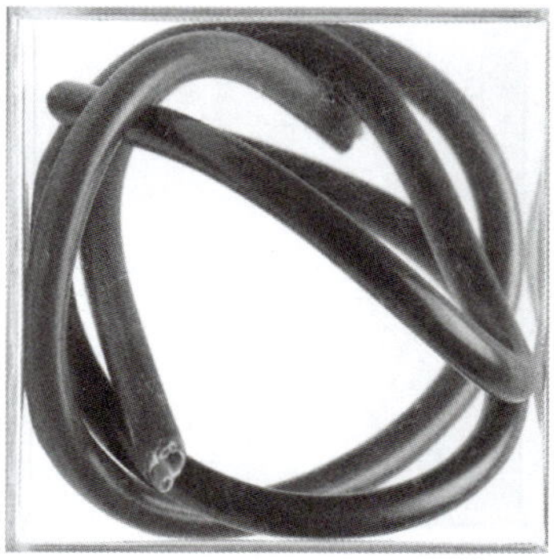

18.

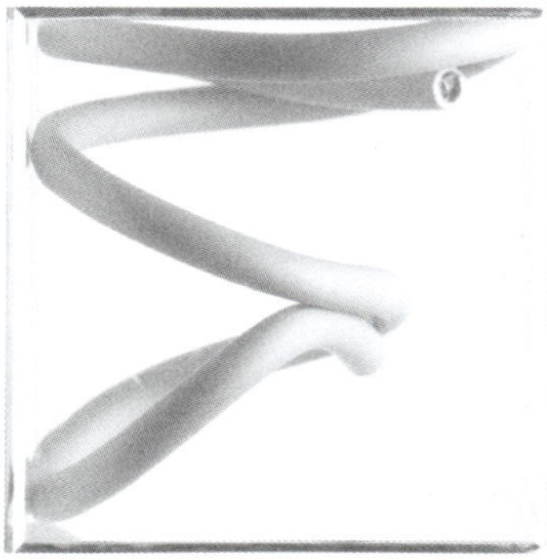

(A) : r
(B) : l
(C) : u
(D) : o
(E) : h

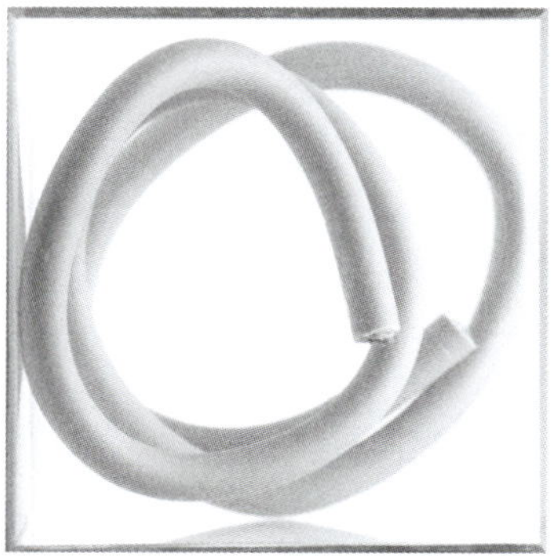

19.

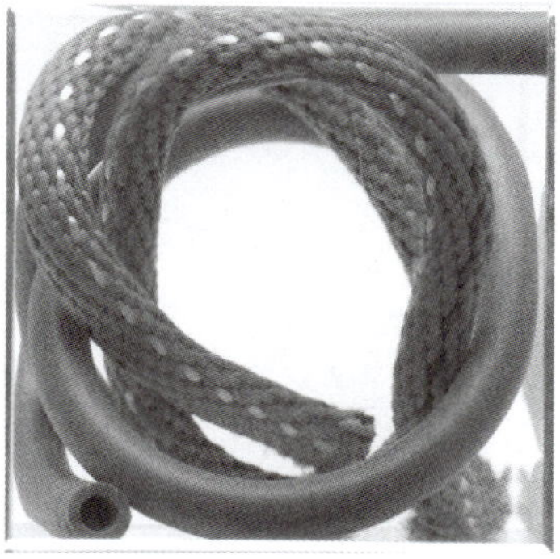

(A) : r
(B) : l
(C) : u
(D) : o
(E) : h

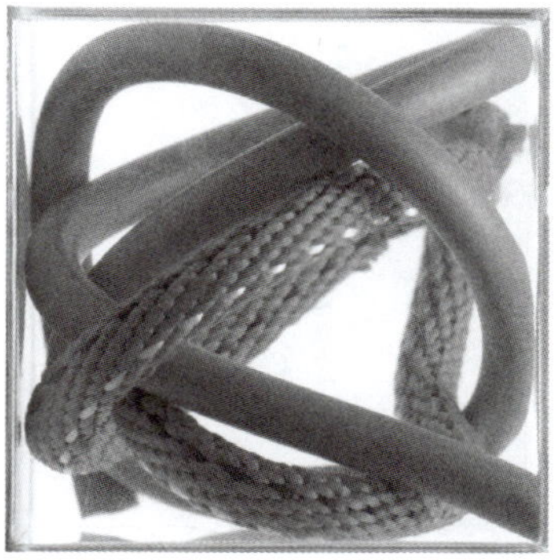

20.

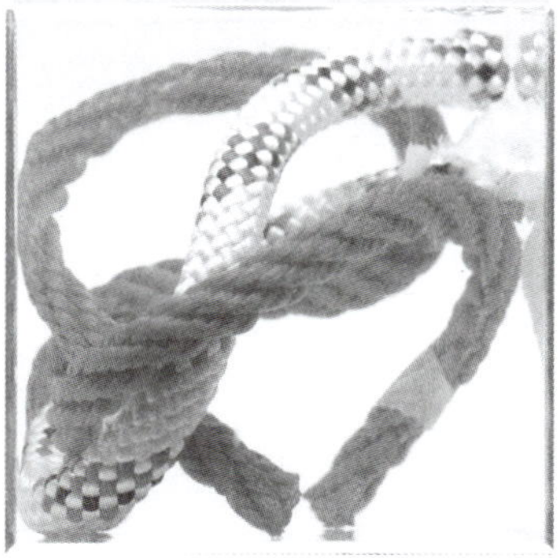

(A) : r
(B) : l
(C) : u
(D) : o
(E) : h

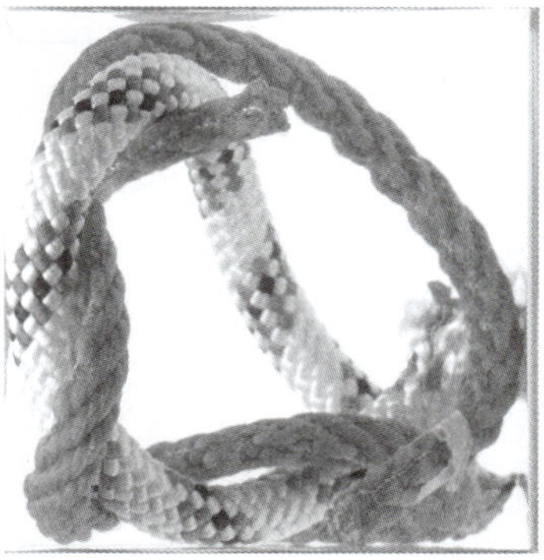

21.

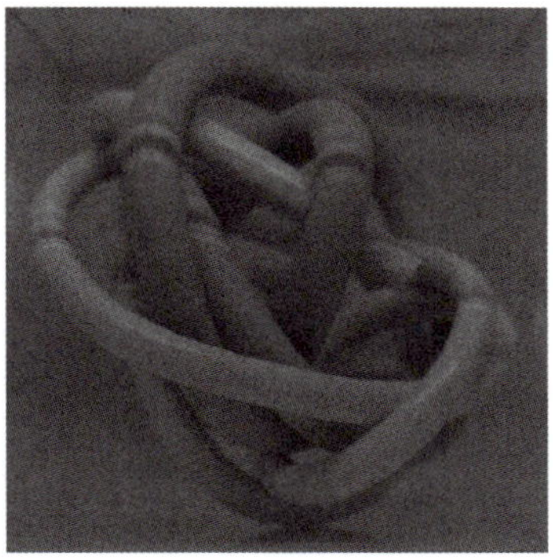

(A) : r
(B) : l
(C) : u
(D) : o
(E) : h

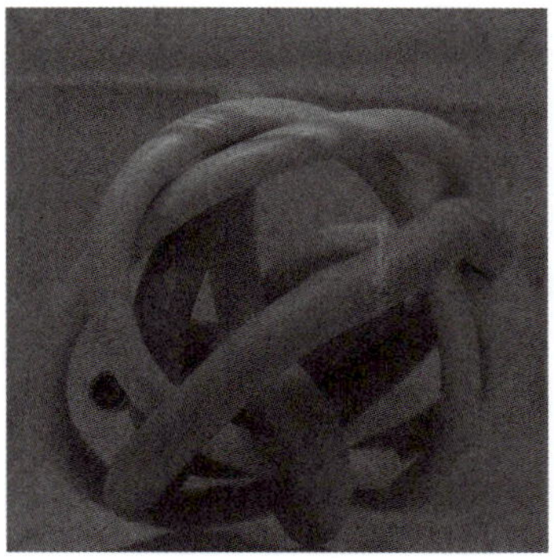

22.

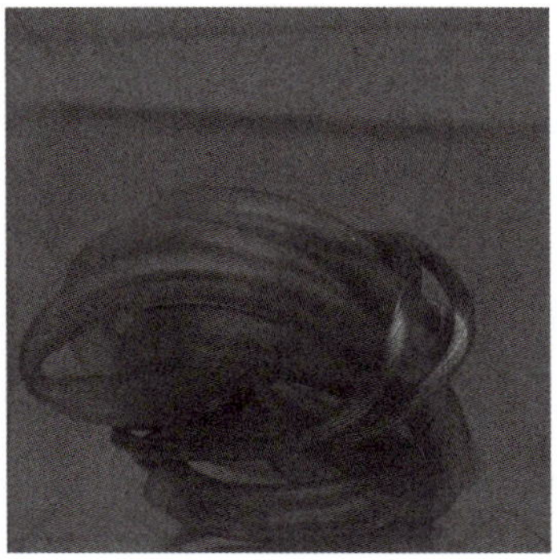

(A) : r
(B) : l
(C) : u
(D) : o
(E) : h

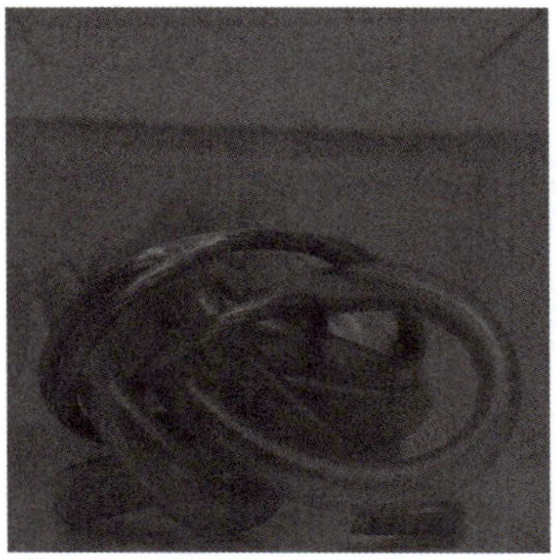

23.

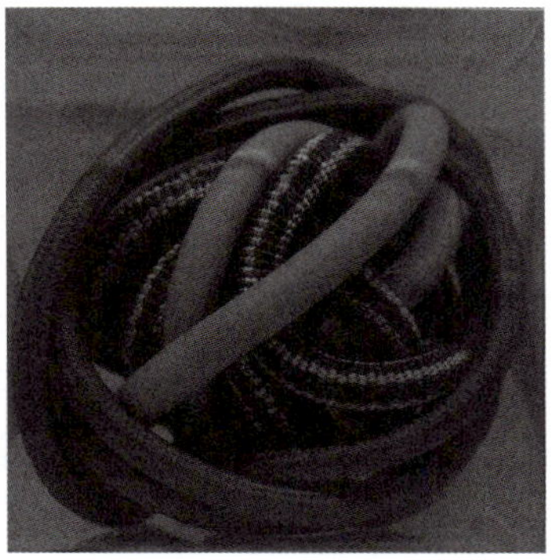

(A) : r
(B) : l
(C) : u
(D) : o
(E) : h

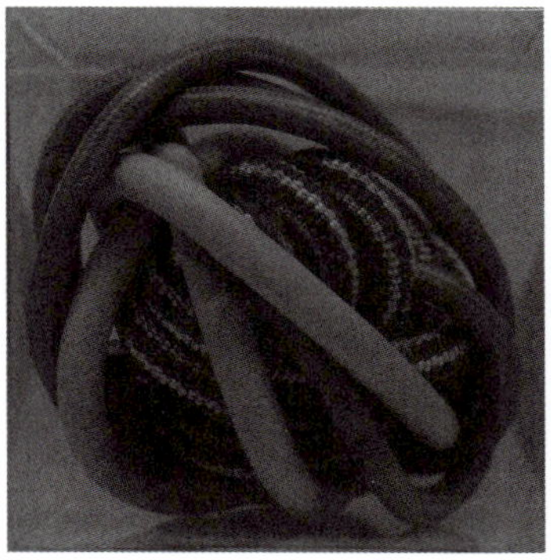

24.

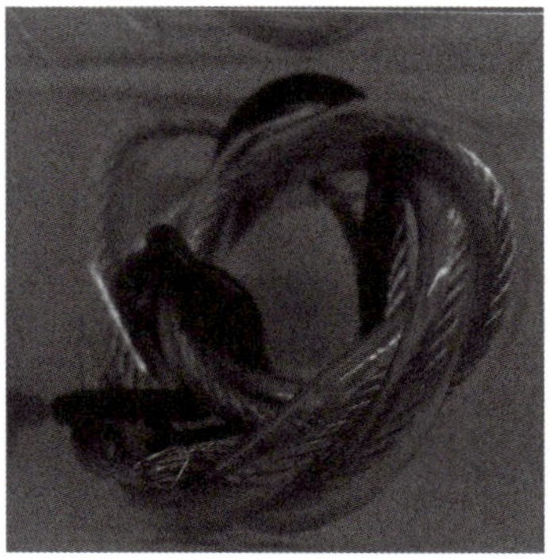

(A) : r
(B) : l
(C) : u
(D) : o
(E) : h

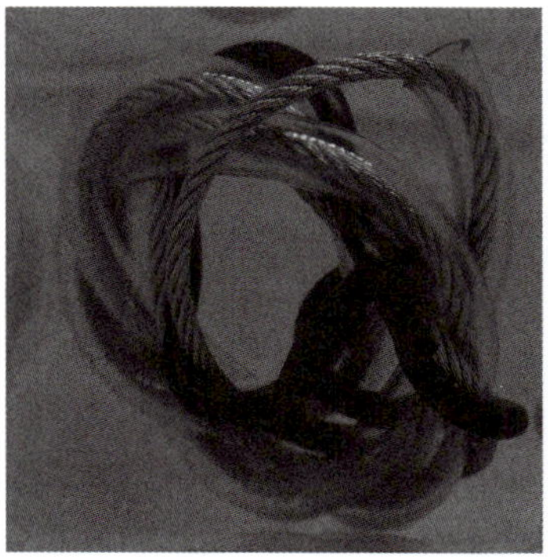

LÖSUNGSANSATZ ZU ÜBUNGSAUFGABE 16

(A) : r
(B) : l
(C) : u
(D) : o
(E) : h

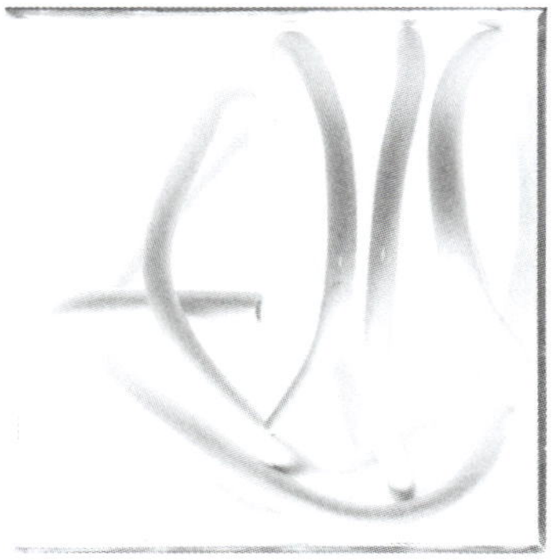

VORSICHT

Weißer Schlauch auf weißem Hintergrund

Lösungsansatz
In den letzten Jahren wurde uns berichtet, dass die Testhersteller zunehmend unscharfe Fotos verwendet hatten, um es so noch schwieriger für euch zu machen. Eine andere Möglichkeit die Schwierigkeit zu erhöhen, wäre es, den Kontrast zu senken. So wie bei dieser Aufgabe: weißer Schlauch auf weißem Hintergrund und das Foto total überbelichtet. Du hast Dich davon aber bestimmt nicht ärgern lassen und trotzdem die Ansicht von rechts gewählt.

13. SIMULATION 13

Bearbeitungszeit: 15 Minuten

1.

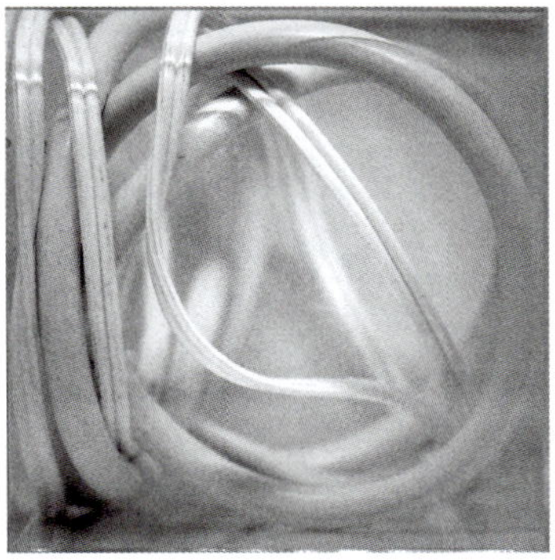

(A) : r
(B) : l
(C) : u
(D) : o
(E) : h

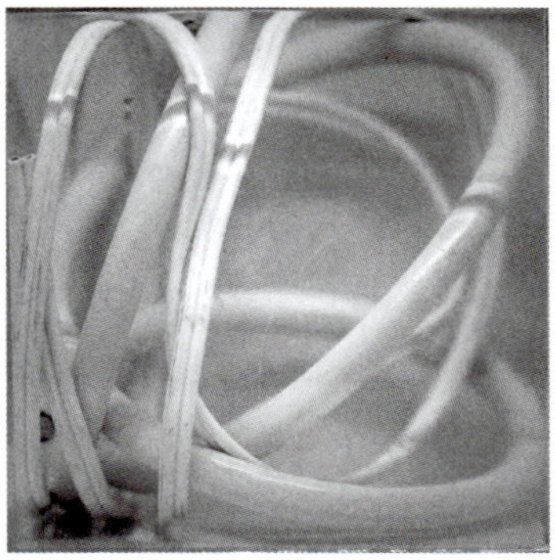

2.

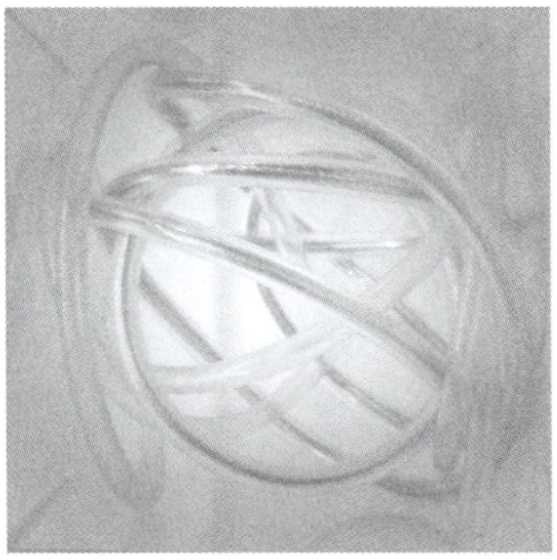

(A) : r
(B) : l
(C) : u
(D) : o
(E) : h

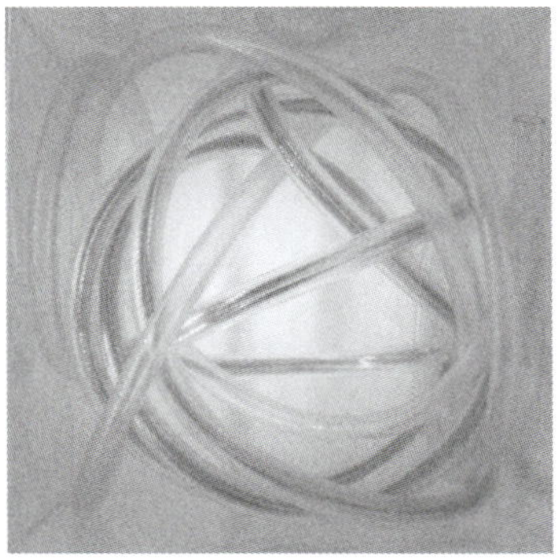

3.

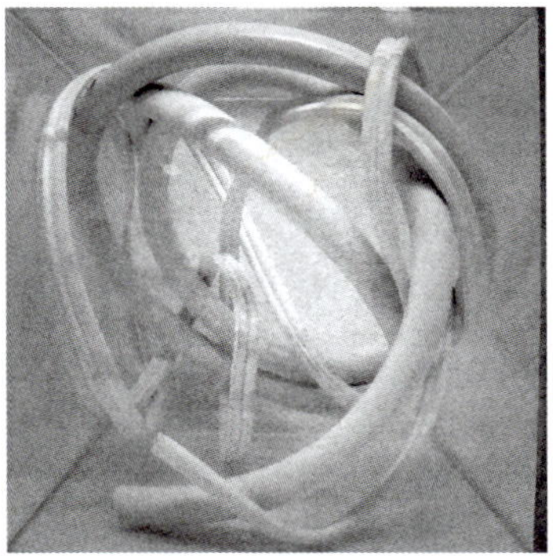

(A) : r
(B) : l
(C) : u
(D) : o
(E) : h

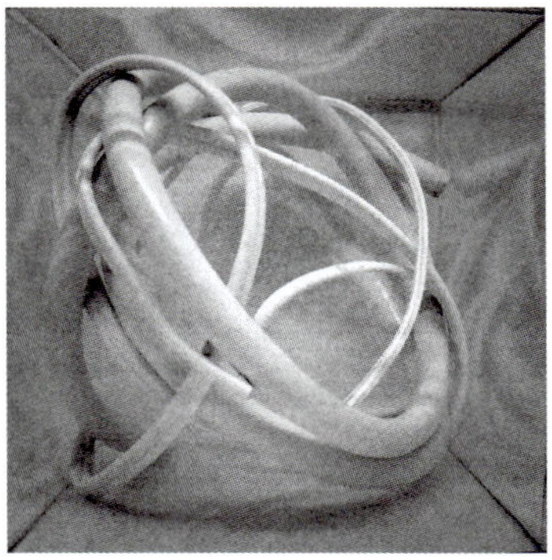

4.

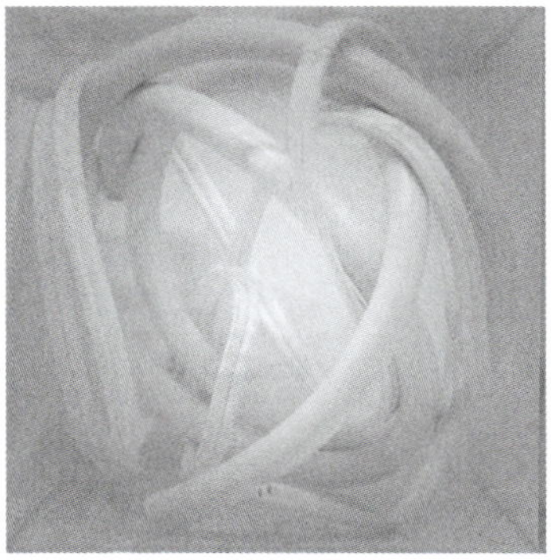

(A) : r
(B) : l
(C) : u
(D) : o
(E) : h

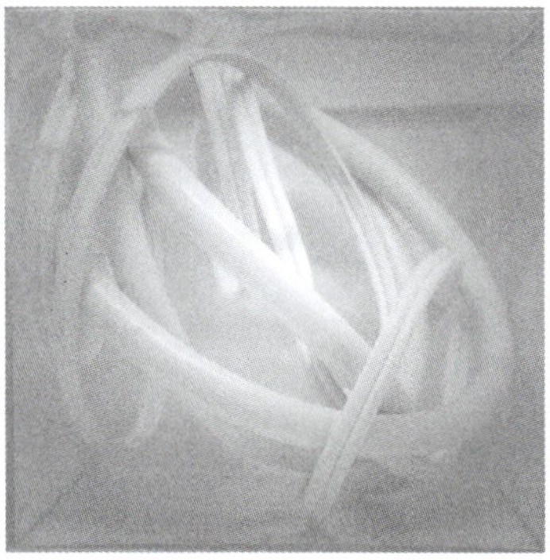

5.

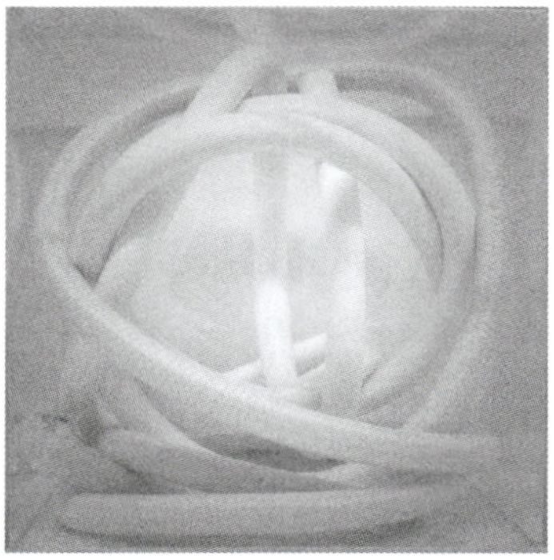

(A) : r
(B) : l
(C) : u
(D) : o
(E) : h

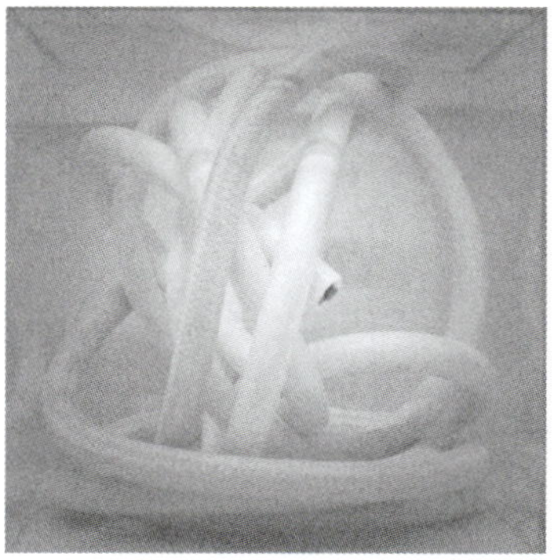

6.

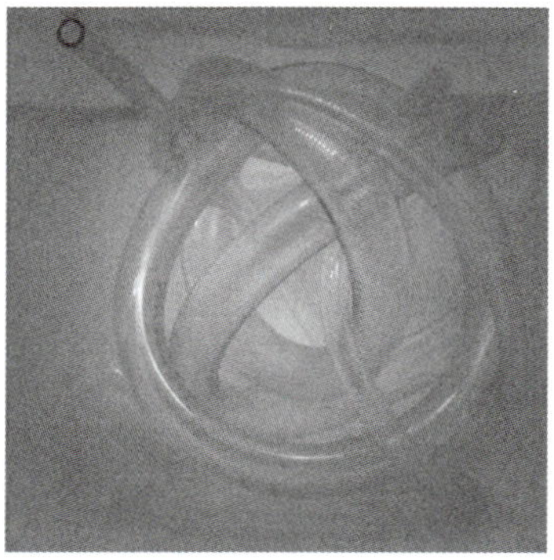

(A) : r
(B) : l
(C) : u
(D) : o
(E) : h

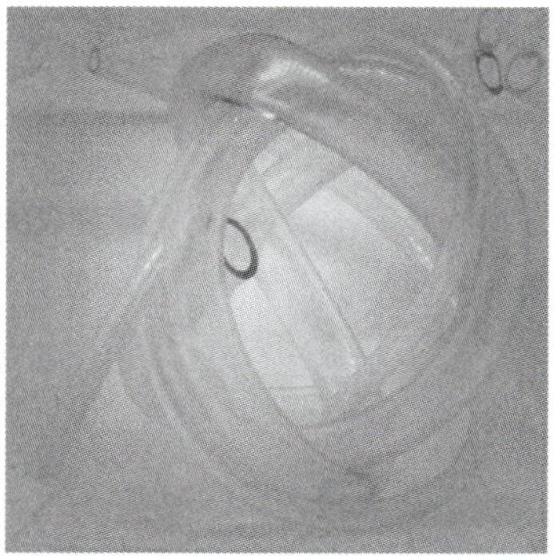

7.

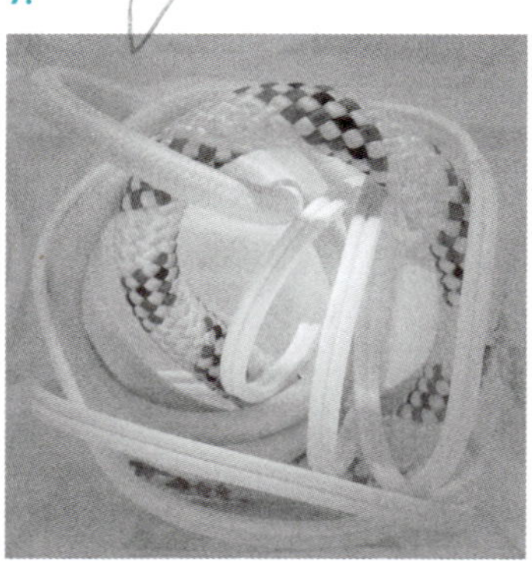

(A) : r
(B) : l
(C) : u
(D) : o
(E) : h

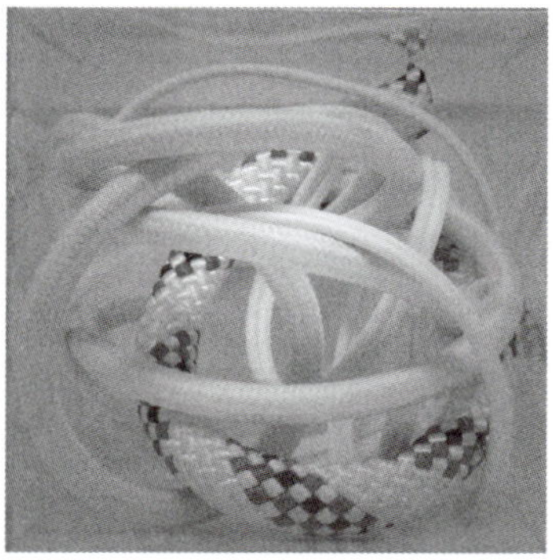

8.

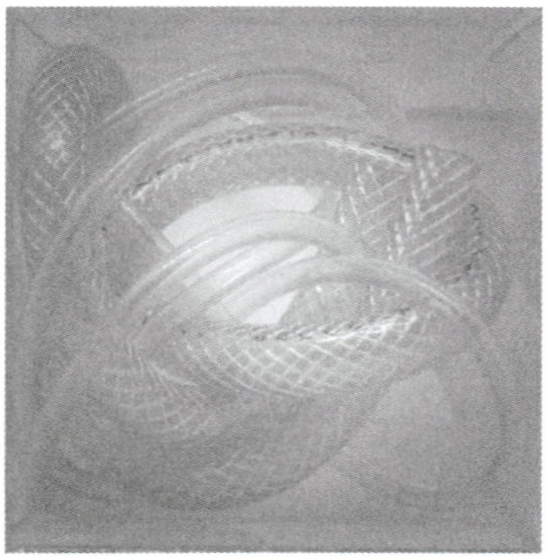

(A) : r
(B) : l
(C) : u
(D) : o
(E) : h

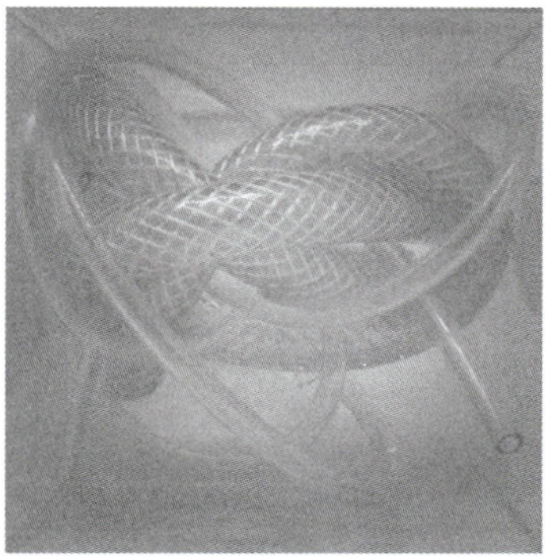

9.

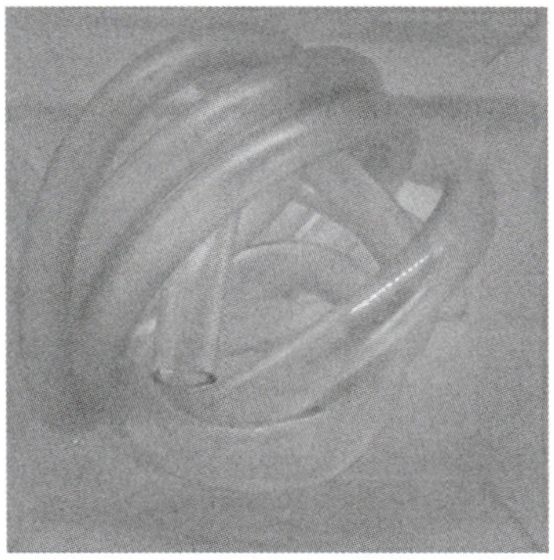

(A) : r
(B) : l
(C) : u
(D) : o
(E) : h

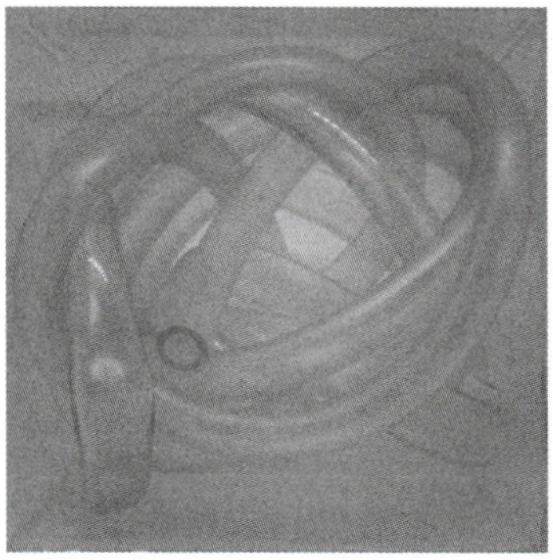

10.

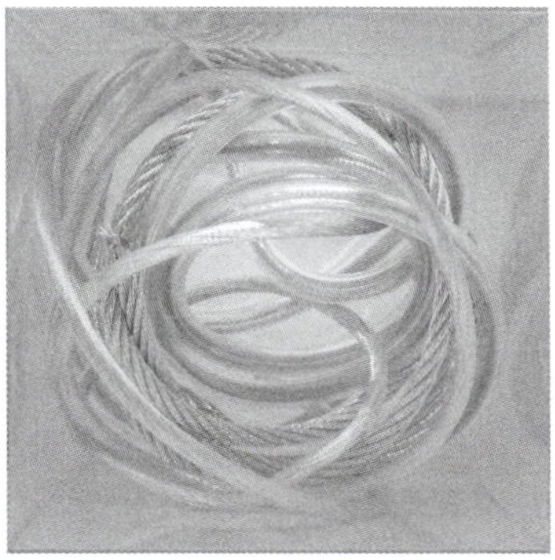

(A) : r
(B) : l
(C) : u
(D) : o
(E) : h

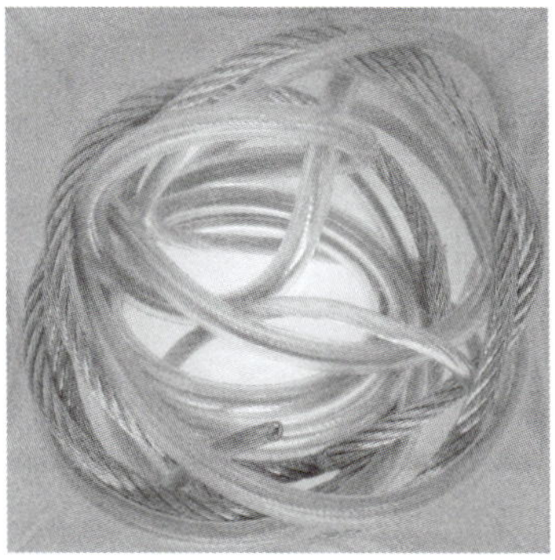

11.

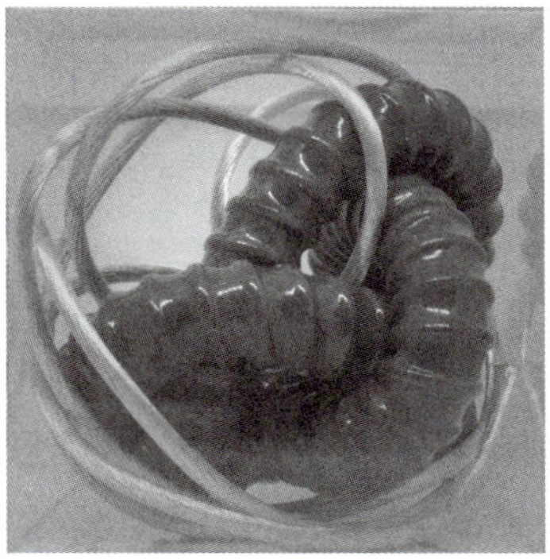

(A) : r
(B) : l
(C) : u
(D) : o
(E) : h

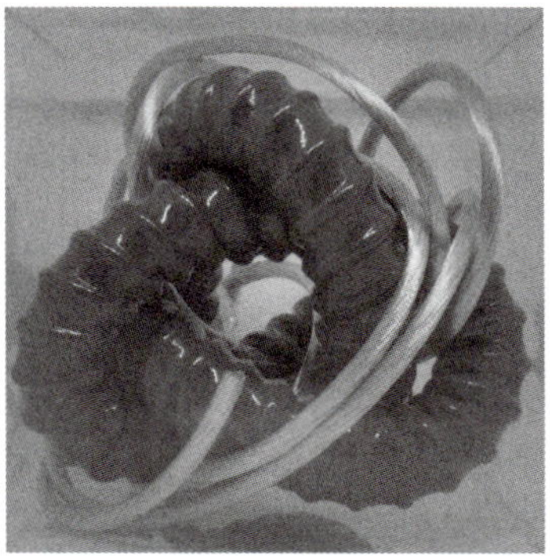

12.

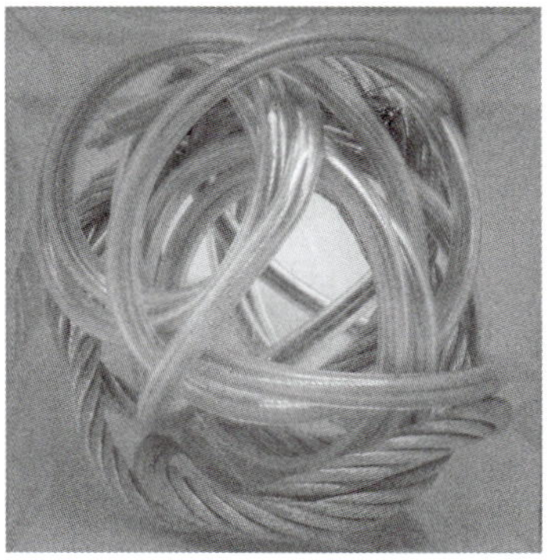

(A) : r
(B) : l
(C) : u
(D) : o
(E) : h

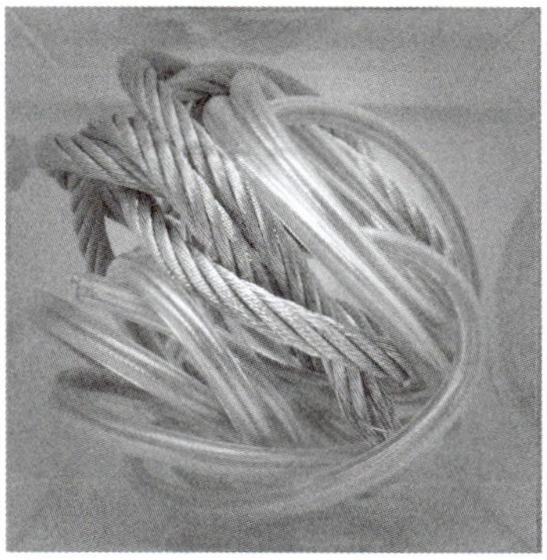

13.

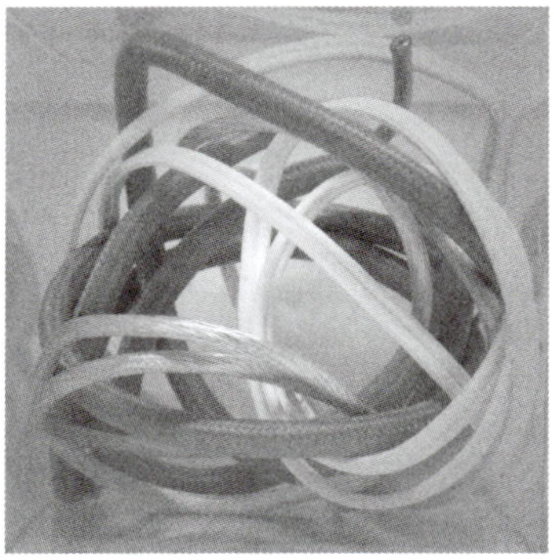

(A) : r
(B) : l
(C) : u
(D) : o
(E) : h

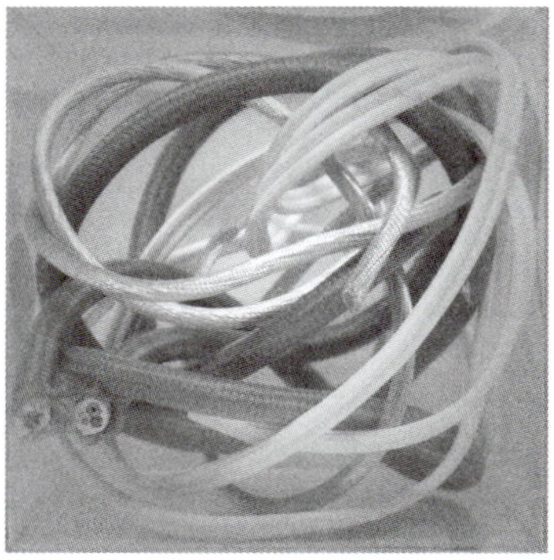

14.

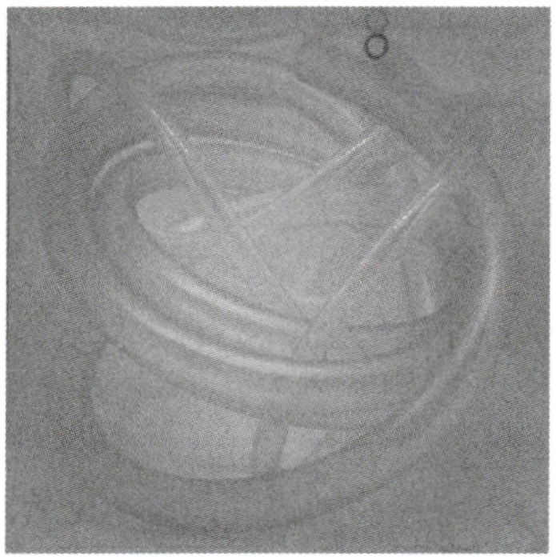

(A) : r
(B) : l
(C) : u
(D) : o
(E) : h

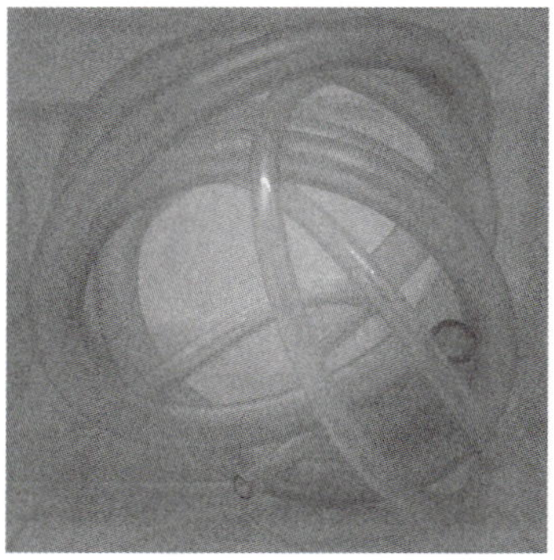

15.

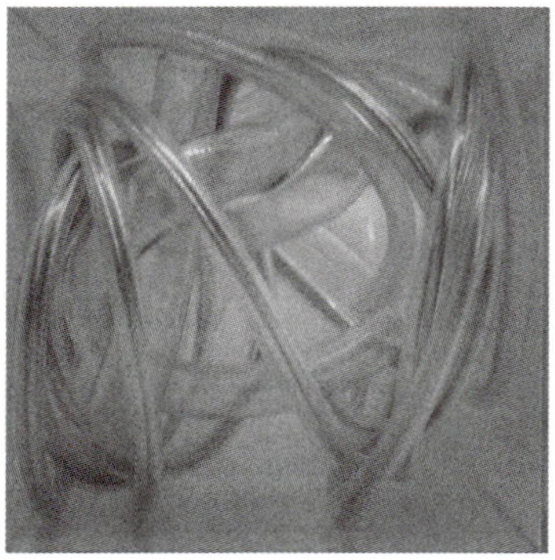

(A) : r
(B) : l
(C) : u
(D) : o
(E) : h

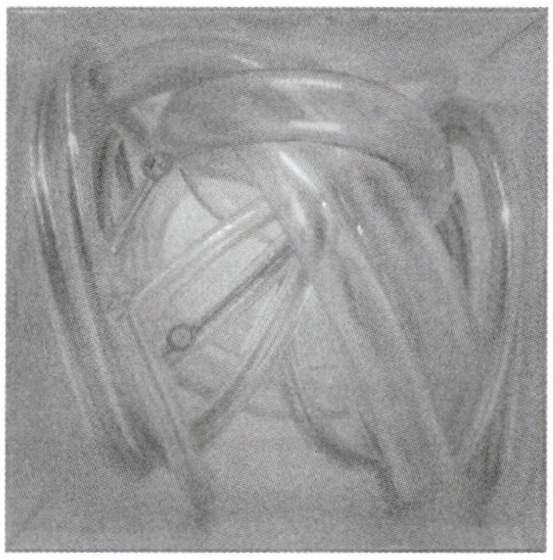

16.

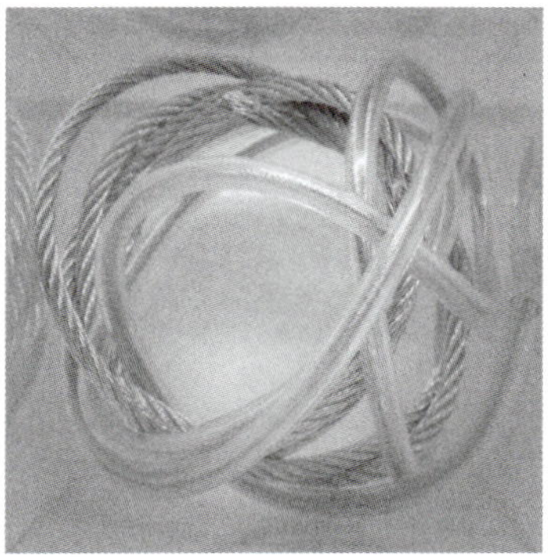

(A) : r
(B) : l
(C) : u
(D) : o
(E) : h

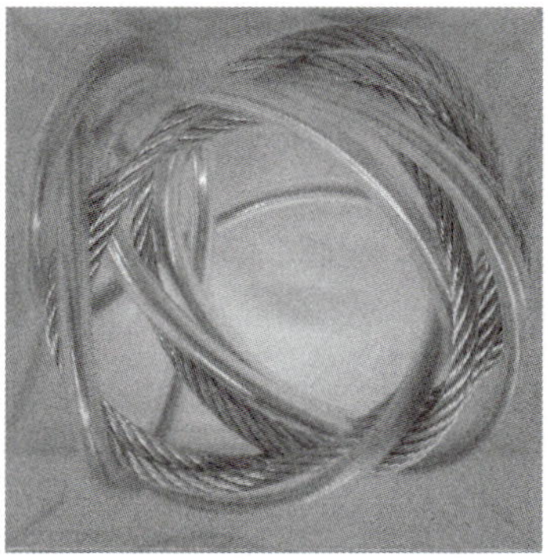

17.

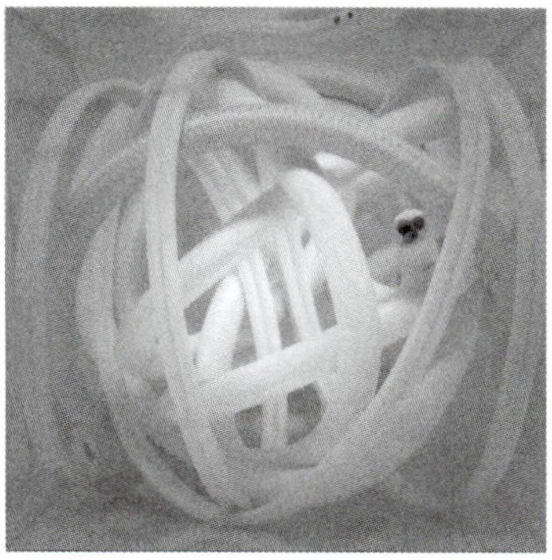

(A) : r
(B) : l
(C) : u
(D) : o
(E) : h

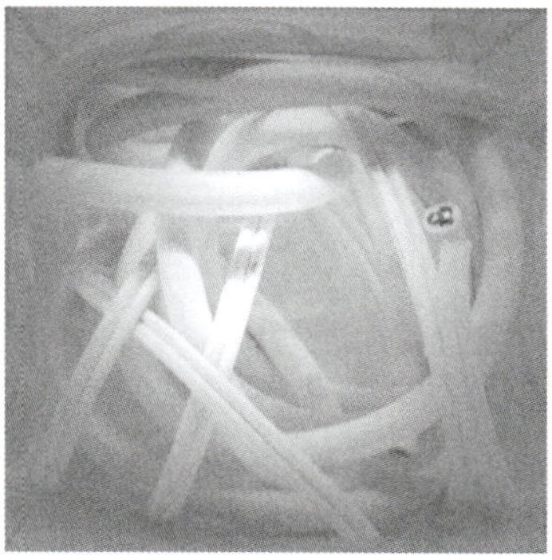

18.

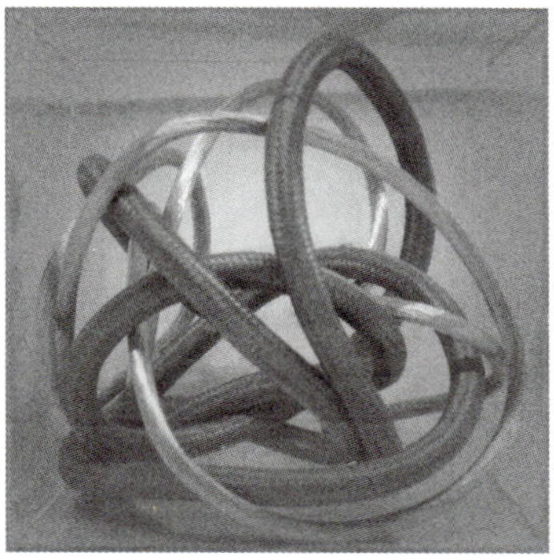

(A) : r
(B) : l
(C) : u
(D) : o
(E) : h

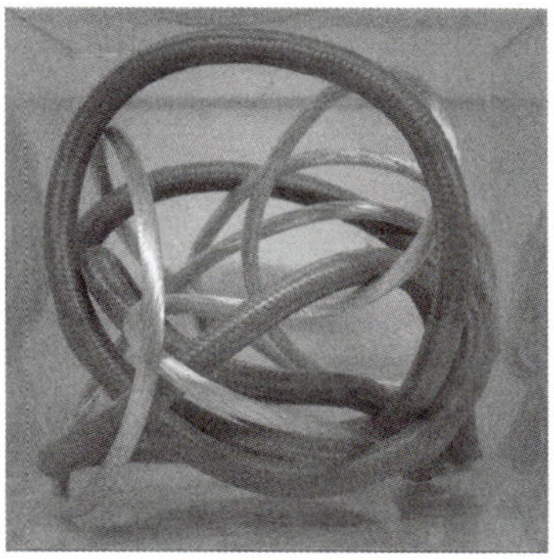

19.

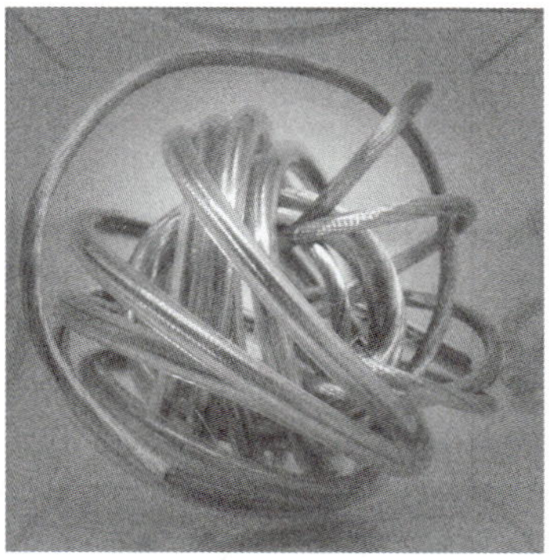

(A) : r
(B) : l
(C) : u
(D) : o
(E) : h

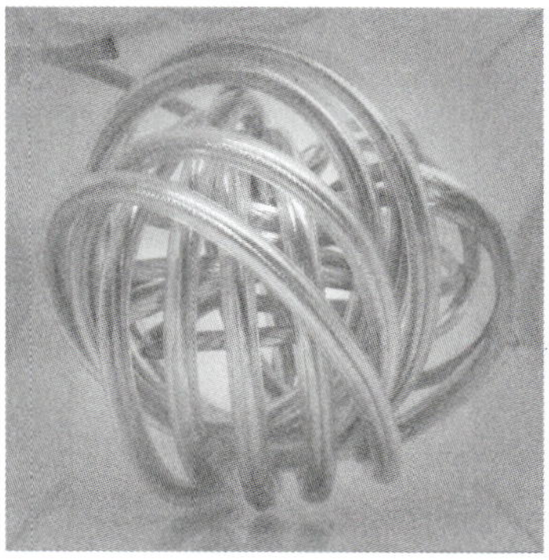

20.

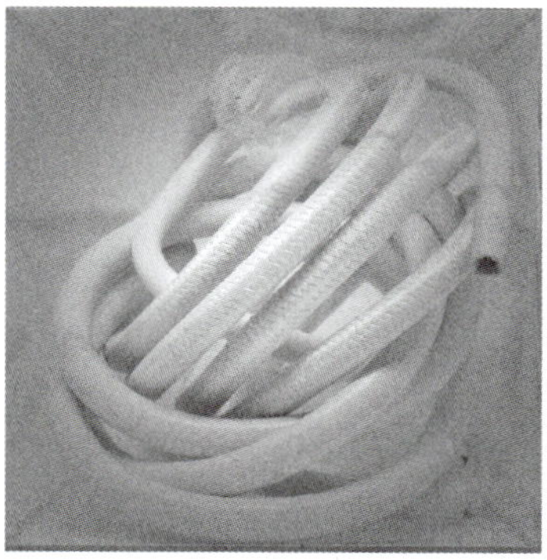

(A) : r
(B) : l
(C) : u
(D) : o
(E) : h

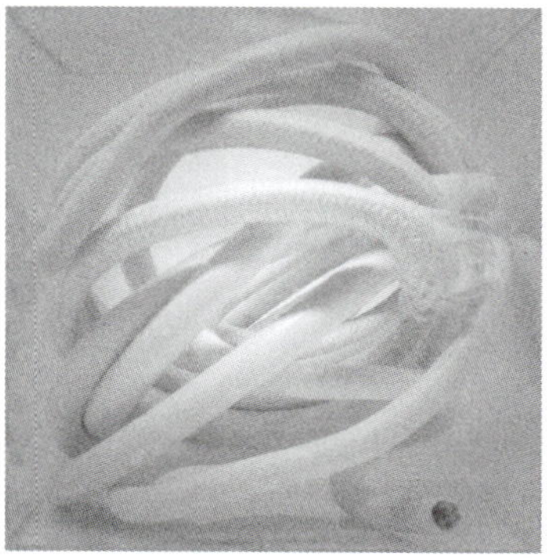

21.

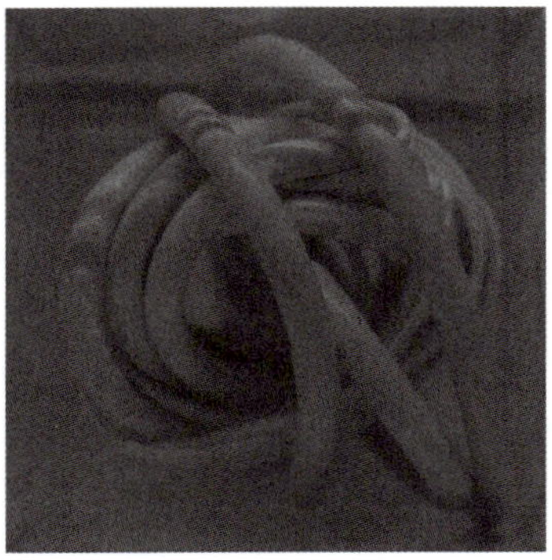

(A) : r
(B) : l
(C) : u
(D) : o
(E) : h

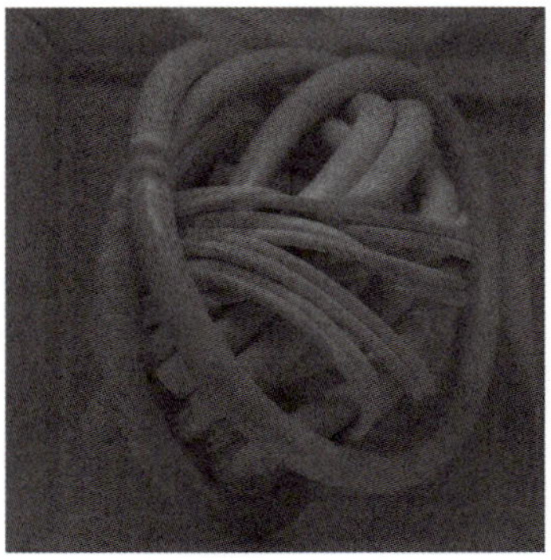

22.

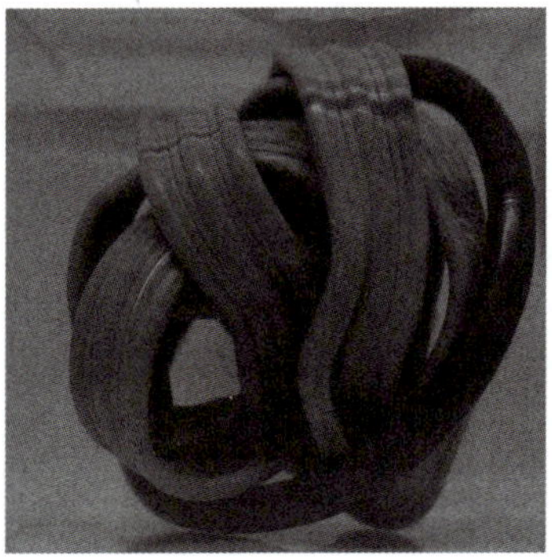

(A) : r
(B) : l
(C) : u
(D) : o
(E) : h

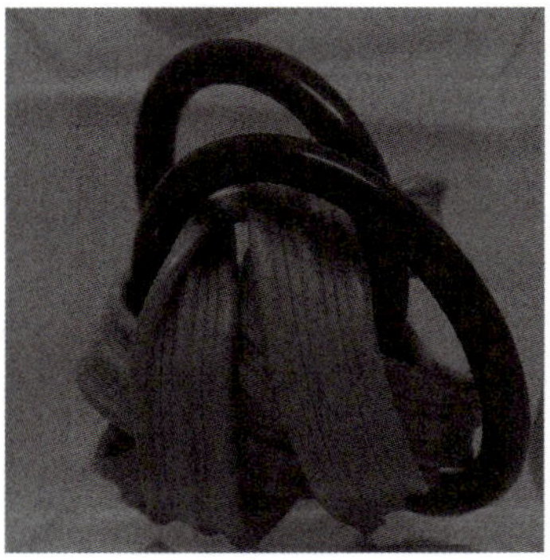

23.

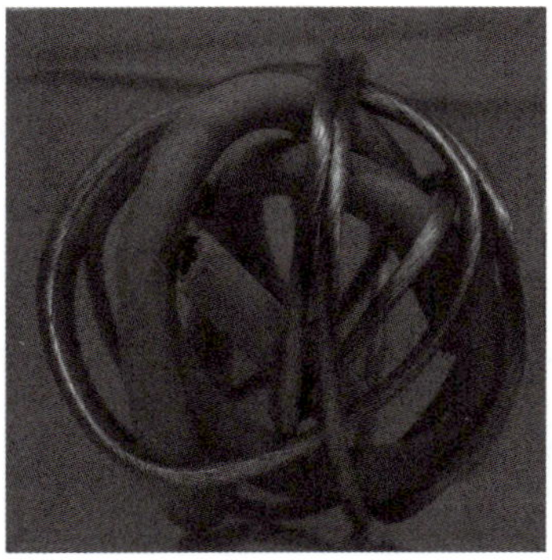

(A) : r
(B) : l
(C) : u
(D) : o
(E) : h

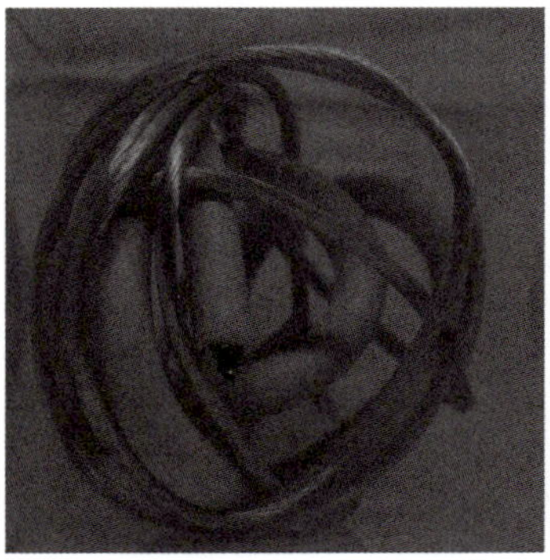

24.

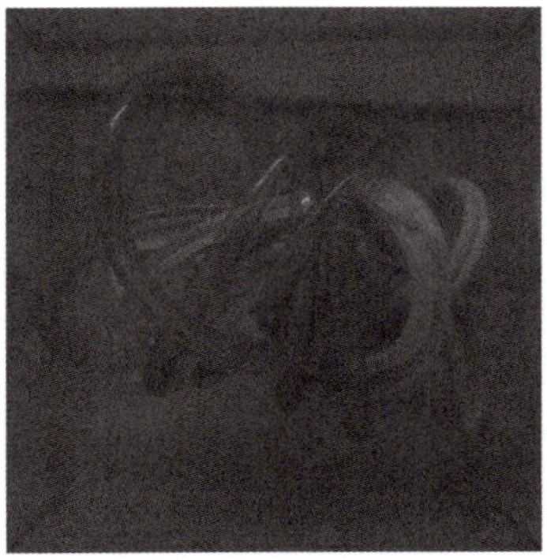

(A) : r
(B) : l
(C) : u
(D) : o
(E) : h

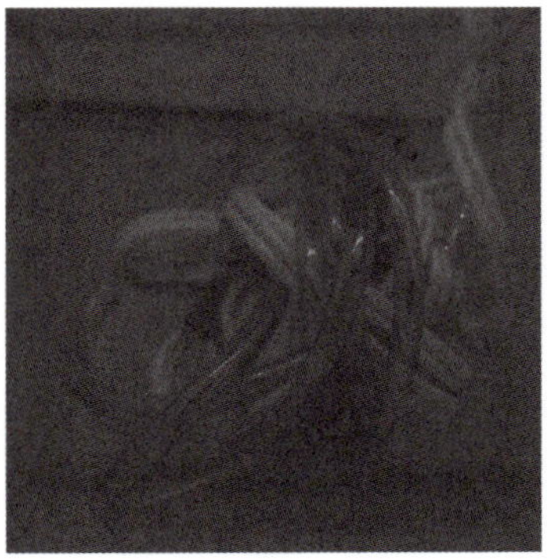

LÖSUNGSANSATZ ZU ÜBUNGSAUFGABE 14

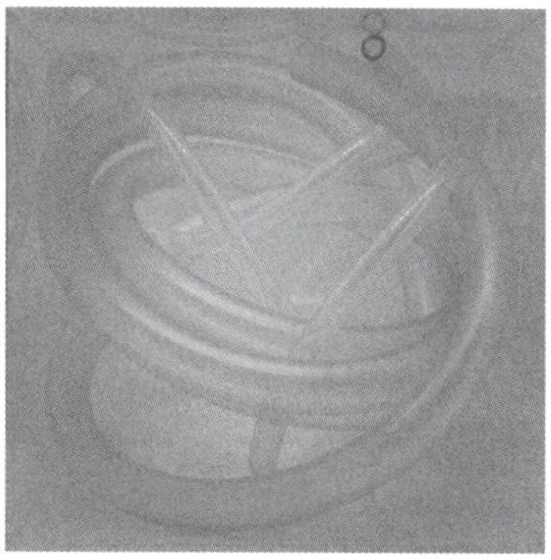

(A) : r
(B) : l
(C) : u
(D) : o
(E) : h

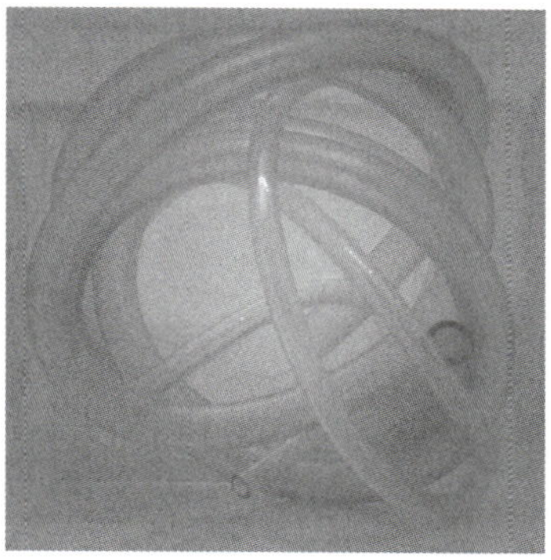

VORSICHT

Schlauchknäuel mit versteckten Enden

Lösungsansatz
In den letzten Jahren wurde uns berichtet, dass die Testhersteller zunehmend Fotos verwendet hatten, welche aus einem Schlauchknäuel bestehen. Eine weitere Möglichkeit die Schwierigkeit zu erhöhen ist es zusätzlich die Schlauchenden im Knäuel zu verstecken. So wie bei dieser Aufgabe: die Schlauchenden auf dem linken Foto sind auf dem rechten Foto versteckt und umgekehrt. Versuche dich an anderen Strukturen zu orientieren. Falls Du im TMS oder EMS-Test unter realem Zeitdruck stehst, denke daran, auch mal eine Aufgabe zu schieben.

Die korrekte Lösung bei dieser Aufgabe ist Antwort C, die Ansicht von unten.

14. SIMULATION 14

Bearbeitungszeit: 15 Minuten

1.

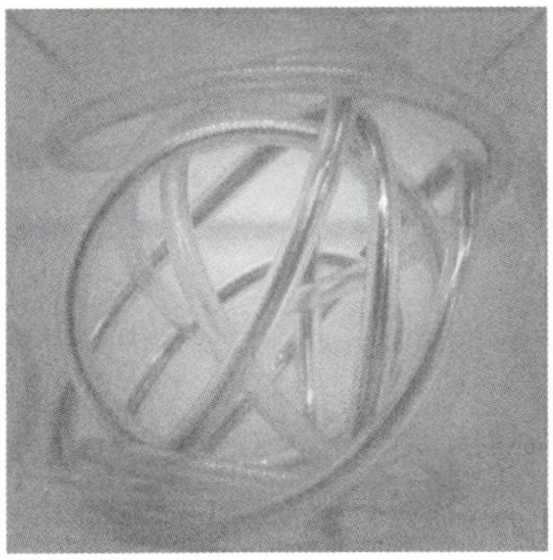

(A) : r
(B) : l
(C) : u
(D) : o
(E) : h

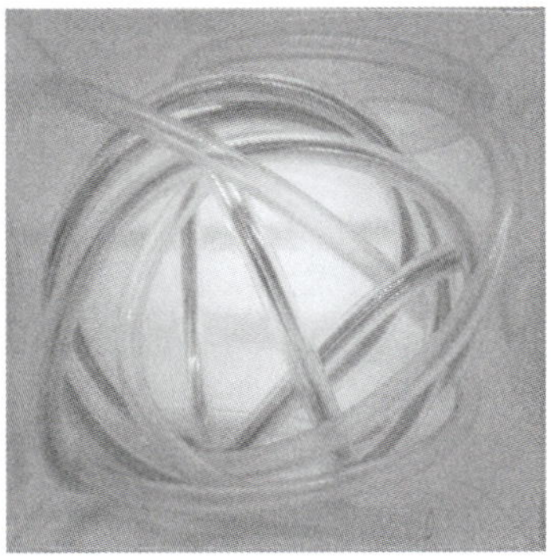

2.

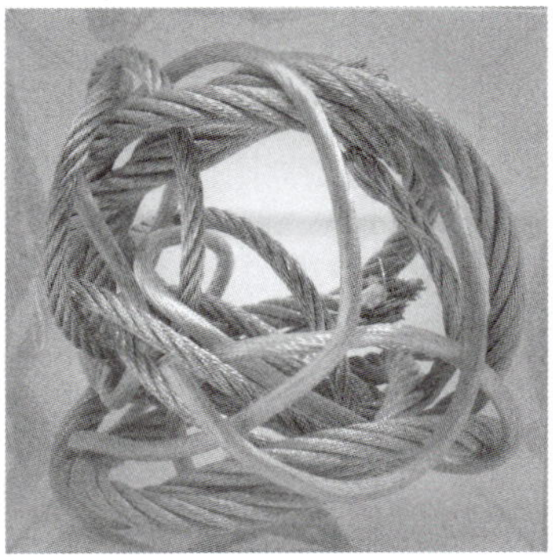

(A) : r
(B) : l
(C) : u
(D) : o
(E) : h

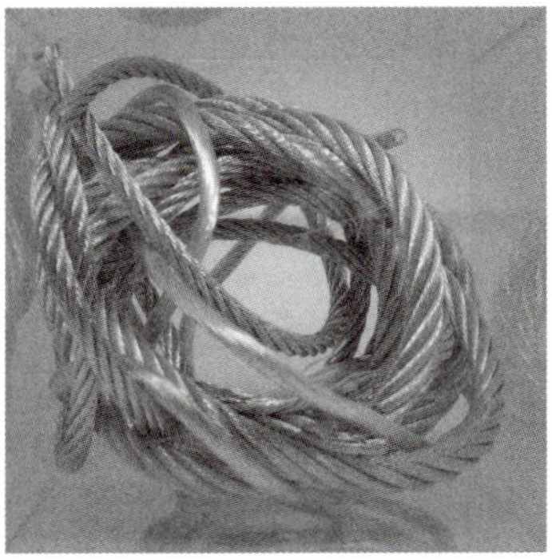

3.

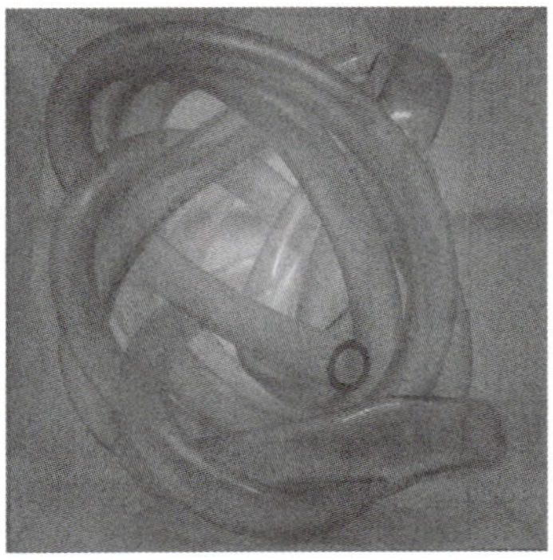

(A) : r
(B) : l
(C) : u
(D) : o
(E) : h

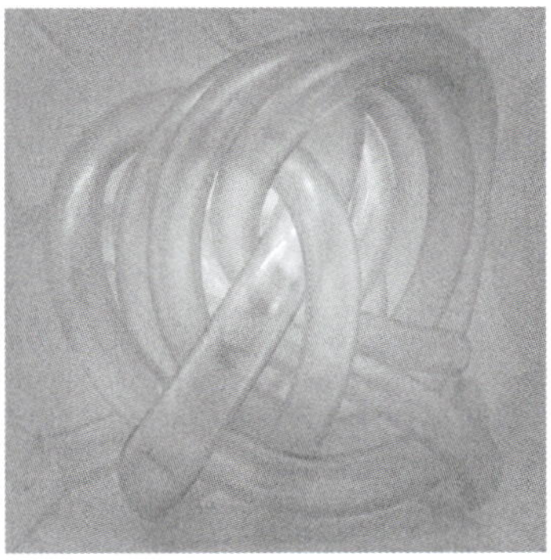

4.

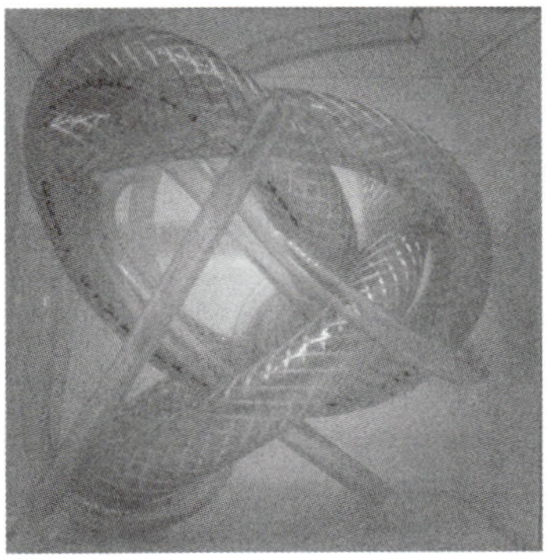

(A) : r
(B) : l
(C) : u
(D) : o
(E) : h

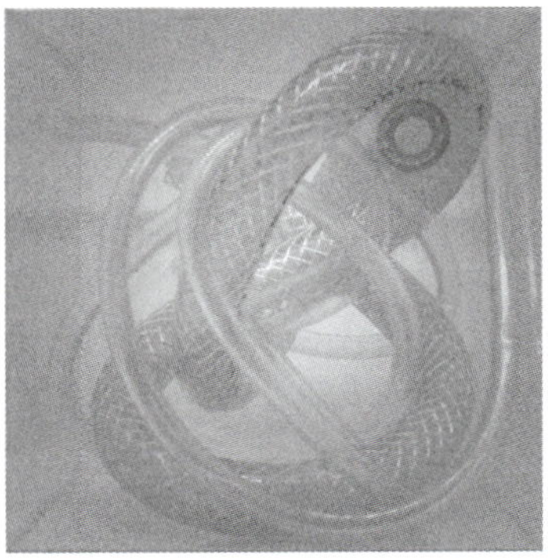

5.

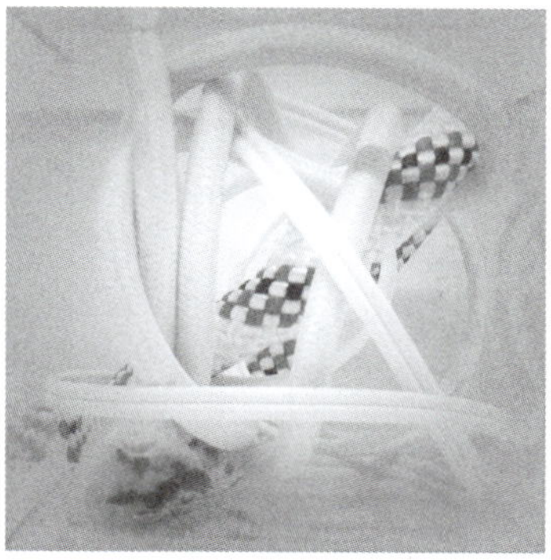

(A) : r
(B) : l
(C) : u
(D) : o
(E) : h

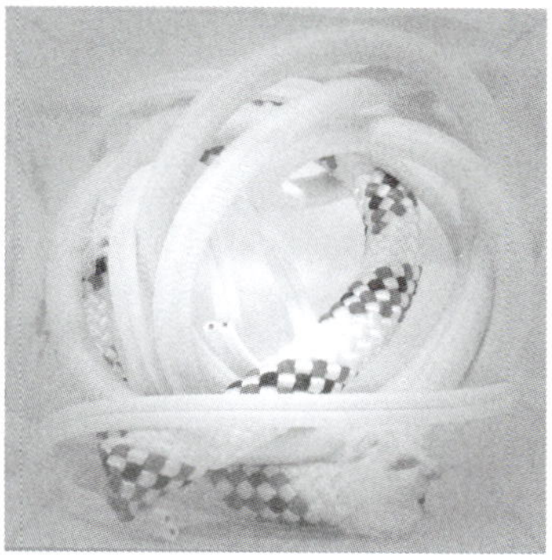

6.

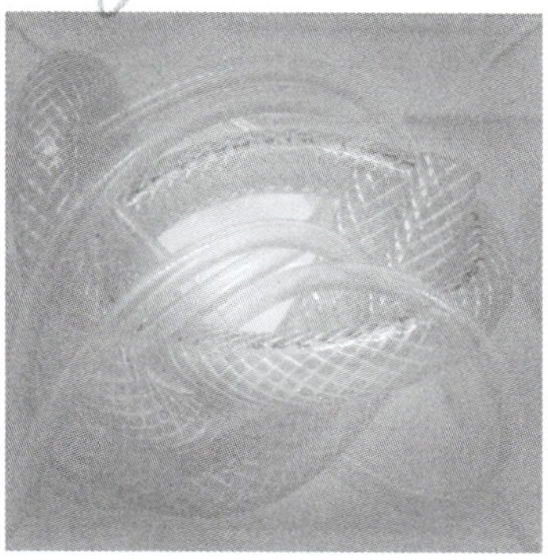

(A) : r
(B) : l
(C) : u
(D) : o
(E) : h

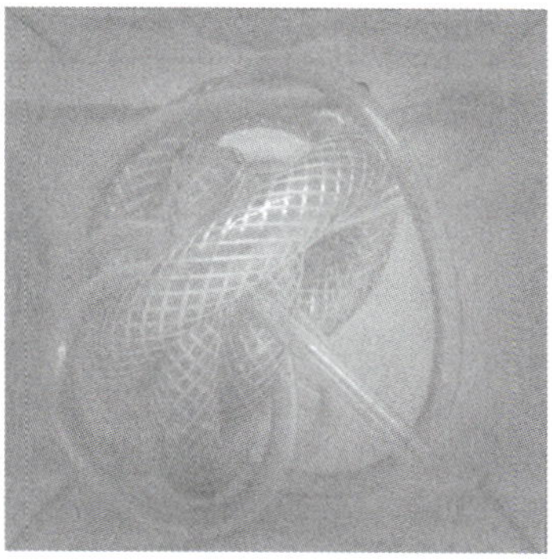

7.

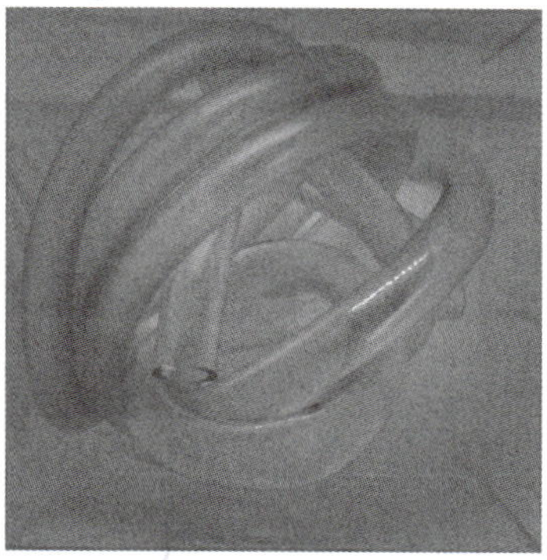

(A) : r
(B) : l
(C) : u
(D) : o
(E) : h

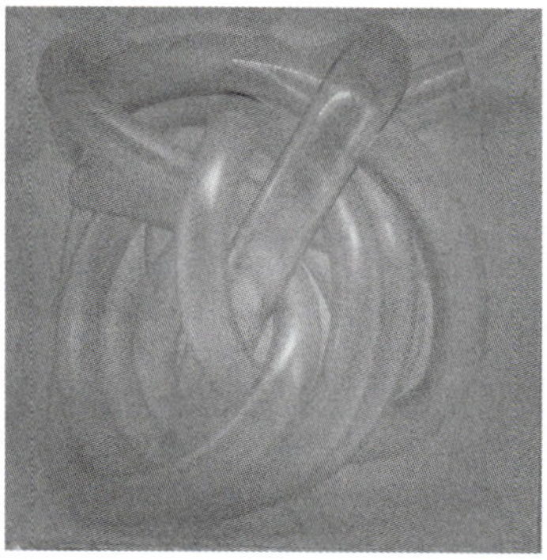

8.

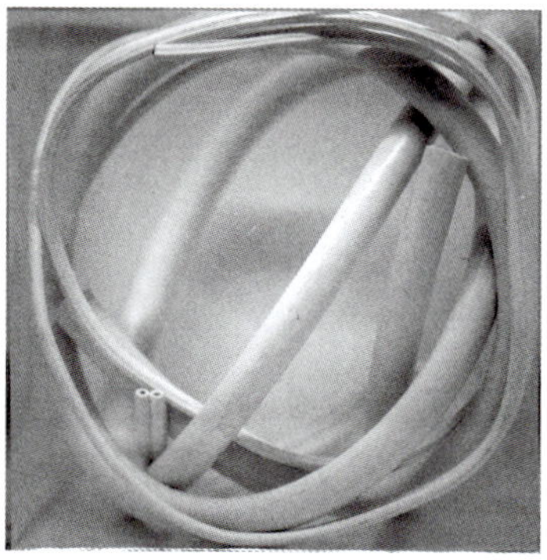

(A) : r
(B) : l
(C) : u
(D) : o
(E) : h

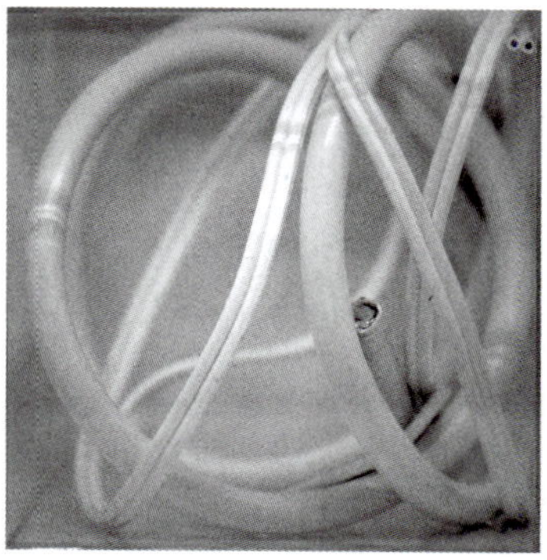

9.

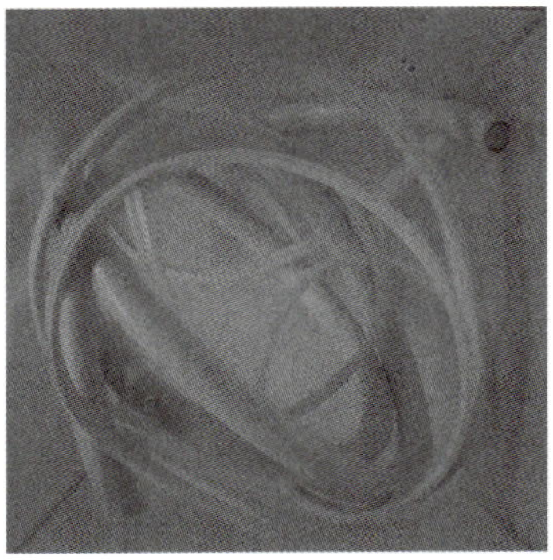

(A) : r
(B) : l
(C) : u
(D) : o
(E) : h

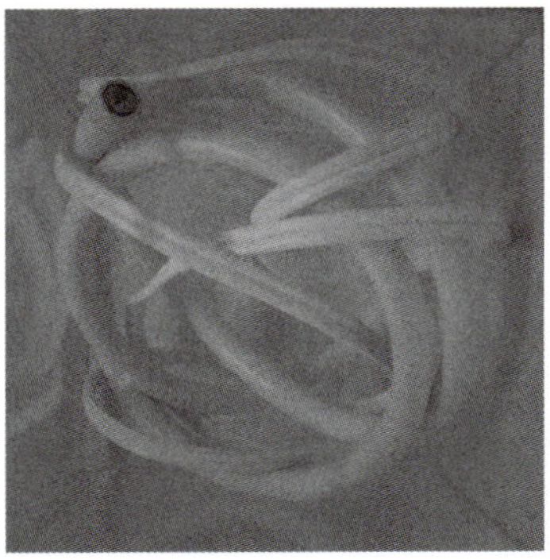

10.

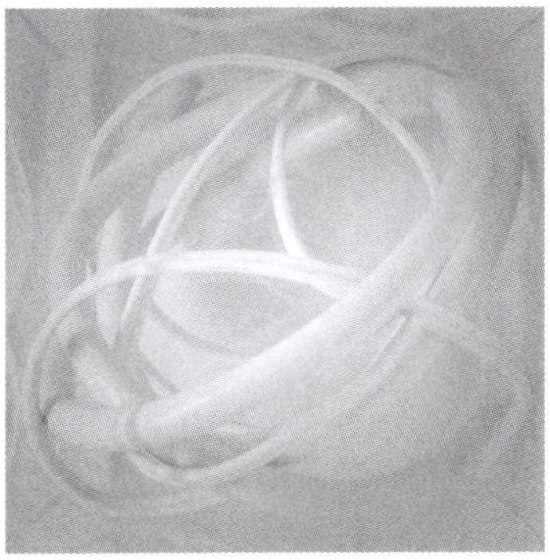

(A) : r
(B) : l
(C) : u
(D) : o
(E) : h

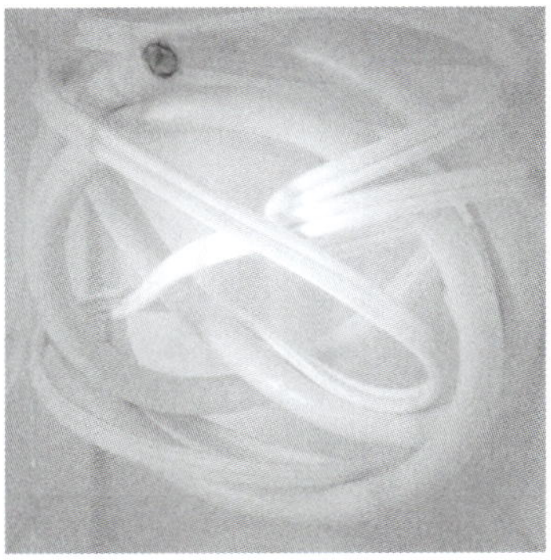

11.

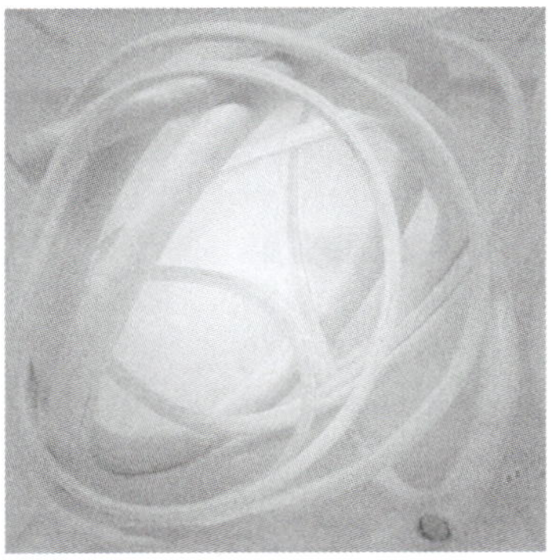

(A) : r
(B) : l
(C) : u
(D) : o
(E) : h

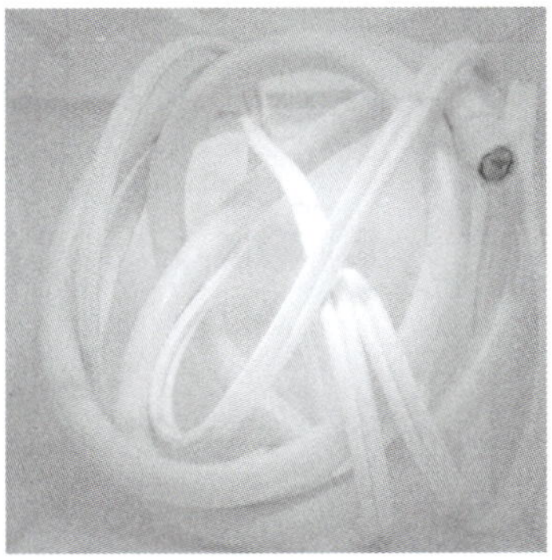

12.

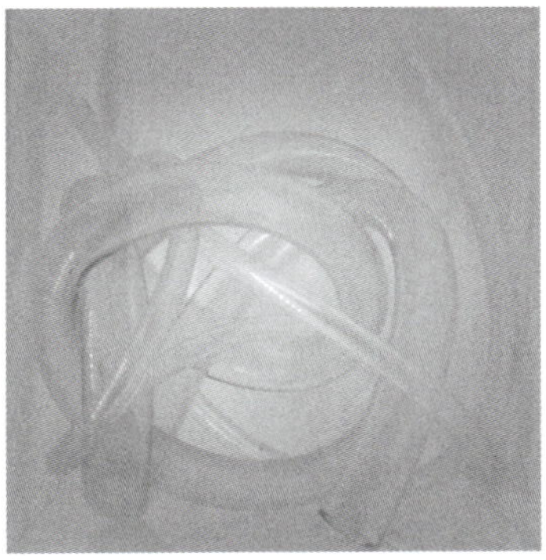

(A) : r
(B) : l
(C) : u
(D) : o
(E) : h

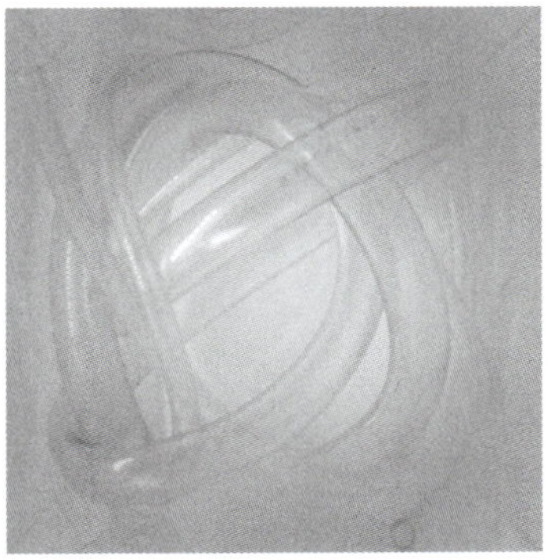

13.

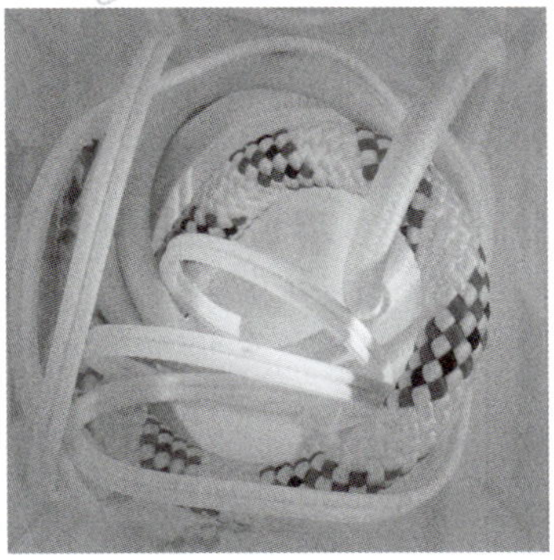

(A) : r
(B) : l
(C) : u
(D) : o
(E) : h

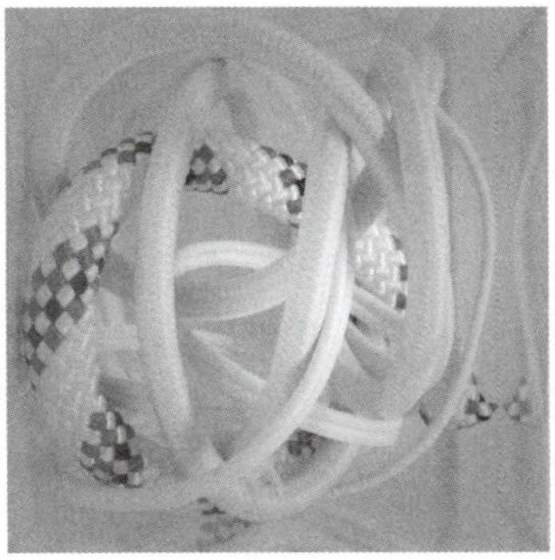

14.

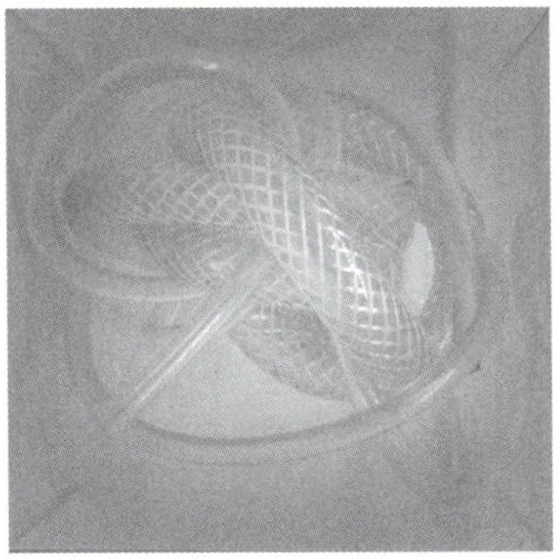

(A) : r
(B) : l
(C) : u
(D) : o
(E) : h

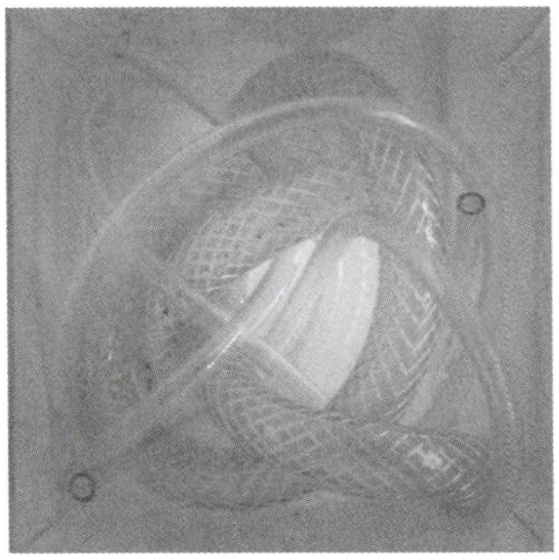

15.

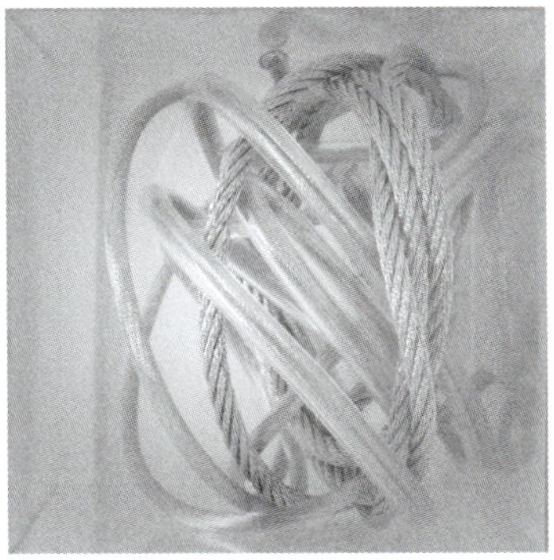

(A) : r
(B) : l
(C) : u
(D) : o
(E) : h

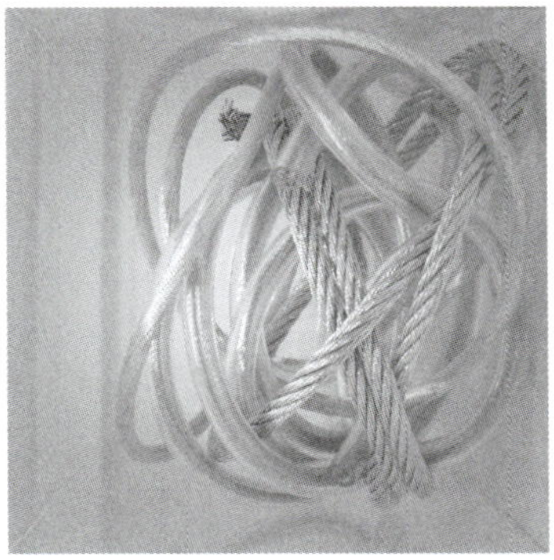

16.

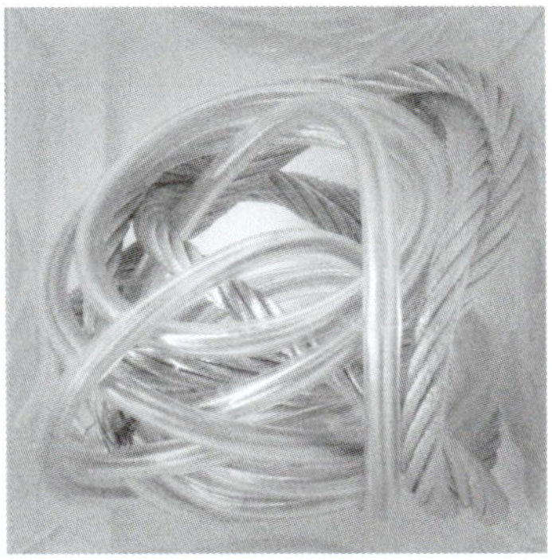

(A) : r
(B) : l
(C) : u
(D) : o
(E) : h

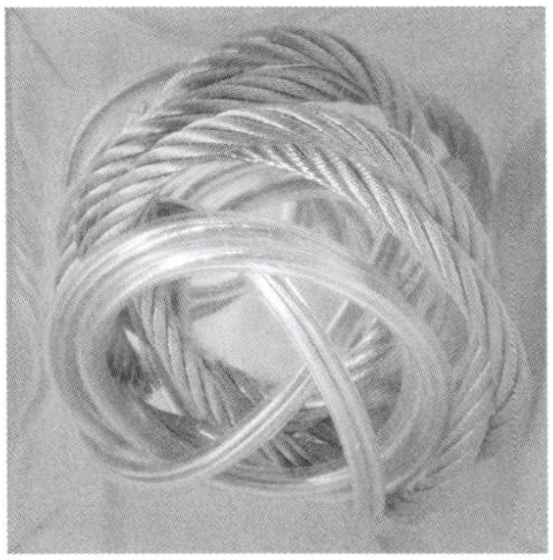

17.

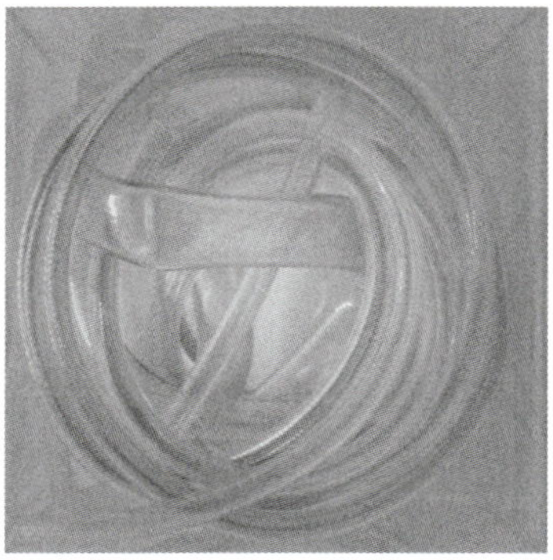

(A) : r
(B) : l
(C) : u
(D) : o
(E) : h

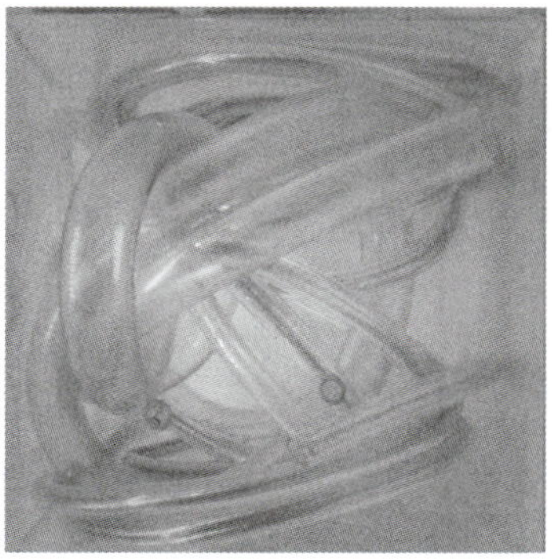

18.

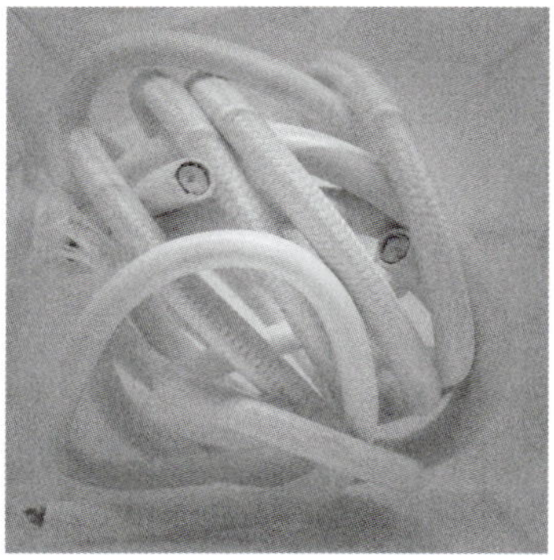

(A) : r
(B) : l
(C) : u
(D) : o
(E) : h

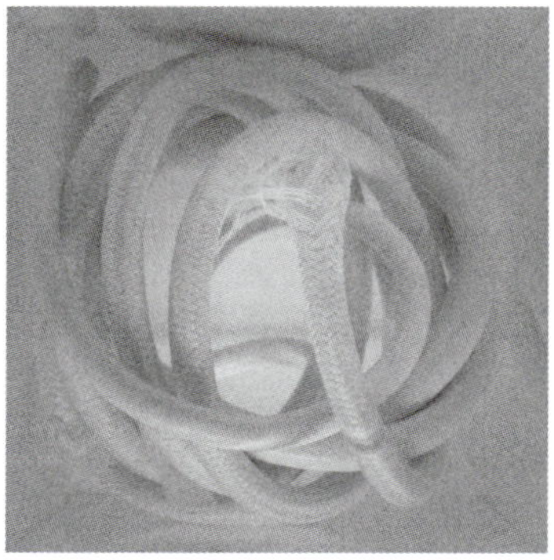

19.

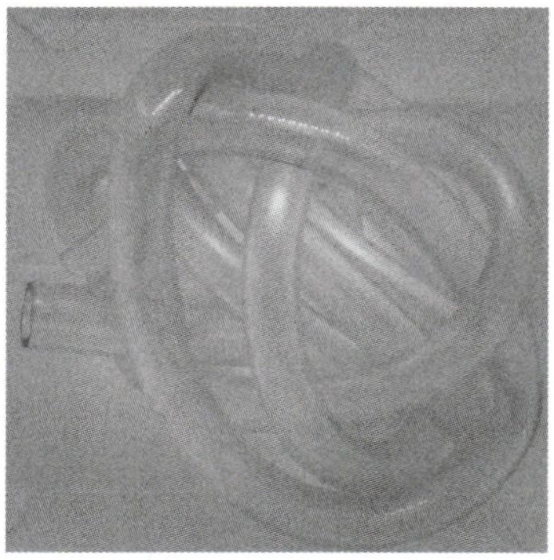

(A) : r
(B) : l
(C) : u
(D) : o
(E) : h

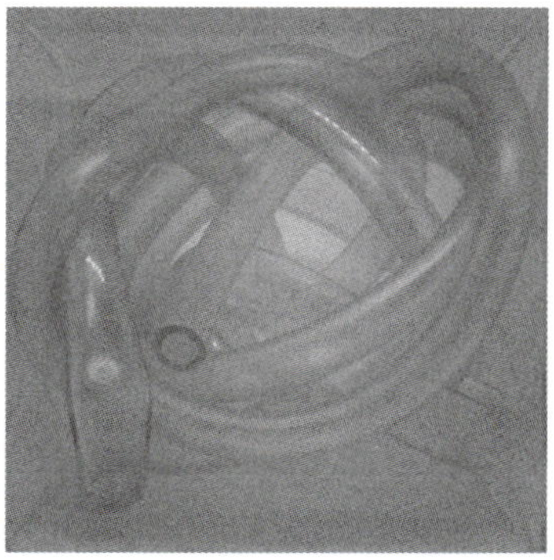

20.

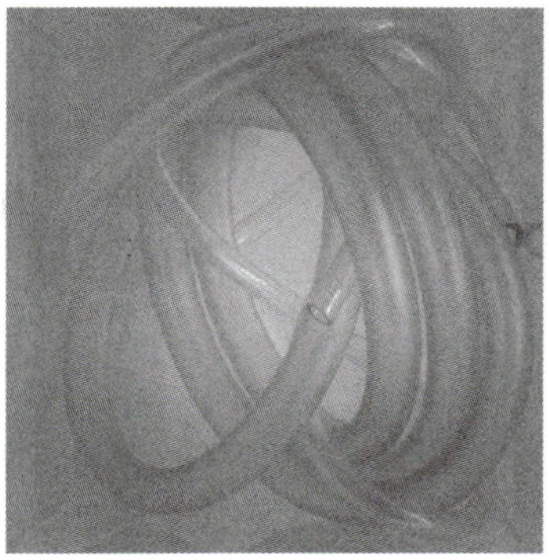

(A) : r
(B) : l
(C) : u
(D) : o
(E) : h

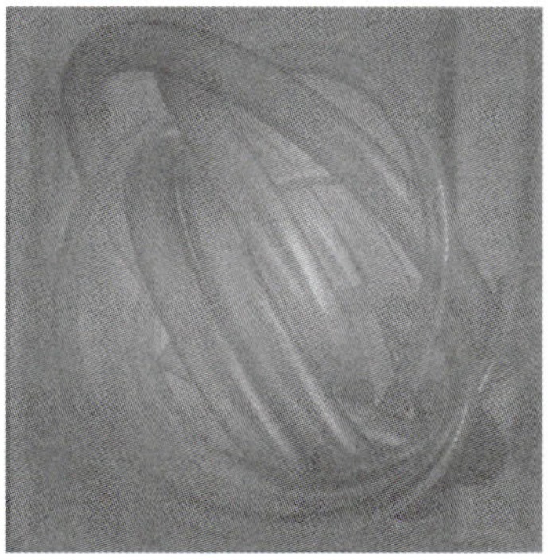

21.

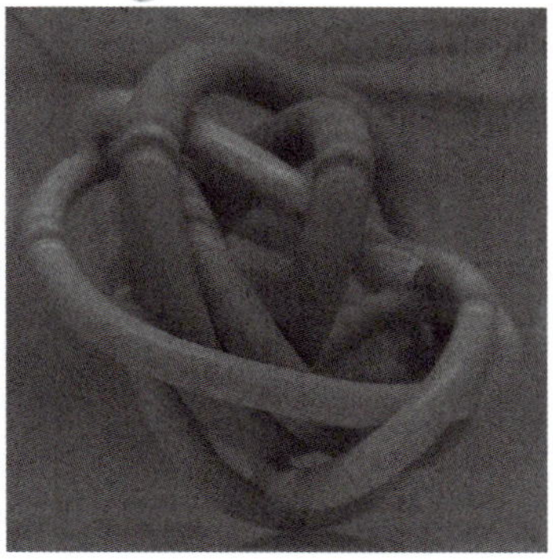

(A) : r
(B) : l
(C) : u
(D) : o
(E) : h

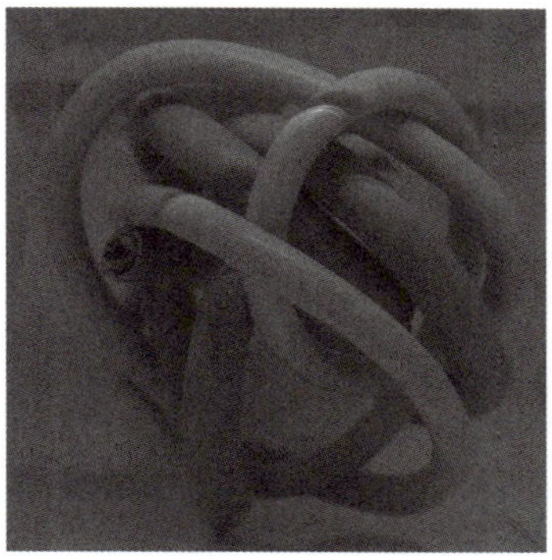

22.

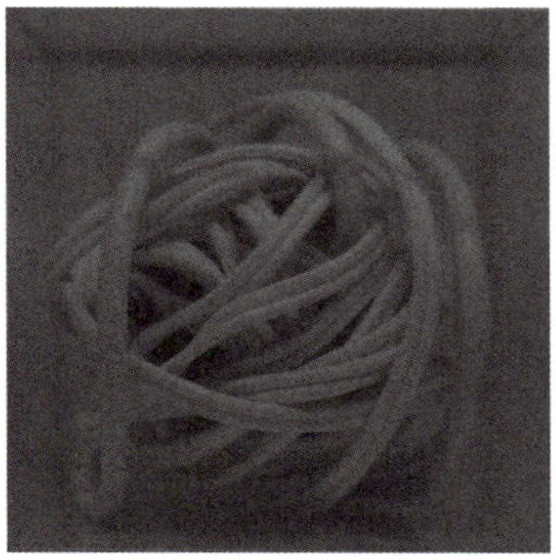

(A) : r
(B) : l
(C) : u
(D) : o
(E) : h

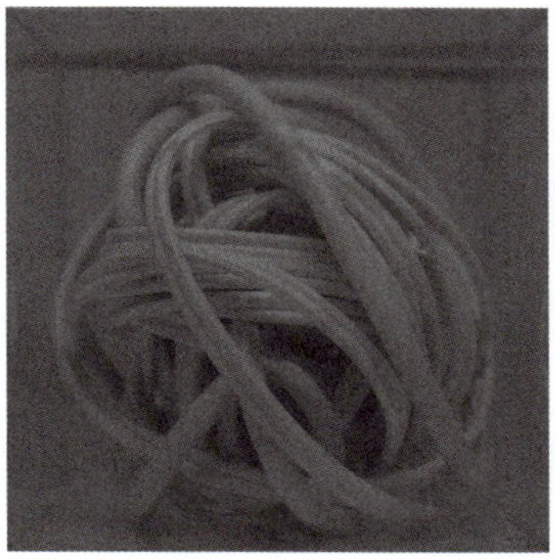

23.

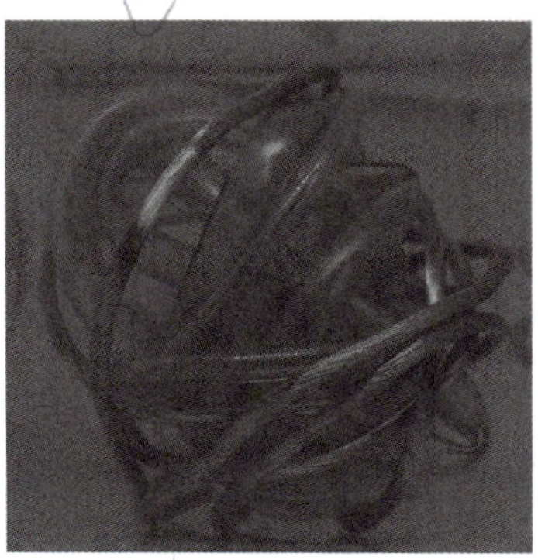

(A) : r
(B) : l
(C) : u
(D) : o
(E) : h

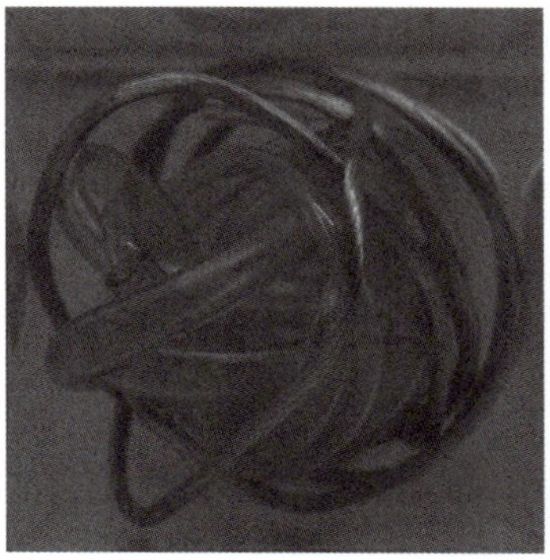

24.

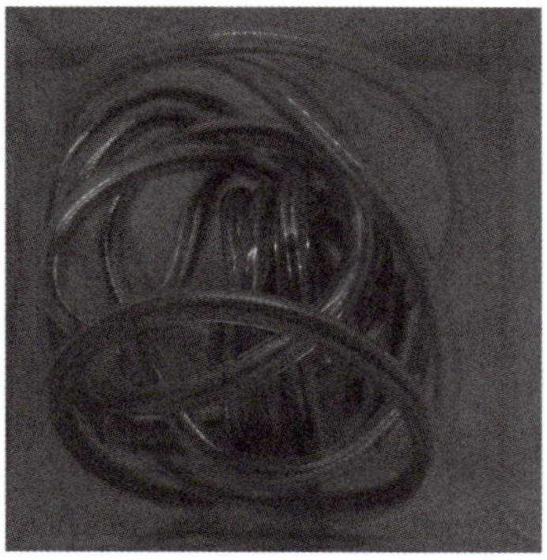

(A) : r
(B) : l
(C) : u
(D) : o
(E) : h

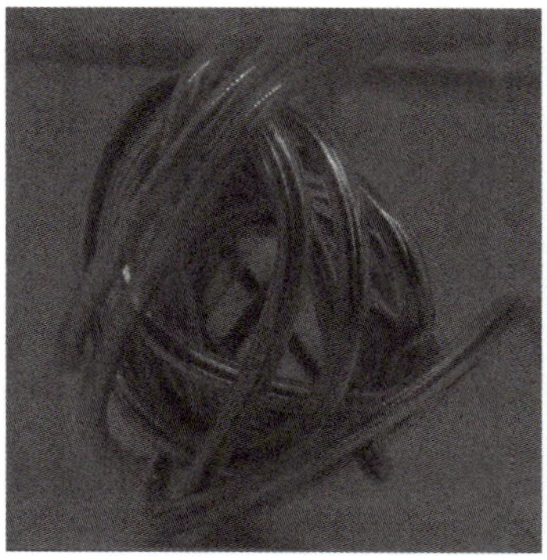

LÖSUNGSANSATZ ZU ÜBUNGSAUFGABE 4

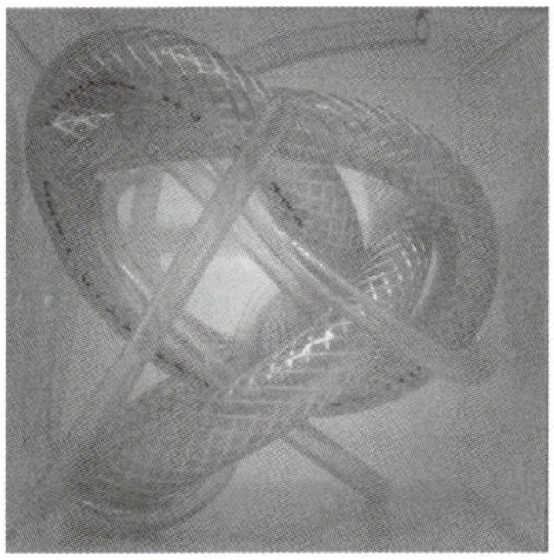

(A) : r
(B) : l
(C) : u
(D) : o
(E) : h

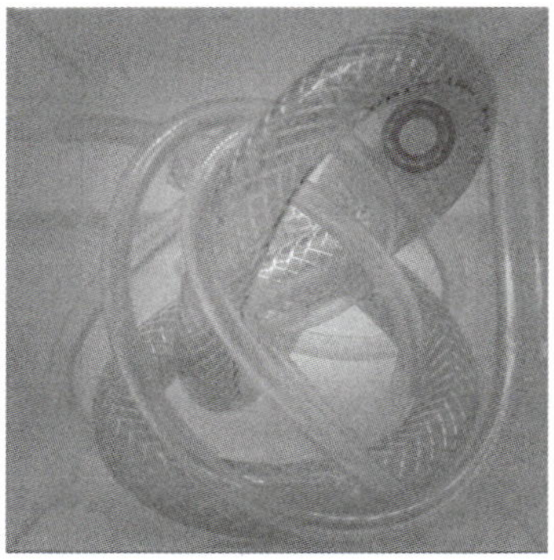

VORSICHT

Mehrere Enden als Falle

Lösungsansatz
Wer auf dem linken Foto nur auf das oberste Schlauchende geachtet hat, hätte vermutlich an die Ansicht von hinten gedacht. Das erwähnte Ende ist aber auf dem rechten Foto versteckt. Die Richtige Lösung ist also die Ansicht von links.

LÖSUNGEN

LÖSUNGEN

1. LÖSUNGEN

SIMULATION 1	(A)	(B)	(C)	(D)	(E)
1	□	□	□	□	■
2	■	□	□	□	□
3	□	□	□	□	■
4	□	□	□	□	■
5	■	□	□	□	□
6	□	□	□	■	□
7	□	□	■	□	□
8	□	■	□	□	□
9	□	■	□	□	□
10	□	□	□	■	□
11	□	■	□	□	□
12	□	■	□	□	□
13	□	■	□	□	□
14	■	□	□	□	□
15	■	□	□	□	□
16	□	■	□	□	□
17	□	□	■	□	□
18	□	□	□	■	□
19	□	□	■	□	□
20	□	□	■	□	□
21	■	□	□	□	□
22	□	□	□	□	■
23	□	■	□	□	□
24	□	□	■	□	□

SIMULATION 2	(A)	(B)	(C)	(D)	(E)
1	■	□	□	□	□
2	□	□	□	□	■
3	□	□	■	□	□
4	■	□	□	□	□
5	■	□	□	□	□
6	□	□	□	■	□
7	□	□	□	□	■
8	□	□	■	□	□
9	■	□	□	□	□
10	■	□	□	□	□
11	□	□	□	□	■
12	□	■	□	□	□
13	□	□	□	■	□
14	■	□	□	□	□
15	□	□	■	□	□
16	□	□	■	□	□
17	□	□	□	■	□
18	□	□	□	■	□
19	□	■	□	□	□
20	□	■	□	□	□
21	■	□	□	□	□
22	□	□	■	□	□
23	■	□	□	□	□
24	□	□	□	□	■

SIMULATION 3	(A)	(B)	(C)	(D)	(E)
1	□	■	□	□	□
2	□	□	■	□	□
3	□	□	□	■	□
4	□	□	□	□	■
5	□	□	□	■	□
6	□	■	□	□	□
7	■	□	□	□	□
8	□	□	□	□	■
9	□	□	□	□	■
10	□	□	■	□	□
11	□	□	■	□	□
12	□	□	■	□	□
13	□	■	□	□	□
14	□	■	□	□	□
15	□	□	□	□	■
16	□	□	■	□	□
17	■	□	□	□	□
18	■	□	□	□	□
19	■	□	□	□	□
20	□	□	□	■	□
21	□	□	□	□	■
22	□	□	■	□	□
23	□	□	□	■	□
24	□	□	□	□	■

SIMULATION 5	(A)	(B)	(C)	(D)	(E)
1	■	□	□	□	□
2	□	□	□	■	□
3	■	□	□	□	□
4	□	□	□	□	■
5	□	■	□	□	□
6	□	□	■	□	□
7	■	□	□	□	□
8	□	□	□	■	□
9	□	□	□	■	□
10	□	□	□	□	■
11	■	□	□	□	□
12	□	□	□	■	□
13	□	□	□	■	□
14	□	□	■	□	□
15	□	□	□	□	■
16	□	□	□	□	■
17	□	□	□	■	□
18	□	■	□	□	□
19	□	□	□	■	□
20	□	□	□	■	□
21	□	□	■	□	□
22	□	□	□	■	□
23	□	■	□	□	□
24	□	□	■	□	□

SIMULATION 7	(A)	(B)	(C)	(D)	(E)
1	□	□	□	■	□
2	□	□	□	□	■
3	■	□	□	□	□
4	□	■	□	□	□
5	□	■	□	□	□
6	■	□	□	□	□
7	■	□	□	□	□
8	■	□	□	□	□
9	□	□	■	□	□
10	■	□	□	□	□
11	□	□	□	■	□
12	□	□	□	■	□
13	■	□	□	□	□
14	□	□	■	□	□
15	□	■	□	□	□
16	□	□	■	□	□
17	□	□	■	□	□
18	□	□	□	■	□
19	□	□	■	□	□
20	□	□	□	■	□
21	□	□	■	□	□
22	□	□	■	□	□
23	□	■	□	□	□
24	□	■	□	□	□

SIMULATION 4	(A)	(B)	(C)	(D)	(E)
1	□	□	□	■	□
2	□	■	□	□	□
3	■	□	□	□	□
4	■	□	□	□	□
5	□	□	□	■	□
6	□	■	□	□	□
7	□	■	□	□	□
8	□	□	□	□	■
9	■	□	□	□	□
10	□	□	□	□	■
11	□	■	□	□	□
12	■	□	□	□	□
13	□	■	□	□	□
14	□	□	□	■	□
15	■	□	□	□	□
16	■	□	□	□	□
17	□	□	□	■	□
18	□	□	□	□	■
19	□	□	■	□	□
20	□	□	□	□	■
21	□	□	■	□	□
22	□	□	■	□	□
23	■	□	□	□	□
24	□	■	□	□	□

SIMULATION 6	(A)	(B)	(C)	(D)	(E)
1	□	■	□	□	□
2	□	□	□	■	□
3	□	□	□	□	■
4	□	■	□	□	□
5	□	□	□	■	□
6	□	■	□	□	□
7	□	■	□	□	□
8	□	□	□	□	■
9	■	□	□	□	□
10	□	□	□	□	■
11	■	□	□	□	□
12	□	□	□	■	□
13	□	□	□	■	□
14	■	□	□	□	□
15	□	■	□	□	□
16	□	■	□	□	□
17	□	□	■	□	□
18	□	□	■	□	□
19	□	□	■	□	□
20	□	□	■	□	□
21	□	□	□	■	□
22	□	□	■	□	□
23	□	□	□	■	□
24	■	□	□	□	□

SIMULATION 8	(A)	(B)	(C)	(D)	(E)
1	□	□	□	□	■
2	□	■	□	□	□
3	■	□	□	□	□
4	□	□	■	□	□
5	□	□	□	□	■
6	□	□	□	■	□
7	□	□	□	■	□
8	■	□	□	□	□
9	□	□	■	□	□
10	■	□	□	□	□
11	□	□	■	□	□
12	□	□	□	■	□
13	□	□	■	□	□
14	■	□	□	□	□
15	□	□	■	□	□
16	□	□	□	■	□
17	□	□	■	□	□
18	□	■	□	□	□
19	□	■	□	□	□
20	□	■	□	□	□
21	□	□	□	■	□
22	■	□	□	□	□
23	□	■	□	□	□
24	□	■	□	□	□

SIMULATION 9

	(A)	(B)	(C)	(D)	(E)
1	■	□	□	□	□
2	□	■	□	□	□
3	■	□	□	□	□
4	■	□	□	□	□
5	□	□	□	□	■
6	□	■	□	□	□
7	□	■	□	□	□
8	■	□	□	□	□
9	□	□	□	□	■
10	□	□	■	□	□
11	□	□	■	□	□
12	□	□	■	□	□
13	□	□	□	□	■
14	■	□	□	□	□
15	□	□	□	■	□
16	□	■	□	□	□
17	□	□	□	■	□
18	□	□	□	■	□
19	□	□	□	■	□
20	□	□	■	□	□
21	□	□	■	□	□
22	□	□	□	■	□
23	□	■	□	□	□
24	□	□	■	□	□

SIMULATION 11

	(A)	(B)	(C)	(D)	(E)
1	□	□	□	■	□
2	□	□	■	□	□
3	□	□	□	■	□
4	□	□	□	□	■
5	□	□	■	□	□
6	□	■	□	□	□
7	■	□	□	□	□
8	□	□	□	□	■
9	□	□	■	□	□
10	□	□	□	■	□
11	□	■	□	□	□
12	□	□	■	□	□
13	■	□	□	□	□
14	□	□	□	■	□
15	■	□	□	□	□
16	■	□	□	□	□
17	□	□	□	□	■
18	□	■	□	□	□
19	□	□	□	■	□
20	□	□	□	■	□
21	□	□	■	□	□
22	□	□	□	■	□
23	■	□	□	□	□
24	□	■	□	□	□

SIMULATION 13

	(A)	(B)	(C)	(D)	(E)
1	□	□	□	■	□
2	□	□	□	■	□
3	■	□	□	□	□
4	□	□	□	■	□
5	■	□	□	□	□
6	□	□	□	■	□
7	□	□	□	■	□
8	□	□	■	□	□
9	□	■	□	□	□
10	□	□	□	□	■
11	■	□	□	□	□
12	□	□	□	■	□
13	□	□	■	□	□
14	□	□	■	□	□
15	□	□	□	□	■
16	□	□	□	□	■
17	□	□	□	■	□
18	■	□	□	□	□
19	□	□	■	□	□
20	■	□	□	□	□
21	□	□	□	■	□
22	□	□	□	■	□
23	■	□	□	□	□
24	□	□	□	■	□

SIMULATION 10

	(A)	(B)	(C)	(D)	(E)
1	□	□	□	□	■
2	□	□	■	□	□
3	□	□	■	□	□
4	■	□	□	□	□
5	□	■	□	□	□
6	□	□	□	■	□
7	■	□	□	□	□
8	□	■	□	□	□
9	□	□	□	■	□
10	□	□	■	□	□
11	□	□	□	■	□
12	■	□	□	□	□
13	□	□	■	□	□
14	■	□	□	□	□
15	□	□	□	□	■
16	□	□	■	□	□
17	□	■	□	□	□
18	□	■	□	□	□
19	□	□	□	■	□
20	□	■	□	□	□
21	□	□	□	□	■
22	□	■	□	□	□
23	□	■	□	□	□
24	■	□	□	□	□

SIMULATION 12

	(A)	(B)	(C)	(D)	(E)
1	□	□	■	□	□
2	□	□	□	□	■
3	□	□	□	□	■
4	□	□	□	■	□
5	□	■	□	□	□
6	□	□	■	□	□
7	□	□	■	□	□
8	□	□	□	□	■
9	□	□	□	□	■
10	□	■	□	□	□
11	□	□	□	□	■
12	■	□	□	□	□
13	□	□	■	□	□
14	□	□	□	■	□
15	□	□	□	■	□
16	■	□	□	□	□
17	□	□	□	■	□
18	□	□	■	□	□
19	□	□	□	■	□
20	□	□	■	□	□
21	□	□	□	■	□
22	■	□	□	□	□
23	□	□	□	□	■
24	□	□	□	□	■

SIMULATION 14

	(A)	(B)	(C)	(D)	(E)
1	■	□	□	□	□
2	□	□	□	■	□
3	□	■	□	□	□
4	□	■	□	□	□
5	□	■	□	□	□
6	■	□	□	□	□
7	□	□	□	■	□
8	□	■	□	□	□
9	□	□	■	□	□
10	□	□	□	■	□
11	□	■	□	□	□
12	□	□	□	■	□
13	■	□	□	□	□
14	□	□	■	□	□
15	□	□	□	■	□
16	□	□	□	■	□
17	□	□	□	■	□
18	□	□	□	■	□
19	■	□	□	□	□
20	□	□	□	■	□
21	□	□	■	□	□
22	□	□	□	■	□
23	□	□	□	■	□
24	□	■	□	□	□

2. ANTWORTBOGEN ZUM KOPIEREN

____

Name:

____

Vorname:

SIMULATION ___

	(A)	(B)	(C)	(D)	(E)
1	☐	☐	☐	☐	☐
2	☐	☐	☐	☐	☐
3	☐	☐	☐	☐	☐
4	☐	☐	☐	☐	☐
5	☐	☐	☐	☐	☐
6	☐	☐	☐	☐	☐
7	☐	☐	☐	☐	☐
8	☐	☐	☐	☐	☐
9	☐	☐	☐	☐	☐
10	☐	☐	☐	☐	☐
11	☐	☐	☐	☐	☐
12	☐	☐	☐	☐	☐
13	☐	☐	☐	☐	☐
14	☐	☐	☐	☐	☐
15	☐	☐	☐	☐	☐
16	☐	☐	☐	☐	☐
17	☐	☐	☐	☐	☐
18	☐	☐	☐	☐	☐
19	☐	☐	☐	☐	☐
20	☐	☐	☐	☐	☐
21	☐	☐	☐	☐	☐
22	☐	☐	☐	☐	☐
23	☐	☐	☐	☐	☐
24	☐	☐	☐	☐	☐

SIMULATION ___

	(A)	(B)	(C)	(D)	(E)
25	☐	☐	☐	☐	☐
26	☐	☐	☐	☐	☐
27	☐	☐	☐	☐	☐
28	☐	☐	☐	☐	☐
29	☐	☐	☐	☐	☐
30	☐	☐	☐	☐	☐
31	☐	☐	☐	☐	☐
32	☐	☐	☐	☐	☐
33	☐	☐	☐	☐	☐
34	☐	☐	☐	☐	☐
35	☐	☐	☐	☐	☐
36	☐	☐	☐	☐	☐
37	☐	☐	☐	☐	☐
38	☐	☐	☐	☐	☐
39	☐	☐	☐	☐	☐
40	☐	☐	☐	☐	☐
41	☐	☐	☐	☐	☐
42	☐	☐	☐	☐	☐
43	☐	☐	☐	☐	☐
44	☐	☐	☐	☐	☐
45	☐	☐	☐	☐	☐
46	☐	☐	☐	☐	☐
47	☐	☐	☐	☐	☐
48	☐	☐	☐	☐	☐

SIMULATION ___

	(A)	(B)	(C)	(D)	(E)
49	☐	☐	☐	☐	☐
50	☐	☐	☐	☐	☐
51	☐	☐	☐	☐	☐
52	☐	☐	☐	☐	☐
53	☐	☐	☐	☐	☐
54	☐	☐	☐	☐	☐
55	☐	☐	☐	☐	☐
56	☐	☐	☐	☐	☐
57	☐	☐	☐	☐	☐
58	☐	☐	☐	☐	☐
59	☐	☐	☐	☐	☐
60	☐	☐	☐	☐	☐
61	☐	☐	☐	☐	☐
62	☐	☐	☐	☐	☐
63	☐	☐	☐	☐	☐
64	☐	☐	☐	☐	☐
65	☐	☐	☐	☐	☐
66	☐	☐	☐	☐	☐
67	☐	☐	☐	☐	☐
68	☐	☐	☐	☐	☐
69	☐	☐	☐	☐	☐
70	☐	☐	☐	☐	☐
71	☐	☐	☐	☐	☐
72	☐	☐	☐	☐	☐

SIMULATION ___

	(A)	(B)	(C)	(D)	(E)
73	☐	☐	☐	☐	☐
74	☐	☐	☐	☐	☐
75	☐	☐	☐	☐	☐
76	☐	☐	☐	☐	☐
77	☐	☐	☐	☐	☐
78	☐	☐	☐	☐	☐
79	☐	☐	☐	☐	☐
80	☐	☐	☐	☐	☐
81	☐	☐	☐	☐	☐
82	☐	☐	☐	☐	☐
83	☐	☐	☐	☐	☐
84	☐	☐	☐	☐	☐
85	☐	☐	☐	☐	☐
86	☐	☐	☐	☐	☐
87	☐	☐	☐	☐	☐
88	☐	☐	☐	☐	☐
89	☐	☐	☐	☐	☐
90	☐	☐	☐	☐	☐
91	☐	☐	☐	☐	☐
92	☐	☐	☐	☐	☐
93	☐	☐	☐	☐	☐
94	☐	☐	☐	☐	☐
95	☐	☐	☐	☐	☐
96	☐	☐	☐	☐	☐

BUCHEMPFEHLUNGEN, E-LEARNING UND SEMINARE

BUCHEMPFEHLUNGEN, E-LEARNING UND SEMINARE

Für eine intensive Vorbereitung ist ausreichend **hochwertiges Übungsmaterial** unverzichtbar. Wir haben Dir deshalb unsere Übungsbücher nach Untertest sortiert aufgeführt. Über den nebenstehenden QR-Link erhältst Du weitere Informationen und Leseproben zum jeweiligen Buch.

Darüber hinaus empfiehlt es sich Bücher in Gruppen zu besorgen und diese gemeinsam zu nutzen. Eine weitere günstige Alternative ist unsere **EMS**, **TMS**, **MedAT Tauschbörse**. Du findest diese Gruppe auf Facebook und kannst hier mit ehemaligen TeilnehmerInnen Bücher tauschen oder vergünstigt kaufen.

Zudem findest Du in diesem Kapitel alle wichtigen Informationen zu unseren **TMS und EMS Seminaren** und zu unserer **E-Learning-Plattform**. Via QR-Link gelangst Du direkt zu den Informationsvideos.

1. ÜBUNGSMATERIAL ZU DEN EINZELNEN UNTERTESTS

Ausführliche Informationen zu unseren Büchern, Seminaren und zu unserer E-Learning-Plattform erhältst Du auf unserer Homepage www.medgurus.de. Wenn Du mehr Informationen, Bilder oder Leseproben zu den unten aufgeführten Büchern unserer TMS, EMS, MedAT und Ham-Nat Buchreihen erhalten willst, folge einfach dem QR-Link neben den Büchern.

DIE KOMPLETTE TMS & EMS BUCHREIHE

LEITFADEN
Medizinertest in Deutschland und der Schweiz

* Lösungsstrategien zu allen Untertests werden anhand anschaulicher Beispiele und Musteraufgaben erklärt
* Zahlreiche Übungsaufgaben zu allen Untertests
* Allgemeine Bearbeitungstipps und Tricks für den TMS & EMS
* Alle Infos rund um den TMS & EMS inklusive Erfahrungsberichten

MATHE LEITFADEN
Quantitative und formale Probleme

* Das komplette relevante Mathe-Basiswissen für den TMS & EMS
* Lösungsstrategien und Grundaufgabentypen für den TMS & EMS
* Zahlreiche aktuelle Übungsaufgaben und komplette TMS-Simulationen mit ausführlichen Musterlösungen

SIMULATION
Medizinertest in Deutschland und der Schweiz

* Eine komplette Simulation des TMS in Deutschland
* Alle Aufgaben wurden vor der Veröffentlichung unter realen Testbedingungen getestet und den aktuellen Ansprüchen des TMS angepasst
* Die Simulation entspricht in Form und Anspruch dem TMS

DIAGRAMME UND TABELLEN
Übungsbuch

* Zahlreiche Übungsaufgaben, die in Form und Anspruch den Originalaufgaben entsprechen
* Musterlösungen zu allen Übungsaufgaben
* Lösungsstrategien, Tipps und Tricks zur effizienten Bearbeitung der Aufgaben

FIGUREN UND FAKTEN LERNEN

Übungsbuch

* Zahlreiche, aktualisierte Übungsaufgaben
* Schritt-für-Schritt Erklärungen zu den wichtigsten Mnemotechniken
* Tipps und Tricks für eine effizientere und schnellere Bearbeitung

KONZENTRIERTES UND SORGFÄLTIGES ARBEITEN

Übungsbuch

* Test-relevante Konzentrationstests mit Lösungsschlüssel
* Tipps für eine effizientere und schnellere Bearbeitung

MEDIZINISCH-NATURWISSEN-SCHAFTLICHES GRUNDVERSTÄNDNIS

Übungsbuch

* Übungsaufgaben zu Test-relevanten, naturwissenschaftlichen Themen
* Musterlösungen zu allen Übungsaufgaben
* Lösungsstrategien, Tipps und Tricks zur effizienten Bearbeitung

MUSTER ZUORDNEN

Übungsbuch

* Genaue Analyse der typischen Fallen und Fehler im TMS & EMS
* Erklärung der Bearbeitungsstrategien anhand von Musterbeispielen
* Zahlreiche, Test-relevante Übungsaufgaben mit kompletten Simulationen

SCHLAUCHFIGUREN

Übungsbuch

* Zahlreiche, erprobte Übungsaufgaben für ein ausgiebiges Training
* Genaue Analyse der typischen Fallen und Fehler im TMS & EMS
* Tipps für eine effizientere und schnellere Bearbeitung

TEXTVERSTÄNDNIS

Übungsbuch

* Medizinische Übungstexte zu TMS & EMS relevanten Themen
* Lösungsstrategien, Tipps und Tricks zur effizienten Bearbeitung
* Integrierter Lernplan mit Auswertungsbogen

2. E-LEARNING

In den letzten Jahren haben wir eine E-Learning-Plattform entwickelt auf der Du mittels **Video-Tutorials** alle Lösungsstrategien gezeigt bekommst und diese direkt mithilfe verschiedener **Übungs- und Simulationsmodi** trainieren kannst. Mithilfe der ausgeklügelten Lernstatistik erhältst Du Deinen individuellen Lernplan und kannst Dich dank unserer innovativen **Ranking-Funktion** mit allen anderen Teilnehmern vergleichen.

TIPPS

- **FÜR UMME**
  Auf unserer E-Learning-Plattform hat jeder die Möglichkeit kostenlos einen Einstufungstest zu machen. Dank der Ranking-Funktion kannst Du Dich direkt mit allen anderen Teilnehmern vergleichen und erhältst eine detaillierte Auswertung Deiner Stärken und Schwächen. Mehr Infos gibt es im Video. Einfach dem QR-Link folgen.

- **GEHE DIREKT AUF LOS!**
  Scannen und loslegen! Hier geht's direkt zu unserer Lernplattform. Einfach dem QR-Link folgen.

AKTUELL

- **BULLSEYE**
  Eine Umfrage unter allen Teilnehmern unserer E-Learning Plattform im vergangenen Jahr hat gezeigt, dass unser errechnetes Ranking beim Großteil auch dem tatsächlichen TMS Ergebnis entsprach. Mehr als 80 Prozent der Teilnehmer gaben an das exakt gleiche oder nur ein minimal abweichendes Ergebnis erreicht zu haben.

3. VORBEREITUNGSSEMINARE

Seit 2007 bieten wir Vorbereitungskurse zu studentisch fairen Preisen für den EMS, TMS, MedAT und Ham-Nat an. In unseren Seminaren stellen wir effiziente Bearbeitungsstrategien zu den einzelnen Untertests vor und trainieren diese mit den Teilnehmern anhand von Beispielaufgaben ein. Video Tutorials, Allgemeine Informationen zum EMS, TMS, MedAT und Ham-Nat, sowie Informationen zu unserem Kursangebot findest Du auf unserer Homepage www.medgurus.de.

* TIPP

* **WATCH AND LEARN**
  Lass Dir von Lucas unser gurutastisches TMS & EMS Kursprogramm verständlich erklären. Da ist für jeden Geschmack etwas dabei. Einfach dem QR-Link folgen.

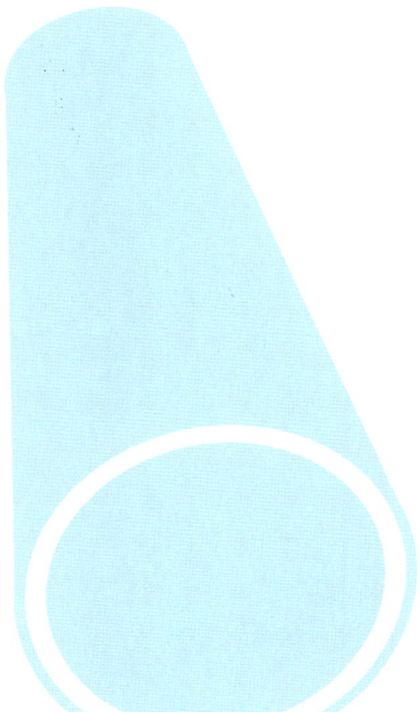

NOTIZEN

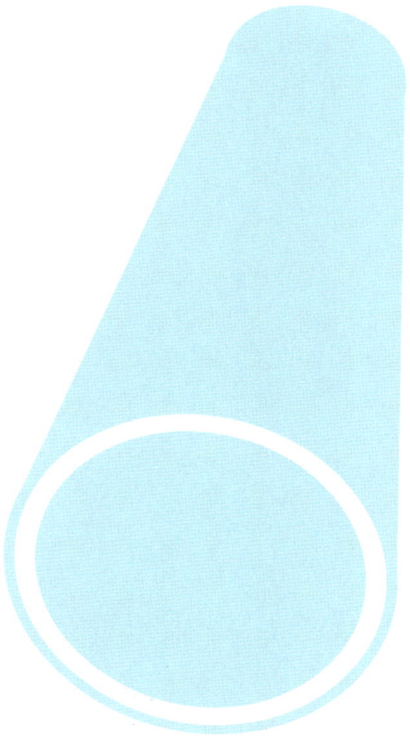